T0139510

Medizin, Gesellschaft und Geschichte

Jahrbuch
des Instituts für Geschichte der Medizin
der Robert Bosch Stiftung

herausgegeben von
Robert Jütte

Beiheft 77

Arzt – ein krank machender Beruf?

Arbeitsbelastungen, Gesundheit und Krankheit
von Ärztinnen und Ärzten
im ausgehenden 19. und 20. Jahrhundert

von Sebastian Wenger

Franz Steiner Verlag

Gedruckt mit freundlicher Unterstützung der Robert Bosch Stiftung GmbH

Bibliografische Information der Deutschen Nationalbibliothek:
Die Deutsche Nationalbibliothek verzeichnet diese Publikation in der Deutschen
Nationalbibliografie; detaillierte bibliografische Daten sind im Internet über
<http://dnb.d-nb.de> abrufbar.

© Franz Steiner Verlag, Stuttgart 2020
Univ.-Diss., Stuttgart D 93 u. d. T. „Was lange kracht, bricht nicht'– Arbeitsbela-
stungen, Gesundheit und Krankheit von Ärztinnen und Ärzten im ausgehenden
19. und 20. Jahrhundert"
Satz: DTP + TEXT Eva Burri, Stuttgart
Layout und Herstellung durch den Verlag
Druck: Memminger MedienCentrum, Memmingen
Gedruckt auf säurefreiem, alterungsbeständigem Papier.
Printed in Germany
ISBN 978-3-515-12751-6 (Print)
ISBN 978-3-515-12756-1 (E-Book)

Für meine Eltern

Inhaltsverzeichnis

Zusammenfassung

Aktuellen Studien zufolge weisen Ärzte im Vergleich zu anderen Berufsgruppen mit ähnlichem sozioökonomischem Status eine erhöhte Anfälligkeit für die Entwicklung von psychischen Erkrankungen auf. Die Suizidrate von Ärzten liegt ebenfalls auf einem wesentlich höheren Niveau. Diese Phänomene sind jedoch keine neue Entwicklung und wurden von der Ärzteschaft bereits um die Wende zum 20. Jahrhundert als offensichtliche Probleme ausgemacht und innerhalb des Standes diskutiert. Die Fragen nach dem Empfinden von berufsspezifischen Belastungsfaktoren, den Auswirkungen dieser auf die Gesundheit der Ärzte sowie die ärztliche Haltung zur eigenen Krankheit, stellen jedoch ein bislang noch weitgehend unbearbeitetes Feld innerhalb der Sozialgeschichte der Medizin dar.

Das Ziel der vorliegenden Dissertation, deren Untersuchungszeitraum sich vom ausgehenden 19. über das gesamte 20. Jahrhundert und darüber hinaus erstreckt, ist es, den aktuellen Ärztegesundheitsdiskurs um die historische Komponente zu erweitern, in diesem Zuge auf Wandel und Kontinuitäten innerhalb dieses Themas aufmerksam zu machen und damit einen Beitrag zum Verständnis von Gesundheit und Krankheit bei Ärztinnen und Ärzten zu leisten. Im Zentrum dieser Arbeit steht der Arzt als Patient und nicht als Gesundheitsexperte. Bourdieus Theorie des Habitus bildet den theoretischen Rahmen dieser Arbeit. Mithilfe dieses Konzeptes werden die Wahrnehmungs-, Denk- und Handlungsmuster von Ärzten, die innerhalb der (professionellen) Sozialisation erworben werden und infolgedessen einen spezifischen Lebensstil der jeweiligen Person prägen, bezüglich des Gesundheits- und Krankheitsverhaltens untersucht. Die vorliegende Arbeit, die sich größtenteils auf Ärzte im deutschsprachigen Raum bezieht, befindet sich somit thematisch wie auch methodisch am Schnittpunkt zwischen den medizinkritischen Ansätzen der Sozialgeschichte der Medizin sowie der Patientengeschichte und behandelt erstmalig eine Personengruppe, die innerhalb dieser Konzepte bisher vernachlässigt wurde. Ausgehend von einer Vielzahl an Quellen, u.a. aus dem Deutschen Tagebucharchiv sowie den Archiven der Landesärztekammern, wird die gesellschaftlich und kulturell geprägte Einstellung der Ärzteschaft zum eigenen Leiden und Krankheitserleben untersucht. Der Umgang der Ärzte mit der Krankheit und die Bewältigung von Erkrankungen sind hierbei von zentraler Bedeutung.

Die ärztliche Einstellung zur eigenen Gesundheit und Krankheit war zu Beginn des Untersuchungszeitraums v. a. durch die Dominanz militärischer Wertvorstellungen innerhalb der Gesellschaft geprägt und entsprach den Idealen hegemonialer Männlichkeit: Die Unterordnung innerhalb bestehender Hierarchien, (Selbst-)Disziplin sowie Leistungsfähigkeit waren zentrale Merkmale der ärztlichen Ausbildung. Hinzu kamen standesspezifische Leitbilder, wie das Motiv der Aufopferung für den Patienten. Über allem stand die innerhalb des Berufsstandes seit der Antike tradierte Vorstellung von der eigenen Gesundheit als Teil ärztlicher Professionalität und Kompetenz und die damit

einhergehende Tabuisierung eigener Krankheit. Die aus diesen Komponenten
seit der zweiten Hälfte des 19. Jahrhunderts bestehende Idealvorstellung vom
Arzt – wenngleich sie seit den 1970er Jahren einen graduellen Wandel erfährt – wird bis heute innerhalb der (professionellen) Sozialisation angehenden Ärzten vermittelt, von diesen verinnerlicht und prägt deren Haltung zu
Gesundheit und Krankheit. Das daraus resultierende Gesundheits- und Krankheitsverhalten der Ärzte zielt somit darauf ab, physisches und v. a. psychisches
Leid zu unterdrücken, dieses vor Kollegen, Vorgesetzten und Patienten zu verheimlichen und die Fassade des gesunden, unverwundbaren, leistungsfähigen
und aufopferungsbereiten Gesundheitsexperten aufrechtzuerhalten. In Kombination mit den zur jeweiligen Zeit vorherrschenden Rahmenbedingungen
ärztlicher Tätigkeit in Praxis und Klinik führte dies dazu, dass sich erkrankte
Ärzte, insbesondere diejenigen mit psychischen Störungen, erst in einem späten Stadium ihrer Erkrankung (professionelle) Hilfe suchten. Die Angst vor
dem Verlust des Status als Gesundheitsexperte spielte hierbei eine große
Rolle. Eine ernstzunehmende Folge dieses Verhaltens war, dass sich viele
Ärzte in der Manifestationsphase der psychischen Erkrankung mit Betäubungsmitteln selbst behandelten. Nicht selten entwickelten sich hieraus Abhängigkeiten, die zur Verschlimmerung der Gesamtsituation erheblich beitrugen.
     In den letzten Jahren zeigen sich bezüglich der ärztlichen Haltung zur ei-
genen Gesundheit und Krankheit jedoch Zeichen eines Wandels. So wächst
eine neue Ärztegeneration heran, die nicht mehr bereit ist, die Versorgung der
Patienten auf Kosten der eigenen Gesundheit zu leisten und die ein neues,
gemeinsam gestaltetes, Arztbild fordert. Dieses soll v. a. dazu dienen, die innerhalb der Profession existierenden und selbst geschaffenen „Barrieren", die
Ärzte daran hindern sich adäquat um ihre eigene Gesundheit und ihr Wohlbefinden zu kümmern, abzubauen.

Abstract

According to recent studies, physicians are more susceptible to the development of mental illness than any other occupational group with similar socioeconomic status. The suicide rate among physicians is also significantly higher. However, these phenomena are nothing new and were already identified and discussed by the medical profession as obvious problems at the turn of the 20th century. Questions about the perception of occupation-specific stress factors, the effects of these on the health of physicians, as well as the medical attitude to one's own illness, however, represent a hitherto largely unexplored field within the social history of medicine.

The aim of this dissertation, which investigates the period from the end of the 19th century over the entire 20th century and beyond, is to expand the current discourse on physicians' health and to provide the historical context by drawing attention to the changes and continuities within this topic. Therefore, this thesis contributes to the understanding of health and illness among physicians. At the centre of this study is the physician as a patient and not as a health expert. Bourdieu's theory of habitus forms the theoretical framework of this work. With the help of this concept, the patterns of perception, thought and action of physicians, which are acquired within (professional) socialization and consequently shape a specific lifestyle of the respective person, are examined for their behaviour in case of health and sickness. The present work, which largely refers to physicians in German-speaking countries, is thus thematically and methodologically located at the intersection between the medical-critical approaches of the social history of medicine and the history of patients and, for the first time, deals with a group of people who have been neglected within these concepts to the present date. Based on a variety of sources, including the German Archive of Diaries (Deutsches Tagebucharchiv) and the archives of the State Medical Chambers (Landesärztekammern), the social and cultural attitudes of the medical profession to their own suffering and illness are analyzed. The physicians' handling of the diseases and the coping with illnesses are of central importance here.

At the beginning of the period investigated, the medical attitude to one's own health and illness was characterized above all by the dominance of military values within society and corresponded to the ideals of hegemonic masculinity: subordination within existing hierarchies, (self-)discipline and performance were key characteristics of medical training. In addition, there were profession specific models, such as the motif of sacrifice for the patient. Above all stood the idea of one's own health as part of medical professionalism and competence, which had been handed down within the profession since ancient times, and with it the associated tabooing of one's own illness. The ideal of the physician that is a composition of these components exists since the second half of the 19th century – although it has undergone a gradual change since the 1970s – and is still conveyed today within the (professional) socialization of prospective physicians. It has been internalized by them and thus continues to shape their attitude towards health and illness. The resulting behavioural patterns of physicians thus aim to suppress physical and above all psychological suffering, to conceal it from colleagues, superiors and patients and to maintain the façade of the healthy, invulnerable, efficient and self-sacrificing health expert. In combination with the prevailing conditions of medical practice either as a private practitioner or as a doctor in a health clinic at the time, this meant that ill physicians, especially those with mental disorders, only seek (professional) help at a late stage of their illness. The fear of losing their status as health experts plays an important role here. A serious consequence of this behaviour was and is that many physicians treated themselves with narcotics during the manifestation phase of the mental illness. Often addictions developed from this, which contributed considerably to the worsening of the overall situation.

In recent years, however, there have been signs of change in physicians' attitudes towards their own health and illness. A new generation of physicians is growing up who are no longer willing to care for their patients at the expense of their own health and who demand a new, jointly designed image of the physician. This should above all serve to dismantle the „barriers" which exist within the profession and which physicians have created themselves and prevents them from taking adequate care of their own health and well-being.

Vorwort

Diese Arbeit wurde zu Beginn des Jahres 2020 unter dem Titel „Was lange kracht, bricht nicht" – Arbeitsbelastungen, Gesundheit und Krankheit von Ärztinnen und Ärzten im ausgehenden 19. und 20. Jahrhundert" von der Philosophisch-Historischen Fakultät der Universität Stuttgart als Dissertation angenommen. Für die Veröffentlichung wurde sie leicht überarbeitet und der Titel leicht abgewandelt.

Im Folgenden möchte ich den Menschen danken, die mich während dieser nicht immer einfachen Zeit begleitet haben und mir mit Rat und Tat zur Seite standen. Mein Dank gebührt an erster Stelle Prof. Dr. Dr. h. c. Robert Jütte, Leiter des Instituts für Geschichte der Medizin der Robert Bosch Stiftung (IGM), meinem Doktorvater. In zahlreichen Gesprächen gab er mir das Gefühl, auf dem richtigen Weg zu sein und einen wichtigen Beitrag zur Erforschung der Ärztegesundheit zu leisten. Zudem konnte ich zu jeder Zeit von seinen klugen Hinweisen und kritischen Anmerkungen profitieren. In diesem Zuge möchte ich auch Frau Prof. Dr. Sabine Holtz, Leiterin der Abteilung Landesgeschichte und Geschäftsführende Direktorin des Historischen Instituts der Universität Stuttgart, für die Übernahme des Zweitgutachtens danken.

In großer Dankbarkeit bleibe ich überdies Prof. Dr. Martin Dinges, bis April 2019 stellvertretender Leiter und Archivar des IGM, verbunden. Als kritischer Geist hat er die Arbeit von Beginn an begleitet und hatte immer ein offenes Ohr für mich. Ohne die finanzielle Unterstützung durch ein Stipendium der Robert Bosch Stiftung und die Übernahme der Druckkosten von Seiten des IGM wäre die Arbeit und ihre Veröffentlichung nicht möglich gewesen. Des Weiteren möchte ich allen Mitarbeitern des IGM danken, die mich seit meiner Zeit als studentische Hilfskraft begleitet haben.

Fachlichen Rat bekam ich auch immer wieder von Dr. Pierre Pfütsch, der meine Arbeit mit regem Interesse verfolgte, oft die richtigen Fragen stellte und mir dadurch wichtige Hinweise lieferte. Mit meinen Kollegen, die während der letzten vier Jahren zu Freunden geworden sind, Dr. Daniel Walther, Sebastian Knoll-Jung, Dr. Christoph Schwamm und nicht zuletzt Aaron Pfaff, habe ich bei dem ein oder anderen Glas Wein unzählige Fachgespräche führen können und viele schöne Momente erleben dürfen.

Eine ganz wesentliche Voraussetzung für den erfolgreichen Abschluss der Arbeit waren darüber hinaus meine langjährigen Freunde Christian Franz, Julian Rechlin, Samuel Weimann, Kay Kollmer, Andreas Müller, Andreas Grasser (†), Philipp Schaible, Jens Rudolf, Patrick Scherer und meine Partnerin Cathy Degroote. Sie haben den Schaffensprozess miterlebt und waren bei Sonnenschein wie an schattigen Tagen für mich da.

Meinen Eltern, Kathrin und Thomas, und meiner Familie gebührt ganz besonderer Dank, da sie mit ihrer Unterstützung Studium und Promotion erst ermöglichten.

Sebastian Wenger
Stuttgart, im Frühjahr 2020

1 Einleitung: Arbeitsbelastungen, Gesundheit und Krankheit von Ärzten

1.1 Ausgangssituation

„Ärztegesundheit – ein neues Fach wird vorgestellt"[1], schrieb der Psychiater Bernhard Mäulen in seiner 2007 erschienenen Abhandlung. Im Zentrum der „neuen" Disziplin – Mäulen orientierte sich bei der Ausarbeitung seiner Fragestellungen an dem bereits seit den 1970er Jahren in den USA bestehenden Fachgebiet „Physician Health" – standen neben der Untersuchung berufsspezifischer Belastungsfaktoren und des Gesundheits- und Krankheitsverhaltens von Ärzten[2] auch die Auswirkungen der eigenen Krankheit auf das ärztliche Selbstverständnis sowie der Umgang des beruflichen und privaten Umfeldes mit erkrankten Ärzten. Mögliche Gesundheitsschädigungen infolge der ärztlichen Aus- und Weiterbildung sollten einen weiteren Teilbereich des Faches Ärztegesundheit bilden.[3] In der Folgezeit rückte dieses Thema immer mehr in den Fokus der Ärzteschaft[4] und so erschien im Jahr 2010 eine von der Bundesärztekammer herausgegebene Untersuchung zu „Arbeitsbedingungen und Befinden von Ärztinnen und Ärzten"[5], die sich den unterschiedlichen Fragestellungen dieses Themas widmete und dabei eine Differenzierung in Geschlecht, ärztlicher Fachdisziplin, niedergelassene oder angestellte Ärzte sowie in Stadt und Land vornahm. Hierbei standen v.a. berufsspezifische Belastungen im Krankenhaus wie in der Praxis, Stress, Burn-out, psychische Störungen, der Substanzge- und missbrauch sowie der Suizid von Ärzten im Zentrum des wissenschaftlichen Interesses.[6] Dies führte dazu, dass in den 2010er Jahren sich nicht nur die Ärzteschaft verstärkt mit dieser Thematik beschäftigte[7], sondern auch das gesellschaftliche Interesse an der Gesundheit sowie den Krankheiten von Ärzten zunahm.[8]

---

1   Mäulen: Ärztegesundheit, S. 8.
2   Zum Begriff des Arztes vgl. Anschütz: Ärztliches Handeln, S. 176: Mit Arzt ist *„der niedergelassene Arzt in seiner Praxis bzw. der Klinikarzt am Krankenbett, in der Stationsarbeit, im chirurgischen OP und entsprechend in den Spezialdisziplinen gemeint."* Zum Thema Gender: Die Ärzteschaft, ihre standespolitischen Vertreter und insbesondere die Akteure in den von mir untersuchten Quellen waren innerhalb des Untersuchungszeitraums überwiegend männlich. Aus Gründen der Lesefreundlichkeit wird die maskuline Form „Ärzte" verwendet. Handelt es sich explizit um Frauen, so wird „Ärztinnen" verwendet.
3   Mäulen: Ärztegesundheit, S. 8.
4   Vgl. hierzu Werner: Arbeitssituation und Ärztegesundheit im deutschsprachigen Raum, S. 17.
5   Vgl. hierzu Schwartz; Angerer: Arbeitsbedingungen und Befinden.
6   Vgl. hierzu die einschlägigen Kapitel dieser Arbeit, die auf die wichtigste aktuelle Literatur zu diesen Themengebieten Bezug nehmen.
7   Vgl. hierzu https://www.bundesaerztekammer.de/fileadmin/user_upload/downloads/pdf-Ordner/International/Deklaration_von_Genf_DE_2017.pdf, letzter Zugriff 02.10.2018 sowie Kapitel 4.1.1 in dieser Arbeit.
8   Vgl. hierzu u.a. Schöne: Die Götter in Weiß sind kränker als ihre Patienten. In: https://www.welt.de/gesundheit/article140318244/Die-Goetter-in-Weiss-sind-kraenker-als-ihre-

„Ärztegesundheit – ein neues Fach wird vorgestellt"?

Bereits in der Antike und im Mittelalter finden sich in standeskundlichen Schriften sowie Biographien von Ärzten und über Ärzte Hinweise zu deren Gesundheit.[9] Die Rahmenbedingungen ärztlicher Tätigkeit und deren Auswirkungen auf das Befinden der Ärzte rückten jedoch erst in der Frühen Neuzeit in den Fokus einzelner Professionsmitglieder. So ging Bernardino Ramazzini, der Begründer der Arbeitsmedizin, im 18. Jahrhundert von einem guten Gesundheitszustand der Ärzte, trotz grassierender Epidemien und geringer Vorsichtsmaßnahmen bei der Behandlung von Patienten, aus.[10] Christoph Wilhelm Hufeland nahm hingegen an, dass Ärzte früher als andere Berufsgruppen sterben würden, da sie aufgrund ihrer aufreibenden Tätigkeit die Gesundheits- und Vorsichtsmaßregeln bei der Behandlung von Patienten und im Umgang mit Kranken nur selten befolgen könnten.[11] Ausgehend hiervon entstanden im 19. Jahrhundert einige Untersuchungen, die mithilfe statistischer Methoden die Einflüsse von wirtschaftlichen und sozialen Faktoren auf Krankheiten und krankhafte Zustände sowie auf die Mortalität und Lebensdauer von Bevölkerungs- und Berufsgruppen, u. a. auch der Ärzte, analysierten.[12] Im Zuge dessen entstand innerhalb der Ärzteschaft im ausgehenden 19. und beginnenden 20. Jahrhundert ein Diskurs, der große Parallelen zum Ärztegesundheitsdiskurs der 2000er Jahre aufweist. Bereits um 1900 wurden berufliche Belastungen und Themen wie Sucht, Suizid und psychische Störungen innerhalb der Ärzteschaft verhandelt.[13] Negative Auswirkungen der medizinischen Aus- und Weiterbildung auf die Gesundheit der Ärzte fanden ebenfalls Eingang in diese Debatte und wurden intensiv verhandelt.[14] Hinzu kommt, dass gerade zu Beginn des Untersuchungszeitraums sowie in der ersten Hälfte des 20. Jahrhunderts Infektions- und Strahlenkrankheiten, aufgrund der 1895 entdeckten und bereits wenig später innerhalb der Diagnose und Behandlung

Patienten.html, letzter Zugriff 24.05.2019; Cwiertina; Reumschüssel: Ärzte: Kranker Job. In: https://www.zeit.de/campus/2016/01/aerzte-krankenhaus-gesundheit-arbeitsbedingu ngen-ungesund, letzter Zugriff 24.05.2019; Uhlmann: Medicus unter Druck. In: https://www.sueddeutsche.de/gesundheit/gesundheitswesen-medicus-unter-druck- 1.2793998, letzter Zugriff 24.05.2019; Brendler: Wenn der Arzt Hilfe braucht. In: https:// www.faz.net/aktuell/wissen/medizin-ernaehrung/im-gespraech-wenn-der-arzt-hilfe- braucht-14429035-p2.html, letzter Zugriff 24.05.2019; Hütten: Depressionen bei Ärzten. In: https://www.sueddeutsche.de/gesundheit/medizin-depressionen-bei-aerzten-das-schl immste-ist-die-hilflosigkeit-1.2881275, letzter Zugriff 24.05.2019.

9   Schäfer: Medice cura te ipsum, S. 25 f.
10   Jütte: Leben Ärzte länger?, DMW (2013), S. 2666.
11   Vgl. hierzu ebd., S. 2670.
12   Ebd., vgl. hierzu auch Prinzing: Handbuch der medizinischen Statistik I, S. 1 ff.
13   Weinberg: Sterblichkeit, Lebensdauer und Todesursachen der württembergischen Ärzte, S. 165; Grotjahn: Ärzte als Patienten, S. 37, vgl. hierzu auch Schäfer: Medice cura te ipsum, S. 29
14   Vgl. hierzu u. a. Österlen: Handbuch der medizinischen Statistik, S. 232 sowie Weinberg: Sterblichkeit, Lebensdauer und Todesursachen der württembergischen Ärzte, S. 124.

eingesetzten Röntgenstrahlen, den Diskurs bereicherten.[15] Mit dem Gesundheits- und Krankheitsverhalten von Ärzten und dessen Auswirkungen auf die Gesundheit der einzelnen Professionsmitglieder setzt sich der Stand jedoch bis heute nur vereinzelt auseinander. In seiner 1929 erschienen Fallsammlung zu „Ärzten als Patienten" führt der Sozialhygieniker Alfred Grotjahn dies auf *„die bekannte Unlust des Arztes [...] sich vergangener und fast vergessener Leiden und Schmerzen zu erinnern und schriftlich preiszugeben"* zurück.[16]

Das Vorbild USA, das Fehlen deutschsprachiger Quellen und der allmähliche Wandel im ärztlichen Selbstverständnis

Nach dem Ende des Zweiten Weltkrieges finden sich bis in die 1990er Jahre so gut wie keine deutschsprachigen Untersuchungen zu gesundheitlichen Auswirkungen beruflicher Belastungen, zur Abhängigkeitsproblematik, psychischen Störungen und der Suizidalität von Ärzten. Studien zu Berufskrankheiten wie Tuberkulose oder der infektiösen Hepatitis sind hingegen vereinzelt vorhanden.[17] Letztere wurde jedoch vor allem vor dem Hintergrund der Anerkennung als Berufskrankheit verhandelt.

Im Gegensatz zur Bundesrepublik wurden innerhalb der US-amerikanischen und ausgehend davon auch in der britischen Ärzteschaft, im Zuge der Mental-Health-Bewegung sowie der aufkommenden Stressforschung,[18] psychische Störungen von Ärzten vermehrt diskutiert.[19] In diesem Zusammenhang entstand auch eine Vielzahl von Studien zum ärztlichen Ge- und Missbrauch von Arznei- und Betäubungsmitteln.[20] Eine Folge des verstärkten Interesses der US-amerikanischen Ärzteschaft an der Gesundheit der Kollegen war der in den 1970er Jahren beginnende Aufbau von Programmen, sogenannten „sick doctor programmes", zur Unterstützung erkrankter Ärzte.[21] Diese hatten u. a. auch die Aufgabe auf die gesundheitlichen Risiken des Arztberufes hinzuweisen und das Thema Ärztegesundheit innerhalb des Berufes zu etablieren.[22] In Deutschland nahm als erstes der Psychoanalytiker Wolfgang Schmidbauer in den ausgehenden 1970er Jahren auf die englischsprachigen Untersuchungen zu psychischen Störungen und Substanzabhängigkeit bei Ärzten Bezug und entwickelte in diesem Zusammenhang das Postulat vom „Helfersyndrom".[23] Von einem verstärkten Interesse der deutschen Ärzte-

---

15 Vgl. hierzu Kapitel 4.2 in dieser Arbeit.
16 Grotjahn: Ärzte als Patienten, S. 161 f.
17 Ripke: Der kranke Arzt, DÄBl. (2000), S. 237, vgl. hierzu auch Schäfer: Medice cura te ipsum, S. 30.
18 Vgl. hierzu Faltermaier: Gesundheitspsychologie, S. 87; 91 f.; 100 ff.; S. 117 ff.
19 Vgl. hierzu Haisch: Die geistige Gesundheit geht alle an, DÄBl. (1962), S. 950 ff.
20 Vgl. hierzu Duffy; Litin: Psychiatric Morbidity of Physicians, S. 989.
21 Anonym: The sick Physician, S. 684–687.
22 Coombs et al.: Inside Doctoring, S. 199. Vgl. hierzu Haggett: A History of Male Psychological Disorders in Britain, S. 125 sowie Mäulen: Ärztegesundheit, S. 9.
23 Vgl. hierzu Schmidbauer: Die hilflosen Helfer.

schaft an Themen wie Sucht und Suizid lässt sich jedoch erst ab den 1990er Jahren sprechen. Psychische Störungen bei Ärzten wurden sogar erst in den 2000er Jahren in den Ärztegesundheitsdiskurs aufgenommen.[24]

Gesundheit und Krankheit von Ärzten aus historischer Sicht

Aus geschichtswissenschaftlicher Perspektive beleuchteten lediglich zwei Historiker die Gesundheit und Krankheit von Ärzten. Widmete sich Robert Jütte einem Teilbereich dieses Themas, nämlich der Mortalität und Lebensdauer von Ärzten von der Frühen Neuzeit bis heute, so behandelte Daniel Schäfer eine Vielzahl der Themengebiete der Disziplin Ärztegesundheit von der Antike bis zu Gegenwart.[25]

Jütte konnte bei seiner Untersuchung u. a. aufzeigen, dass Infektionskrankheiten sowie Herz-Kreislauf-Erkrankungen die häufigsten Todesursachen von Ärzten im ausgehenden 19. Jahrhundert darstellten. Als besonders gefährdet galten junge, praktische Ärzte, da diese unerfahren im Umgang mit Patienten und deren Krankheiten seien und ihnen noch die nötige Abhärtung fehle. Bezüglich der durchschnittlichen Lebenserwartung wies Jütte nach, dass Ärzte im Vergleich zu anderen akademischen Berufen das Schlusslicht bildeten, während hingegen evangelische Geistliche und Gymnasiallehrer die beste Aussicht auf ein langes Leben hatten. Dies sollte sich jedoch im 20. Jahrhundert ändern. Die Lebenserwartung der Ärzte stieg an und liegt aktuellen Zahlen zur Folge über der der Gesamtbevölkerung.[26]

Schäfer geht zunächst auf das innerhalb der Ärzteschaft fest verankerte Verständnis von der eigenen Gesundheit als Teil ärztlicher Professionalität ein, ehe er anschließend auf die Quellenproblematik, die im Zusammenhang mit der Erforschung der Gesundheit von Ärzten aus Sicht des Historikers besteht, hinweist.[27] Berichte über Krankheiten und das Krankheitsverhalten von Ärzten finden sich hingegen häufig, v. a. in Mortalitäts- und Morbiditätsstatistiken sowie in ärztlichen Selbstzeugnissen.[28] In diesem Zusammenhang konnte Schäfer innerhalb seines Untersuchungszeitraums drei Phasen ärztlicher Narrative ausmachen: So galt bis um das Jahr 1700 etwa die Gesundheit des Arztes als wichtigstes Argument für seine Heilfähigkeit, während hingegen die Krankheit des Arztes Spott mit sich brachte und die Stellung gefährden konnte. In der Folgezeit bis ungefähr 1970 festigte sich die Stellung der Ärzte. In diesem Zusammenhang wurde es für Ärzte möglich, über ihren Gesundheitszustand zu sprechen und diesen in Frage zu stellen. Die Krankheit wird

24   Braun et al.: Burnout, Depressivität und Substanzgebrauch, S. 338 f. sowie Mäulen: Ärztegesundheit, S. 45.
25   Vgl. hierzu Schäfer: Hilflose Helfer?, S. 1913–1918 sowie Schäfer: Medice cura te ipsum, S. 23–34.
26   Jütte: Leben Ärzte länger?, S. 2669 f.
27   Schäfer: Medice cura te ipsum, S. 25 ff.
28   Ebd., S. 28 f.

im paternalistischen Sinne als Nebenwirkung des aufopfernden Dienstes an den Patienten sowie der Gesellschaft gedeutet. Ab 1970 befinden sich die Ärzte nach Schäfer in einer Gratifikationskrise, die einen Wandel des ärztlichen Berufs- und Selbstbildes in Gang brachte und es Ärzten ermöglichte als „hilflose Helfer" angesehen zu werden, sich selbst so zu betrachten, aber auch in der Außenwahrnehmung so darzustellen.[29]

1.2 Erkenntnisinteresse, Fragestellung, zeitliche und räumliche Abgrenzung

Gegenstand dieser Dissertation ist die Gesundheit und Krankheit von Ärztinnen und Ärzten in Deutschland vom ausgehenden 19. Jahrhundert bis in die Gegenwart. Der innerhalb der Sozialisationsprozesse verinnerlichte ärztliche Habitus und die daraus resultierenden Einstellungen und Verhaltensweisen bezüglich der eigenen Gesundheit und Krankheit sind dabei von besonderem Interesse. So wird zunächst die Sozialisation der Ärzte, deren soziale Herkunft sowie deren Ausbildung an der Universität beleuchtet und dabei nach ärztlichen Leitbildern gefragt. Im Anschluss daran werden berufsspezifische Belastungsfaktoren sowie das Empfinden der Ärzte von und der Umgang mit Arbeitsbelastungen innerhalb des Untersuchungszeitraums analysiert. Hierbei wird nach angestellten Ärzten im Krankenhaus, niedergelassenen Ärzten in der eigenen Praxis sowie nach Stadt und Land differenziert. Eine weitere Aufschlüsselung nach Facharztgruppen ist nur an wenigen Stellen der Dissertation möglich. Anschließend soll die ärztliche Haltung zur eigenen Gesundheit/ Krankheit genauer betrachtet und deren Auswirkungen auf das Gesundheits- und Krankheitsverhalten der Ärzte in Kombination mit den sich wandelnden Rahmenbedingungen ärztlicher Tätigkeit untersucht werden. Hierbei wird auch auf die Prävalenz bestimmter Krankheiten bei Ärzten im Vergleich zu anderen Professionen (Juristen, Geistlichen, Lehrern, Beamten) eingegangen. Hilfsmaßnahmen für erkrankte und berufsunfähige Ärzte bilden den Abschluss der Arbeit.

Die vorliegende Dissertation soll damit den aktuellen Ärztegesundheitsdiskurs[30] um die historische Komponente erweitern, in diesem Zuge auf Kontinuitäten und Wandel innerhalb dieses Themas aufmerksam machen und damit einen Beitrag zum Verständnis von Gesundheit und Krankheit bei Ärztinnen und Ärzten leisten.

---

29 Schäfer: Medice cura te ipsum, S. 30 u. S. 32.
30 Vgl. hierzu u. a. Mäulen: Ärztegesundheit; Schwartz; Angerer: Arbeitsbedingungen und Befinden sowie die Dokumentation des Deutschen Ärztetages in Münster 2019: Wenn die Arbeit Ärzte krank macht, DÄBl. Sonderausgabe Arztgesundheit (2019), S. 1–29.

Zeitliche Abgrenzung

Der Untersuchungszeitraum erstreckt sich vom ausgehenden 19. Jahrhundert über das gesamte 20. Jahrhundert und darüber hinaus. Konkret handelt es sich um einen Zeitraum von etwa 1870 bis 2018. Der Beginn der Untersuchung fällt somit in eine Phase, in der die Medizin zahlreiche und tiefgreifende Veränderungen durch den Aufstieg der Bakteriologie und der Mikrobiologie erfuhr, was zu einem Wissenszuwachs und zu einer raschen Spezialisierung und Ausdifferenzierung der medizinischen Fachgebiete führte. Die Ärzte in der Praxis unterlagen infolge der Professionalisierung des Berufsstandes sowie der Medikalisierung der Gesellschaft ebenfalls einem umfassenden Wandel. Hinzu kam, dass sich der Markt für ärztliche Dienstleistungen sowie das Arzt-Patienten-Verhältnis durch die Einführung der gesetzlichen Krankenversicherung 1883 tiefgehend veränderten.[31] In diesem Zuge entstanden die großen Interessensvertretungen der Ärzteschaft auf Reichsebene. Im Jahr 1873 wurde in Wiesbaden der „Deutsche Ärztevereinsbund" und im Jahr 1900 der „Verband der Ärzte Deutschlands zur Wahrung ihrer wirtschaftlichen Interessen", später nach seinem Initiator Hartmannbund genannt, gegründet. Diese beiden Organisationen, deren Verhältnis zu Beginn nicht konfliktfrei war, setzten in der Folgezeit die bereits bekannten Forderungen nach der Monopolstellung der Ärzte auf dem Markt für medizinische Dienstleistungen, den Ausschluss von Konkurrenz und damit die Stärkung der Stellung der Ärzte gegenüber ihren Patienten (med. Paternalismus) sowie die Begrenzung von staatlichen Forderungen und Kontrolle auf ein Minimum durch.[32] Dies hatte auch eine Veränderung des ärztlichen Selbstverständnisses zur Folge. So nahmen Ärzte spätestens im ersten Drittel des 20. Jahrhunderts eine dominante Position in der bürgerlichen Gesellschaft ein, verfügten über die unbestrittene Deutungshoheit im Bereich der Medizin und genossen ein hohes gesellschaftliches Ansehen.[33] Seit den 1970er Jahren vollzieht sich jedoch ein sukzessiver Wandel dieses Selbstverständnisses[34], der in engem Zusammenhang mit dem Strukturwandel innerhalb des Berufes (Deprofessionalisierung[35]/Umprofessionalisierung[36]), der

---

31   Herold-Schmidt: Ärztliche Interessensvertretung im Kaiserreich, S. 44. Vgl. hierzu auch Tamm: Ärzte und gesetzliche Krankenversicherung, S. 29–40.

32   Herold-Schmidt: Ärztliche Interessensvertretung im Kaiserreich, S. 46.

33   Jütte: Die Entwicklung des ärztlichen Vereinswesens, S. 17; vgl. hierzu auch Wolff: Mehr als nur materielle Interessen, S. 97.

34   Dinges: Aufstieg und Fall des ‚Halbgottes in Weiß'?, S. 147.

35   Bollinger; Hohl: Auf dem Weg von der Profession zum Beruf, S. 443: Für Bollinger und Hohl bedeutet Deprofessionalisierung *„den historischen Übergang von der Profession zum Beruf, das heißt den allmählichen Verlust jener Momente, in denen die Profession über den ‚gewöhnlichen' Beruf hinausgeht; Deprofessionalisierung in diesem Sinne ist also ein Prozeß der ‚Verberuflichung' vormals professioneller Arbeitsprozesse."*

36   Vgl. hierzu Peppler: Medizin und Migration, S. 61: Peppler versteht Professionalisierung *„als einen unabgeschlossenen Prozess, der im Bezug zu konkreten und historisch expliziten gesellschaftlichen Verhältnissen steht."*

Generationenlage[37] sowie der Position der Ärzte im Gesundheitssystem steht.

Die longue durée bietet sich in Kombination mit der Theorie des Habitus von Bourdieu insofern als Betrachtungsweise an, da sie es ermöglicht die Stabilität und Kontinuität der ärztlichen Haltung zur eigenen Gesundheit/Krankheit und der daraus resultierenden Handlungsmuster, vor dem Hintergrund mehrerer politikgeschichtlicher Zäsuren und den sich stetig verändernden Rahmenbedingungen ärztlicher Tätigkeit, herauszuarbeiten.[38]

Räumliche Abgrenzung

Das Untersuchungsgebiet der Dissertation ist Deutschland, respektive der deutschsprachige Raum, da das Territorium der heutigen Bundesrepublik Deutschland innerhalb des Untersuchungszeitraums mehrfach Veränderungen unterlag.[39] Entsprechend finden sich in dieser Arbeit auch Quellenbeispiele aus Österreich und der Schweiz. Die Ausweitung des Untersuchungsraumes an einigen Stellen der Dissertation ist insofern kaum problematisch, da die Entwicklung der Gesundheits- und Sozialversicherungssysteme Deutschlands, Österreichs und der Schweiz innerhalb des 20. Jahrhunderts strukturelle Parallelen aufweist. So ist in allen drei Ländern die öffentlich-rechtliche Organisation des Gesundheitswesens in der Sozialversicherungsgesetzgebung verankert, niedergelassene Ärzte nehmen die zentrale Position in der Erstversorgung von Kranken ein und es herrscht das Sachleistungsprinzip im Krankenversicherungswesen.[40] Neben den Rahmenbedingungen ärztlicher Tätigkeit ähnelt sich in allen drei Ländern ebenfalls die Aus- und Weiterbildung von Ärzten. Hinzu kommt, dass nach dem Anschluss Österreichs an das Deutsche Reich im Jahr 1938 die reichsdeutschen Gesetze auch dort galten.[41]

Die frühere DDR bleibt aus dem Untersuchungsgebiet ausgeklammert. Durch den Aufbau des Sozialismus in der DDR wurde auch das Gesundheitswesen verstaatlicht oder viel mehr, sozialistisch „umgestaltet". Ein Akt, der *„singulär in der deutschen Geschichte ist"*.[42] Eine Folge davon war, dass ärztliche Interessenvertretungen – eigenständige Standesorganisationen und Landesärztekammern – bis zum Mauerfall nicht zugelassen waren.[43] Die Rahmenbedingungen ärztlicher Tätigkeit unterlagen ebenfalls Veränderungen. So wurde die Sozialversicherung vereinheitlicht, Polikliniken, die in der Folgezeit die niedergelassenen Ärzte beinahe völlig verdrängen sollten, gegründet und ein

37 Vgl. hierzu auch Winefield; Anstey: Job stress in general practice, S. 143 f.
38 Zur Arbeit mit der longue durée vgl. Hoffmann: Gesunder Alltag im 20. Jahrhundert, S. 28; Zur Periodisierung in der Medizingeschichte vgl. Jütte; Eckart: Medizingeschichte, S. 381–391.
39 Vgl. hierzu Hoffmann: Gesunder Alltag im 20. Jahrhundert, S. 28.
40 Ebd., S. 29.
41 Ebd.
42 Müller: Die Ärzteschaft im staatlichen Gesundheitswesen der SBZ und der DDR, S. 243.
43 Ebd.

Betriebsgesundheitswesen[44] errichtet.[45] Das Gesundheitswesen der DDR entsprach somit spätestens seit den beginnenden 1960er Jahren *„in seiner hierarchisch-zentralistischen Struktur dem sowjetischen Vorbild".*[46] Die Auswirkungen berufsspezifischer Belastungsfaktoren sowie die ärztliche Haltung zur eigenen Gesundheit und Krankheit innerhalb des Gesundheitssystems der DDR zu untersuchen, wäre somit eine eigenständige Aufgabenstellung an dessen Ende ein deutsch-deutscher Vergleich stehen könnte.[47] Das Thema Ärztegesundheit mit all seinen Facetten für die DDR zu bearbeiten, bleibt somit ein vielversprechendes Desiderat.

1.3 Forschungsstand

Die Geschichte der Ärzteschaft ist ein immer wiederkehrendes Thema innerhalb der Forschung. So finden sich gerade für den Untersuchungszeitraum eine große Anzahl an Abhandlungen zur Professionalisierung des Berufsstandes und Medikalisierung der Gesellschaft[48], zur organisierten Ärzteschaft[49], zur Ärzteschaft im Nationalsozialismus und damit verbunden auch zu Ärzten als Tätern[50], zu ärztlichen Leit-Selbst- und Fremdbildern[51] und zur Geschichte der Landesärztekammern[52] sowie der ständischen Versorgungswerke.[53] Die Frage nach dem Empfinden von berufsspezifischen Belastungsfaktoren, den Auswirkungen dieser auf die Gesundheit der Ärzte, sowie die ärztliche Haltung zur eigenen Krankheit ist aus historischer Sicht, bis auf die bereits erwähnten Artikel von Robert Jütte und Daniel Schäfer, noch nicht untersucht worden.[54] Ziel ist es, einen Beitrag zur Deutung des gegenwärtigen Ärztegesundheitsdiskurses zu leisten. Dabei sollen einerseits pragmatische, handlungsorientierte Ergebnisse gewonnen und andererseits auch allgemeine Aussagen am historischen Material überprüft und teilweise auch erst entwickelt werden.[55]

Im Zentrum dieser Dissertation steht der Arzt als Leidender, als Patient und nicht als Gesundheitsexperte. Bourdieus Theorie des Habitus bildet den

---

44 Vgl. hierzu u.a. Steger; Wiethoff: Betriebsgesundheitswesen und Arbeitsmedizin.
45 Müller: Die Ärzteschaft im staatlichen Gesundheitswesen der SBZ und der DDR, S. 250f.
46 Ebd., S. 253.
47 Zur ärztlichen Haltung in der DDR vgl. Wahl: Medical Memories, S. 28–71.
48 Vgl. hierzu u.a. Huerkamp: Der Aufstieg der Ärzte im 19. Jahrhundert; Drees: Die Ärzte auf dem Weg zu Prestige und Wohlstand.
49 Vgl. hierzu u.a. Jütte (Hg.): Geschichte der deutschen Ärzteschaft; Vogt: Ärztliche Selbstverwaltung im Wandel.
50 Vgl. hierzu Jütte; Eckart; Schmuhl; Süß: Medizin und Nationalsozialismus.
51 Vgl. hierzu u.a. Dinges: Aufstieg und Fall des ‚Halbgottes in Weiß'?; Peppler, Lisa: Medizin und Migration; Stehr: Der Arzt im „Spiegel".
52 Vgl. hierzu u.a. Hafeneger; Velke; Frings: Geschichte der Hessischen Ärztekammern 1887–1956.
53 Vgl. hierzu u.a. Kannengießer: In eigener Verantwortung; Kannengießer: 50 Jahre Baden-Württembergische Versorgungsanstalt für Ärzte, Zahnärzte und Tierärzte.
54 Vgl. hierzu Kapitel 1.1 in dieser Arbeit.
55 Eckart; Jütte: Medizingeschichte, S. 171.

theoretischen Rahmen dieser Arbeit. Mithilfe dieses Konzeptes sollen die Wahrnehmungs-, Denk- und Handlungsmuster von Ärzten, die innerhalb der (professionellen) Sozialisation erworben wurden und infolgedessen einen spezifischen Lebensstil der jeweiligen Person prägen, bezüglich des Gesundheits- und Krankheitsverhaltens untersucht werden.[56] Die vorliegende Arbeit befindet sich somit thematisch wie auch methodisch am Schnittpunkt zwischen den medizinkritischen Ansätzen der Sozialgeschichte der Medizin sowie der Patientengeschichte und behandelt erstmalig eine Personengruppe, die bislang innerhalb dieser Konzepte vernachlässigt wurde.[57] Ausgehend hiervon sollen nicht die Leiden eines bestimmten, bekannten Arztes im Vordergrund stehen, sondern die gesellschaftlich und kulturell geprägte Einstellung der Ärzteschaft zum eigenen Leiden und Krankheitserleben. Der Umgang der Ärzte mit der Krankheit und die Bewältigung von Erkrankungen innerhalb des sozialen Feldes der Medizin sind hierbei von zentraler Bedeutung.[58] Steht die Patientengeschichte zumeist vor einem Quellenproblem, da direkte Aussagen über das Fühlen und Handeln im Krankheitsfall oft nicht vorhanden sind, so findet sich eine Vielzahl ärztlicher Selbstzeugnisse, in denen das Krankheitsverhalten sowie die Rolle des Arztes als Kranker beschrieben werden.[59]

1.4 Quellenlage

Die Bearbeitung des Themas Ärztegesundheit und seiner weitreichenden Teilbereiche aus historischer Sicht glich über weite Phasen einer kleinteiligen Puzzlearbeit, da umfangreiche Archivbestände nicht vorlagen oder diese nur teilweise erschlossen waren. Hinzu kam, dass die Informationen zur Ärztegesundheit, vor der Einführung des Themas in den 1970er Jahren, in den gesichteten Quellenbeständen vorwiegend sekundär und tertiär und dementsprechend schwer herauszuarbeiten waren. Zunächst wurde nach direkten Aussagen zu berufsspezifischen Belastungsfaktoren, den Auswirkungen dieser auf die Gesundheit der verschiedenen Ärztegruppen sowie die ärztliche Haltung zur eigenen Krankheit gesucht. Hierfür standen im Institut für Geschichte der Medizin der Robert Bosch Stiftung insgesamt 41 veröffentlichte Autobiographien und im Deutschen Tagebucharchiv in Emmendingen 59 unveröffentlichte Selbstzeugnisse von Ärztinnen und Ärzten zur Verfügung. Diese wurden anschließend nach Untersuchungszeitraum, geographischem Raum und Fragestellung selektiert. Insgesamt blieben 28 veröffentlichte und unveröffentlichte Selbstzeugnisse übrig, davon nur vier aus der Feder von Ärztinnen. Hinzu kamen die einschlägigen Fallsammlungen zu Ärzten als Patienten von

---

56   Ebd., S. 176f.
57   Zum Forschungsstand innerhalb der Sozialgeschichte der Medizin sowie der Patientengeschichte vgl. hierzu Eckart; Jütte: Medizingeschichte, S. 168ff. u. S. 195ff. sowie Hoffmann: Gesunder Alltag im 20. Jahrhundert, S. 30ff.
58   Eckart; Jütte: Medizingeschichte, S. 197.
59   Ebd., S. 169.

Alfred Grotjahn (1929)[60] und von Max Pinner. Letztere wurde im Jahr 1953 in deutscher Übersetzung veröffentlicht.[61]

Einen weiteren wichtigen und über den gesamten Untersuchungszeitraum bestehenden Quellenbestand lieferten Standes- und Fachzeitschriften wie das Deutsche Ärzteblatt und die Deutsche Medizinische Wochenschrift. Diese wurden qualitativ nach Artikeln zu ärztlichen Leit-, Selbst- und Fremdbildern, zur ärztlichen Sozialisation, zu Arztzahlen und Arztdichte, zur Arbeitszeit und Arbeitsbedingungen, zum ärztlichem Gesundheits- und Krankheitsverhalten, zur Mortalität und Lebensdauer der Ärzte, sowie zur Fürsorge für und Versorgung von zeitweise und dauerhaft berufsunfähigen Ärzten durchsucht. Hierbei zeigte sich, dass sich neben wenigen Abhandlungen zum erweiterten Themenbereich Ärztegesundheit v. a. Beiträge zu ärztlichen Leit- und Selbstbildern, zur ärztlichen Aus- und Weiterbildung und den Rahmenbedingungen ärztlicher Tätigkeit in der Praxis und im Krankenhaus fanden. Letztere wurden ergänzt durch Unterlagen aus den Beständen des Reichsgesundheitsamtes, des Bundesministeriums des Inneren, des Bundesministeriums für Arbeit und Sozialordnung sowie des Hartmannbundes, die in den Bundesarchiven in Berlin und in Koblenz zu finden sind.

Eine Recherche in den Archivbeständen der Landesärztekammern war ebenfalls angedacht, jedoch nur in drei von insgesamt 17 Ärztekammern (Hamburg, Hessen und Westfalen-Lippe) möglich. Dies hatte verschiedene Gründe: Die meisten Kammern gaben an, dass Quellen zur Ärztegesundheit nicht vorhanden seien. Vereinzelt wurde jedoch auch auf den Datenschutz verwiesen und mit dieser Begründung ein Zutritt zum Archiv der Kammer verweigert.[62] Während sich in der Ärztekammer Hamburg lediglich Vorstandsprotokolle aus den Jahren 1950 bis 1986 finden ließen, so verfügte die Ärztekammer Westfalen-Lippe über einen weitaus größeren Quellenbestand. Dieser reichte von Sitzungsberichten der Kammern für die Jahre von 1888 bis 1933 über Rundschreiben der Reichsärztekammer und der Arbeitsgemeinschaft der Westdeutschen Ärztekammern bis hin zu Unterlagen zu Unterstützungen von bedürftigen Ärzten in der Zeit nach 1945 und zu Berufsgerichtsverfahren in den ausgehenden 1940er und 1950er Jahren. Hieran ließ sich v. a. der Umgang der organisierten Ärzteschaft mit kranken und berufsunfähigen Kollegen herausarbeiten. Im Archiv der Landesärztekammer Hessen befindet sich der bis 2015 im Archiv der Bundesärztekammer/Archiv des Deutschen Ärzteblattes in Köln gelagerte Nachlass des ehemaligen Präsidenten der Landesärztekammer sowie des Vorsitzenden der Arbeitsgemeinschaft der Westdeutschen Ärztekammer Carl Oelemann.[63] Dieser Bestand gibt u. a. anhand der Anträge und Antwortschreiben zur Unterstützung bedürftiger und berufs-

---

60 Grotjahn: Ärzte als Patienten.
61 Pinner; Miller: Was Ärzte als Patienten erlebten.
62 Vgl. hierzu § 11 bis § 13 im Bundesarchivgesetz vom 10.03.2017 in: http://www.bundesarchiv.de/DE/Content/Downloads/Rechtliches/bundesarchivgesetz.pdf?__blob=publicationFile, letzter Zugriff 29.05.2019.
63 Vgl. hierzu Hafeneger; Velke; Frings: Geschichte der hessischen Ärztekammern, S. 24 f.

unfähiger Ärzte Aufschluss über die in der Nachkriegszeit durch die Kammer organisierte Fürsorge ihrer Mitglieder.

Der Quellenbestand wird durch Artikel aus Periodika, wie dem Reichs- und später Bundesgesundheitsblatt, den Medizinalstatistischen Mitteilungen des Kaiserlichen Gesundheitsamtes sowie den Medizinalstatistischen Nachrichten des Preußischen Statistischen Landesamtes ergänzt. Hinzu kommen gedruckte und veröffentlichte Statistiken zur Mortalität, Morbidität und Lebensdauer von Ärzten.

1.5 Forschungsansätze

1.5.1 Sozialisation und Habitus: Definition und theoretische Grundlagen

Definition der Sozialisation

Individuen werden durch die Sozialisation in ihre Kultur eingeführt. Dies beinhaltet den Erwerb von Einstellungen, Werten, Fähigkeiten und Verhaltensmustern. Dem familiären Hintergrund und der damit verbundenen kulturellen und materiellen Ausstattung eines Menschen wird dabei große Bedeutung beigemessen, da diese Ressourcen die Wahrnehmungs- und Handlungsweisen des Individuums begrenzen. Im Laufe des Lebens verändern sich diese grundlegenden Ressourcen durch die sich vollziehende Sozialisation. Sie kann somit als lebenslanger, sich graduell vollziehender Prozess der Auseinandersetzung des Menschen mit seiner Umwelt gesehen und als Lernvorgang verstanden werden.[64] Das Lernen kann intentional, in Form der Übernahme, oder implizit, in Gestalt einer gesteuerten Instruktion erfolgen.[65] Innerhalb des Sozialisationsprozesses bezieht sich das Erlernen von Verhalten nicht ausschließlich

> auf einzelne Verhaltensweisen, vielmehr werden im Sozialisationsprozess generalisierte Verhaltensdispositionen erworben, die auf Grund von Beziehungserfahrungen nicht mehr extern sanktioniert werden müssen, sondern deren Regeln internalisiert und deren Verstöße somit, da abweichendes Verhalten bewusstseinsfähig bleibt, auch selbst bestraft werden.[66]

Infolge der Sozialisation entsteht eine soziale Rolle[67] für eine soziale Struktur, ein spezifischer Habitus.[68] Dieser ist von den ökonomischen und kulturellen Ressourcen, die einem Akteur oder einer Gruppe von Akteuren zu Verfügung

---

64 Reimann: Die medizinische Sozialisation, S. 274 u. 290 f.
65 Ebd., S. 285, vgl. hierzu auch S. 283: „*Das Erlernen dieser ‚Prinzipien von Sichtung und Ordnung‘ geschieht vornehmlich als nachahmendes Lernen, also durch den körperlichen Nachvollzug von Verhaltensweisen, Sprechakten, Reaktionsmustern etc., was den Begriff der Einverleibung oder Inkorporation äußerer Strukturen verdeutlicht.*"
66 Ebd., S. 285 ff.
67 Lüth: Medizin in unserer Gesellschaft, S. 8: „*Rollen sind Figuren der Wünsche, der Ansprüche und der Interessen der Gesellschaft. […] Was eine Rolle genau ist, ergibt sich aus den Auseinandersetzungen mit den anderen Rollenträgern.*"
68 Merton: Some Preliminaries to a Sociology of Medical Education, S. 40 f.

stehen geprägt und legt deren Handlungs- und Erfahrungsgrenzen weitgehend fest.[69]

Definition des Habitus

Der Habitus ist durch ein Bündel von Dispositionen, die infolge der Sozialisation erworben wurden, charakterisiert. In Kombination mit externen Strukturverhältnissen legt er den Spielraum sozialer Praktiken fest[70] und ermöglicht ihnen Regelmäßigkeit, Erfolg, interaktives Funktionieren und kollektive Geltung.[71] In diesem Zuge werden die Wahrnehmungs-, Denk- und Handlungsmöglichkeiten der einzelnen Akteure begrenzt, jedoch nicht festgelegt. Zeichnen sich Akteure durch eine gemeinsame Soziallage aus, so neigen sie dazu, *„soziale Situationen in ähnlicher Weise wahrzunehmen und ähnlich zu handeln.“*[72] Innerhalb der abgesteckten Grenzen sind Variationen und Innovationen möglich, die aber niemals radikal erfolgen.[73] Der Habitus bringt daher Schemata hervor, die das individuelle Handeln anleiten, aber keine *„situationsspezifische ‚Feinsteuerung“* darstellen.[74] Ungeachtet der Modifikationen im Lebenslauf zeichnet sich der Habitus jedoch v.a. durch seine Stabilität aus und zeigt sich in der Reaktion auf neue Situationen als wenig anpassungsfähig. Er tendiert dazu, *„solche Umstände zu erhalten oder wiederzugewinnen, in denen er reibungslos funktionieren kann.“*[75] Der Habitus ist somit die *„Gegenwart der Vergangenheit, die ihn erzeugt hat [...]. Durch [...] ihn hindurch reproduzieren sich die sozialen Existenzbedingungen, auf die er zurückgeht.“*[76]

Das soziale Feld als „Ort" begrenzter Handlungsspielräume

Für die Ausprägung des Habitus ist die Soziallage, die soziale Herkunft, des Individuums entscheidend, da sie die Wahrnehmungs- und Handlungsweisen des Einzelnen begrenzt. Der Habitus wird anschließend während der Sozialisationsprozesse modifiziert.[77] Hierbei orientieren sich die Verhaltensweisen der Akteure *„an einer das spezifische soziale Feld kennzeichnenden Logik, welche sich*

---

69 Fuchs-Heinritz; König: Pierre Bourdieu, S. 120f.
70 Peppler: Medizin und Migration, S. 69.
71 Fuchs-Heinritz; König: Pierre Bourdieu, S. 116.
72 Meuser: Geschlecht und Männlichkeit, S. 108.
73 Fuchs-Heinritz; König: Pierre Bourdieu, S. 131; Peppler: Medizin und Migration, S. 69f.
74 Fuchs-Heinritz; König: Pierre Bourdieu, S. 130.
75 Ebd., S. 121f.; Helfferich: Familie und Geschlecht, S. 48: Bourdieu schreibt innerhalb seines Konzeptes vom Habitus *„der Vergangenheit in Gestalt eines über Gewohnheiten herausgebildeten Habitus präformierende Kraft zu und ist kritisch und skeptisch, was den Wandel von Machtverhältnissen angeht."*
76 Fuchs-Heinritz; König: Pierre Bourdieu, S. 113f.; Reimann: Die medizinische Sozialisation, S. 276f.
77 Fuchs-Heinritz; König: Pierre Bourdieu, S. 120f.

aus der Sicherung von ‚Macht und Einfluss' ableiten lässt."[78] Die Akteure verfolgen somit ein feldspezifisches Ziel.[79] Demnach ähnelt sich der Habitus bei Angehörigen eines sozialen Feldes, ist jedoch keineswegs identisch. Dies lässt sich auf die unterschiedlichen Positionen der jeweiligen Akteure und deren Laufbahnen zurückführen.[80] Bourdieu unterteilt in diesem Zusammenhang die unterschiedlichen Akteure innerhalb eines sozialen Feldes in zentrumsnah, grenznah und „troublemaker". Hierbei zeigt sich, dass *„eher typische Haltungen von zentrumsnahen oder normalen […] Akteuren der Orientierung im Wettbewerb"*[81] dienen. Das soziale Feld erscheint den Akteuren daher als ein Raum begrenzter Möglichkeiten und wahrscheinlicher Zwänge.[82]

1.5.2 Ärztliche Sozialisation und ärztlicher Habitus

Primärsozialisation und professionelle Sozialisation

Der Habitus spannt einen Bogen zwischen der primären und der professionellen Sozialisation.[83] Nach Bourdieu wird er in der Primärsozialisation erworben und gibt sich in distinkten Lebensstilen zu erkennen.[84] Innerhalb der Familie konstituiert er sich nicht nach rationalen Entscheidungsprozessen, sondern durch Aneignung des Gewohnten, Vertrauten und als Norm empfundenen.[85] Betreten die Akteure ein neues soziales Feld erwerben sie keinen völlig neuen Habitus, sondern modifizieren ihren primären Habitus und passen ihn an die veränderten Gegebenheiten an.[86] Der Erwerb des Habitus lässt sich somit als *„Weiterführung ursprünglicher Erfahrungen lesen."*[87]

Bis heute stammt ein großer Teil der Medizinstudierenden aus Familien, in denen der Beruf bereits von den Eltern, zumeist vom Vater, oder von anderen männlichen Verwandten ausgeübt wurde.[88] Diese Studierenden sind so-

---

78 Reimann: Die medizinische Sozialisation, S. 279.
79 Ebd.
80 Fuchs-Heinritz; König: Pierre Bourdieu, S. 131.
81 Reimann: Die medizinische Sozialisation, S. 280 f.
82 Ebd., S. 281.
83 Raven: Professionelle Sozialisation und Moralentwicklung, S. 60.
84 Meuser: Geschlecht und Männlichkeit, S. 109.
85 Reimann: Die medizinische Sozialisation, S. 284.
86 Ebd., S. 283, vgl. hierzu Fuchs-Heinritz; König: Pierre Bourdieu, S. 136 f.: In der Sozialisation werden die neuen Mitglieder eines sozialen Feldes *„in einer Weise geformt, dass sie diese Formung vergessen, sich ihrer aber in vielfältiger Weise in der Lebensführung bedienen können. In dieser Formung wird eine Kraft sichtbar, die sich von früheren Generationen her transmittiert. […] Es sind die Eltern, die Vorfahren oder ganz allgemein die Geschichte der Sozialgruppe, die diese Kraft ausmachen."*
87 Reimann: Die medizinische Sozialisation, S. 291.
88 Ebd. vgl. hierzu auch Peppler: Medizin und Migration, S. 62: Peppler führt diesen Gedanken weiter und weist in diesem Zusammenhang auf eine starke Verknüpfung zwischen ärztlicher Sozialisation, ärztlichem Habitus professionellen Stils und dem sozialen Feld der Medizin hin, die sich nicht zuletzt auf die relative Stabilität des ärztlichen Habi-

mit bereits zu Beginn der Ausbildung mit dem ärztlichen Habitus und dessen Leitbildern vertraut:

> Pflichterfüllung und Entsagung sowie die Verleugnung oder Verdrängung eigener Bedürfnisse haben einen extrem hohen Stellenwert. Daneben spielen Eigenschaften wie Leistungsbereitschaft bis zur Erschöpfung, Engagement für andere, soziales Verantwortungsgefühl eine erhebliche Rolle.[89]

Eine Folge davon ist, dass u. a. leistungsbezogene Interaktionen *„in einer beruflichen Ausbildung gesucht und in der ‚autoritären Studien- und Krankenhausausbildung‘ in dieser Form wiedergefunden werden“*.[90]

Vom studentischen zum professionellen Habitus

Zu Beginn ihrer Ausbildung besitzen Medizinstudierende bereits einen bestimmten, durch individuelle Erfahrungen modifizierten, Habitus. Dieses System erworbener und verinnerlichter Kompetenzen wird während der professionellen Sozialisation umgestaltet.[91] Während des Studiums erlernen angehende Ärzte nicht nur medizinische Kenntnisse und Fachwissen, sondern verinnerlichen die ärztliche Haltung. In diesem Zuge eignen sie sich soziale Grundstrukturen an,

> die es ihnen ermöglichen, in anderen sozialen Situationen Handlungen zu generieren. So gesehen, läßt sich der Prozeß der Sozialisation als das Erfassen generativer Regelsysteme begreifen, deren soziale Bedeutung mit zunehmendem Entwicklungsalter der Person wächst.[92]

Die Handlungskompetenzen von Ärzten beruhen demnach auf einem System internalisierter Fähigkeiten, *„die es erlauben, die typischen Gedanken, Wahrnehmungen und Handlungen der ärztlichen ‚Kultur‘ [...] zu erzeugen.“*[93] Der Erwerb

---

tus und des Gesundheitssystems auswirkt: *„aus der langen Dauer des medizinischen Sozialisationsprozesses ergibt sich eine spezifische Struktur des Feldes, die wiederum das Tempo, den Rhythmus und die Geschwindigkeit der Generationenabfolge bestimmt.“*

89   Ruebsam-Simon: Veränderung beginnt im Kopf, DÄBl. (2002), S. 2842.
90   Reimann: Die medizinische Sozialisation, S. 291, vgl hierzu Ruebsam-Simon: Veränderung beginnt im Kopf, DÄBl. (2002), S. 2842 sowie Merton: Some Preliminaries to a Sociology of Medical Education, S. 76f.: *„Medical schools are socially defined as the guardians of these values and norms. The schools thus have the double function of transmitting to students the cognitive standards of knowledge and skill and the moral standards of values and norms. Both sets of standards are essential to the proficient practice of medicine.“* Und Sauer: Zur Perspektive der Wahrnehmung, S. 137 f.
91   Raven: Professionelle Sozialisation und Moralentwicklung, S. 61 f., vgl. hierzu Merton: Some Preliminaries to a Sociology of Medical Education, S. 42: *„We have professionally assumed that in the course of their social interaction with others in the school, of exchanging experiences and ideas with peers, and of observing and evaluating the behavior of their instructors (rather than merely listening to their precepts), students acquire the values which will be basic to their professional way of life. The ways in which these students are shaped, both by intent and by unplanned circumstances of their school environment, constitute a major part of the process of socialization.“*
92   Raven: Professionelle Sozialisation und Moralentwicklung, S. 56.
93   Ebd., S. 61.

des ärztlichen Habitus ist somit ein gradueller, von den Akteuren zumeist nicht selbst wahrgenommener Prozess, in welchem von den Studierenden *„professionelle Werte und Ziele [...], die sowohl für ihre eigene Persönlichkeit als auch für die medizinische Profession akzeptabel sind"*[94], verinnerlicht werden.[95]

Zunächst entwickeln Medizinstudierende einen Habitus, der sich als studentisch bezeichnen lässt. Dieser ähnelt bereits dem späteren ärztlichen Habitus und weist zu einem frühen Zeitpunkt Merkmale wie Leistungs- und Aufopferungsbereitschaft auf. Besonders anschaulich zeigt sich die Verinnerlichung solcher Leitbilder

> in den klinischen Orientierungen, in denen eine Bringschuld von Leistung, Zeit und Energie durch die Studierenden erlebt wird, diese Anforderungen somit derart verinnerlicht werden, dass sie zum Gradmesser für angemessenes und vor allem effizientes Verhalten avancieren: bei Nichterfüllung drohen weniger äußere Sanktionen als vielmehr das eigene schlechte Gewissen.[96]

Die Identifikation mit dem Arztberuf steigt mit Zunahme der Studienzeit.[97] Eine allmähliche Anpassung zwischen einem als individuell wahrgenommenen und einem erforderlichen Habitus findet statt. Diese Assimilation wird vor allem durch die verstärkte Einsicht in das medizinische Feld in Form von Praktika, Unterricht am Krankenbett etc. hervorgerufen.[98] Hierbei sind nach Roslyn Weaver et al. zwei Komponenten von entscheidender Bedeutung: „professional inclusivity" und „social exclusivity".[99] Erstere ist das Ergebnis davon, dass Studierende bereits während ihrer Ausbildung die ärztliche Tätigkeit unter Aufsicht ausüben und hierbei sowohl von Patienten als auch von Ärzten als Ärzte angesprochen werden.[100] Letztere ergibt sich hingegen

> aus dem Bewusstsein über die privilegierte Rolle in der Gesellschaft, die Ärzt/innen zugewiesen bekommen; der räumlichen, körperlichen und sozialen Separation von Student/innen anderer Fächer während des Studiums; und der ‚peer inclusivity', also einer geteilten Identität als Medizinstudierenden und starke sozialen Bindungen untereinander. Aus dieser Kombination – Verstärkung der Gruppe nach innen und Abgrenzung nach außen – resultiere die starke professionelle Identität als Ärztin oder Arzt.[101]

---

94 Peppler: Medizin und Migration, S. 58.
95 Reimann: Die medizinische Sozialisation, S. 282, vgl. hierzu Raven: Professionelle Sozialisation und Moralentwicklung, S. 59: Der ärztliche Habitus ist durch *„jene komplexe generative Handlungsgrammatik, die das mehr oder weniger kompetente Arzt-Subjekt im Laufe seiner Ausbildung erwirbt"*, gekennzeichnet.
96 Reimann: Die medizinische Sozialisation, S. 277.
97 Huntington: The Development of a Professional Self-Image, S. 180.
98 Reimann: Die medizinische Sozialisation, S. 282. Vgl. hierzu Lüth: Medizin in unserer Gesellschaft, S. 8: Die Rolle des Arztes definiert sich vorrangig über den Kontakt mit anderen Personen im sozialen Feld der Medizin und aus den Erwartungen des Gegenübers (Kommilitonen, Professoren, Chef- und Oberärzten, Krankenschwestern, Patienten, etc.). Hierbei besteht eine Tendenz der Akteure die Rollenerwartungen des Gegenübers zu erfüllen. Vgl. hierzu auch Plewnia: Wandel der Arztideale, S. 18 f.
99 Weaver et al.: Part of the team, S. 1223 ff., vgl. hierzu auch Peppler: Medizin und Migration, S. 58.
100 Peppler: Medizin und Migration, S. 58.
101 Ebd., 58 f.

Innerhalb dieses Prozesses findet eine Anpassung der Verhaltensweisen und Handlungsmuster *„an die Bedingungen der studentischen und medizinischen Praxis in Form von Leistungsbereitschaft, der Investition individueller Energie etc."* statt.[102] In dieser Phase der Sozialisation zeigt sich den Akteuren, dass Alternativen zu dem als Norm anerkannten Typus des ärztlichen Habitus bestehen, diese jedoch als unbeständig und *„im sozialen Feld der Medizin als unangepasst und wenig praktikabel erscheinen, somit auch nicht die Bedeutung einer Orientierung aufweisen."*[103]

Während der assistenzärztlichen Orientierung wird der ärztliche Habitus endgültig ausgeprägt, *„da nicht mehr das Spiel im als ob, sondern das medizinische Spiel als solches realisiert wird."*[104] Die individuellen Charakterzüge der angehenden Ärzte weisen in dieser Phase der Ausbildung deutliche Ähnlichkeiten mit den Leitbildern des ärztlichen Habitus auf. Eigenschaften wie Verausgabung, Aufopferungsbereitschaft und Leistungsfähigkeit, die Vorstellung von der eigenen Gesundheit als Teil ärztlicher Professionalität sowie die damit verbundene Aufrechterhaltung der Fassade der physischen und psychischen Unverwundbarkeit, werden in der assistenzärztlichen Orientierung als persönliche Motiv- oder Interessenslage wahrgenommen und gedeutet.[105]

Der ärztliche Habitus professionellen Stils

Im Zuge der Professionalisierung der Ärzteschaft im 19. und beginnenden 20. Jahrhundert entwickelte sich innerhalb des Berufsstandes ein Habitus, der sich als ärztlicher Habitus professionellen Stils bezeichnen lässt. Dieser kennzeichnet die

> Art und Weise, in der eine Profession bzw. Professionelle generell sich durch Verwendung und Kombination von Symbolen bzw. symbolischen Handlungen signifikant zum einen gegen andere Professionen, zum anderen und vor allem gegen Nicht-Professionelle absetzen.[106]

Der ärztliche Habitus professionellen Stils ist dabei fest vom innerhalb der Ärzteschaft verankerten Dogma der Gesundheit und der damit verbundenen Vorstellung von der physischen und psychischen Unverwundbarkeit geprägt und weist im Untersuchungszeitraum, aufgrund der Dominanz maskuliner Wertvorstellungen innerhalb der Profession, starke Parallelen zu dem zur jeweiligen Zeit vorherrschenden Konzept hegemonialer Männlichkeit auf.[107] Disziplin, Unterordnung, Leistungsfähigkeit und Aufopferungsbereitschaft im

---

102 Reimann: Die medizinische Sozialisation, S. 288.
103 Ebd., S. 284.
104 Ebd., S. 282.
105 Ebd.
106 Pfadenhauer: Professioneller Stil und Kompetenz, S. 9.
107 Dinges: Wandel der Herausforderungen an Männer und Männlichkeit in Deutschland seit 1930, S. 31–62, sowie Nye: The Legacy of Masculine Codes of Honor, S. 142: *„professionals` bodies are already gendered male before women arrive on the scene."* Vgl. hierzu auch ebd., S. 153: *„The modes and nature of this domination have changed over time, but slowly and in a way that in many fields preserves masculine advantage."*

Sinne des medizinischen Paternalismus stellen zentrale Merkmale des ärztlichen Habitus professionellen Stils dar und bestimmen bis heute maßgeblich die Einstellung der Ärzte zur eigenen Gesundheit sowie das daraus resultierende Gesundheits- und Krankheitsverhalten der jeweiligen Akteure.

Innerhalb des Untersuchungszeitraums ist es Ärztinnen, die erst gegen Ende des 19. Jahrhunderts im Deutschen Reich zum Medizinstudium zugelassen wurden, bewusst, dass zum beruflichen Weiterkommen innerhalb des sozialen Feldes der Medizin in hohem Maße Männern zugeschriebene Persönlichkeitseigenschaften notwendig sind.[108] Die Anpassung des Selbstkonzeptes an die vorherrschenden ärztlichen Leitbilder maskuliner Prägung findet im Verlauf der ärztlichen Aus- und Weiterbildung statt.[109] Diese sind bezüglich des Gesundheits- und Krankheitsverhaltens insbesondere von der Tabuisierung eigener Schwächen und Krankheiten sowie der Aufrechterhaltung der Fassade des gesunden und leistungsfähigen Arztes gekennzeichnet.[110]

1.6 Argumentationsgang und Aufbau der Arbeit

Der Erwerb des ärztlichen Habitus infolge der Sozialisationsprozesse wird im zweiten Kapitel beschrieben. Hierbei wird aufgezeigt, dass innerhalb des Untersuchungszeitraums ein Zusammenhang zwischen der primären und der professionellen Sozialisation besteht. Zudem soll verdeutlicht werden, dass die Phase der ärztlichen Ausbildung an der Universität entscheidend für die Ausprägung des ärztlichen Habitus ist.

Im dritten Kapitel werden die Rahmenbedingungen sowie die Belastungsfaktoren ärztlicher Tätigkeit analysiert. Hierbei wird eine Differenzierung zwischen niedergelassenen Ärzten in eigener Praxis und angestellten Ärzten in Krankenhäusern in der Stadt sowie auf dem Land vorgenommen. In diesem Zusammenhang wird auch das Empfinden von sowie der Umgang der Ärzte mit berufsbedingten Belastungen untersucht.

Im vierten Kapitel stehen die Gesundheit sowie die Krankheiten der Ärzte im Mittelpunkt. Zunächst wird das Gesundheits- und Krankheitsverhalten der Ärzte beschrieben und die Rolle des Arztes als Patient behandelt. Im Anschluss daran werden ärztliche Berufskrankheiten untersucht. Neben Infektionskrankheiten und Strahlenerkrankungen konnten in diesem Zusammenhang auch Hinweise auf eine Prävalenz der Ärzte für psychische Störungen, Sucht und Suizid im Vergleich mit anderen Berufsgruppen, die über einen gleichen sozioökonomischen Status verfügen, ausgemacht werden. Den

---

108 Zum Frauenstudium in der Medizin vgl. u.a. Brinkschulte (Hg.): Weibliche Ärzte sowie Birn: Die Anfänge des Frauenstudiums in Deutschland, S. 199–217 und Krauss: Die Frau der Zukunft, S. 13–36.

109 Sieverding: Die Bedeutung von Prototype-Matching, S. 286, vgl. hierzu auch Davis; Allison: Increasing Representation, Maintaining Hierarchy, S. 37 f.

110 Vgl. hierzu u.a. Reimann: Die medizinische Sozialisation, S. 282; Ripke: Der kranke Arzt, DÄBl. (2000), S. 237 sowie Schäfer: Hilflose Helfer?, DMW (2015), S. 1913 ff.

Schlusspunkt dieses Kapitels bildet eine Abhandlung über die Mortalität und Lebensdauer der Ärzte. Hierbei wird auf das vermeintlich hohe Sterberisiko der Ärzte im Vergleich mit anderen Professionen (Juristen, Beamten, Lehrern, Geistlichen) sowie auf die Entwicklung der Sterblichkeit und Lebensdauer der Ärzte innerhalb des Untersuchungszeitraums eingegangen.

Das fünfte Kapitel behandelt ständisch organisierte Hilfsmaßnahmen für erkrankte und berufsunfähige Ärzte. Hierbei wird zunächst der Aufbau von ärztlichen Unterstützungskassen und -vereinen auf Länder- sowie ab 1871 auf Reichsebene skizziert und dabei aufgezeigt, welche Unterschiede bezüglich der Aufnahme, der Finanzierung und der Höhe der Unterstützungsbeiträge bestanden. Nach 1945 wird der Aufbau ärztlicher Versorgungswerke auf Länderebene beschrieben, ehe anschließend die Ursachen für Berufsunfähigkeitsrenten dargelegt werden.

Zum Abschluss der Arbeit werden die Ergebnisse der Dissertation zusammengefasst und anschließend daran mögliche Ansätze zur Deutung des gegenwärtigen Ärztegesundheitsdiskurses vorgestellt.

2 Soziale Herkunft und professionelle Sozialisation

2.1 Soziale Herkunft und primäre Sozialisation

Innerhalb des Sozialisationsprozesses von Ärzten spannt der Habitus einen Bogen zwischen der primären und der professionellen Sozialisation.[1] Nach Bourdieu wird der Habitus in der Primärsozialisation durch die Aneignung des Gewohnten, Vertrauten und als Norm empfundenen erworben und anschließend modifiziert.[2] Die soziale Herkunft der Ärzte spielt somit bei der Ausprägung des Habitus eine entscheidende Rolle. Innerhalb der primären Sozialisation werden die Voraussetzungen für den Erwerb des ärztlichen Habitus professionellen Stils gelegt.[3]

2.1.1 Ständisch-elitäre Strukturen innerhalb der Ärzteschaft?

Zu Beginn des Untersuchungszeitraumes bestand die Ärzteschaft zu großen Teilen aus der Ober- und Mittelschicht. Ein Aufstieg aus der Unterschicht war in dieser Zeit so gut wie nicht möglich. Vor allem das aufstrebende Besitzbürgertum drängte aufgrund des hohen gesellschaftlichen Prestiges des Arztberufes in die Medizin.[4]

In der zweiten Hälfte des 19. Jahrhunderts waren es vorrangig die Ärzte selbst, die ihre Söhne innerhalb der Profession platzierten und damit die ständischen Strukturen der Ärzteschaft aufrechterhielten. So traten im Königreich Württemberg im letzten Drittel des 19. Jahrhunderts über die Hälfte *der studierenden Arztsöhne in die Fußstapfen ihres Vaters*".[5] In Preußen lag die Zahl der Medizin studierenden Arztsöhne im Zeitraum von 1887 bis 1891 bei etwa 50 %.[6] Dies sollte sich bis weit in die erste Hälfte des 20. Jahrhunderts hinein nicht ändern. In einer Untersuchung aus der Mitte der 1930er Jahre über die soziale Herkunft von Medizinstudierenden in Deutschland zeigte sich, dass sich die Ärzteschaft vorrangig aus sich selbst sowie aus dem Besitzbürgertum

---

1   Raven: Professionelle Sozialisation, S. 60.
2   Reimann: Die medizinische Sozialisation, S. 284. Vgl. dazu auch Meuser: Geschlecht und Männlichkeit, S. 109.
3   Lossen: Wo steht der Arzt, DÄBl. (1951), S. 84: *„Daß der zukünftige Arzt für seinen Beruf bestimmte Voraussetzungen mitbringen muß, wie eine entsprechende Erziehung im Elternhaus, einen bestimmten Schulgang, einen festen Charakter, einen sicher umrissenen Begriff von Ethos, bedarf eigentlich keiner Hervorhebung."* Vgl. hierzu auch Meuser: Geschlecht und Männlichkeit, S. 109.
4   Huerkamp: Der Aufstieg der Ärzte im 19. Jahrhundert, S. 68.
5   Drees: Die Ärzte auf dem Weg zu Prestige und Wohlstand, S. 132 f.
6   Huerkamp: Der Aufstieg der Ärzte im 19. Jahrhundert, S. 78. Claudia Huerkamp stellte im Zuge ihrer Untersuchung einen Zusammenhang zwischen dem Medizinstudium und dem Studium der Rechtswissenschaften fest: Nahm die Zahl der Medizin studierenden Arztsöhne ab, so stieg sie bei den Rechtswissenschaften und umgekehrt. Zudem zeigte sie auf, dass während des letzten Drittels des 19. Jahrhunderts immer mehr als *„zwei Drittel der Arztsöhne an den juristischen und medizinischen Fakultäten zu finden"* waren.

heraus rekrutierte.[7] Auch auf internationaler Ebene lässt sich dieses Phänomen innerhalb der Ärzteschaft nachweisen: In einem Vergleich zwischen Ärzten, Juristen, Geistlichen und Lehrern an den Universitiäten Cambridge und Aberdeen konnte aufgezeigt werden, dass im ausgehenden 19. Jahrhundert ein Drittel der Arztsöhne an der medizinischen Fakultät der Universität Cambridge studierten und später selbst den Beruf ihres Vaters ergriffen. In den Jahren 1937 und 1938 stieg diese Zahl sogar auf 56 %. In Aberdeen studierten im selben Zeitraum beinahe sogar 87,5 % aller Arztsöhne Medizin. Selbst bei der Hinzunahme von Arzttöchtern verringerte sich die Selbstrekrutierungsrate lediglich auf 80 %.[8]

2.1.2 Die soziale Herkunft der Ärzte nach 1945: Kontinuitäten oder Wandel?

In den ausgehenden 1940er Jahren kam ein Großteil der Medizinstudierenden weiterhin aus gut situierten Schichten. Dies hing v. a. mit der langen Dauer und den damit verbundenen hohen Kosten des Medizinstudiums zusammen.[9] Die Selbstrekrutierungsrate innerhalb der Ärzteschaft nahm hingegen ab, war im Vergleich mit anderen Professionen (Juristen, Geistlichen und Lehrern) jedoch noch immer die Höchste. Die Möglichkeit, die eigene Praxis an die Nachkommen weiterzugeben oder diese in Gemeinschaft zu betreiben, war dabei ein wesentlicher Faktor.[10] Dadurch blieb die gesellschaftliche Zusammensetzung der Ärzteschaft auch weiterhin stabil und der Arztberuf für untere soziale Schichten weitgehend verschlossen.[11]

---

7   Hadrich: Die soziale Herkunft der Medizinstudierenden, DÄBl. (1935), S. 1212.
8   Kelsall: Self-recruitment in four professions, S. 312.
9   Beske: Die Kosten eines Medizinstudiums, DÄBl. (1953), S. 443 ff. Vgl. hierzu auch Schulten (1963), S. 44: Hans Schulten ging in seinem Ratgeber an Medizinstudenten, der zu Beginn der 1960er Jahre erschien, von etwa 25.000 bis 30.0000 DM für sechs Jahre Studium, inklusive Miete, aus. Vgl. dazu auch die Zahlen vor 1945 in Kaiser: Das Hochschulstudium in Deutschland, DÄBl. (1931), S. 467 sowie Borchardt: Einführung in das Studium der Medizin, S. 8: In seinem Ratgeber für Studierende der Medizin weist Leo Borchardt zu Beginn der 1930er Jahre auf diesen Aspekt ausdrücklich hin: Die Dauer des Medizinstudiums beläuft sich auf insgesamt 12 Semester, inklusive eines Examenssemesters. Anschließend folgt ein Jahr Medizinalpraktikantenzeit. Die Kosten für die Ausbildung berechnet er mit etwa 10.000 Reichsmark. Des Weiteren weist er darauf hin, dass nach der Ausbildungszeit von etwa sieben Jahren der Aufbau einer Existenz als niedergelassener Arzt ohne Kassenpraxis geradezu unmöglich ist. Die Zulassungsvoraussetzungen hierfür liegen jedoch bei mindestens drei Jahren Assistentenzeit, womit sich die Aus- und Weiterbildung auf insgesamt mindestens zehn Jahre verlängert. Zudem orientierte sich die Zulassung zur Kassenpraxis an Bedarfszahlen. Zu Beginn der 1930er Jahre kam in etwa auf 600 Versicherte ein Arzt.
10 Kelsall: Self-recruitment in four professions, S. 312.
11 Vgl. hierzu Schumacher: The 1960 Medical School Graduate, S. 398–406: Schumacher spricht den Ärzten in den USA keine so große Berufstradition wie in Deutschland zu. Auch den elitären Charakter des Berufes sieht er nicht als gegeben an, da die Medizinstudenten aus unterschiedlichen Familienkonstellationen kommen; Burnham: Health Care in America, S. 341: *„Doctors practicing in the 1950s and 1960s came overwhelmingly from white*

In den 1950er Jahren nahm die Selbstrekrutierungsrate innerhalb des Arztberufes weiter ab und pendelte sich bei etwas weniger als einem Drittel ein. In einer Untersuchung aus dem Jahr 1952 zeigte sich, dass 19 % aller Medizinstudierenden aus Familien kamen, bei denen der Vater eine eigene Praxis besaß. Bei Hinzunahme der Kategorie „Arzt ohne Praxis" erhöhte sich diese Zahl auf etwa 25 %: *„Eine bestimmte Berufstradition ist also unverkennbar."*[12] Diese Beobachtungen lassen sich auch auf andere Länder übertragen. In Großbritannien wiesen Ärzte nach dem Ende des Zweiten Weltkrieges im Vergleich mit anderen Professionen, mit Ausnahme der protestantischen Theologen, ebenfalls die höchste Selbstrekrutierungsrate auf. Auch hier ergriffen zumeist die Söhne von Ärzten den Beruf des Vaters.[13]

Die Übernahme ärztlicher Wertvorstellungen während der primären Sozialisation infolge der Erziehung innerhalb einer Ärztefamilie verdeutlicht das Beispiel Franz Hermann Frankens. Dieser stammte aus einer Familie, in der der Arztberuf bereits in der dritten Generation ausgeübt wurde. In seiner Autobiographie weist er auf die Vermittlung eines spezifischen ärztlichen Selbstverständnisses hin, das sich fest im Denken und Handeln des späteren Arztes verankerte:

> Ich frage mich heute oft, worauf bei mir Stolz und Begeisterung endlich Kliniker zu sein, beruhten. Es gab dafür einige Gründe. Zunächst einmal glaubte ich, damit die Theorie hinter mir gelassen zu haben […]. Zum anderen empfand ich aufgrund meiner Herkunft aus einer traditionellen Arztfamilie, die Klinik als Bestandteil meines Lebens. Von Kindheit an sah ich meinen Großvater, mehr noch meinen Vater als etwas Besonderes an, weil sie Ärzte waren, Helfer der Kranken mit einem festen Wissen. Mein Vater verstand es vorzüglich, sich in diesem Licht zu zeigen, wenn er von dramatischen Erlebnissen in der Klinik berichtete.[14]

Die Vermittlung dieses spezifischen Verständnisses vom Arztberuf generierte jedoch auch Praktiken des sich Abhebens von und der Abschottung gegenüber anderen. Der erworbene Status sollte an die Kinder weitergegeben werden. Die soziale Herkunft fungierte hierbei als ein entscheidendes Distinktionsmerkmal gegenüber alternativen Heilberufen, den Patienten oder anderen Professionen und spiegelte sich auch im ärztlichen Habitus wider.[15] Dieser bedingte wiederum die hohe Selbstrekrutierungsrate innerhalb der Ärzteschaft. In einer Infratest-Umfrage zu Beginn der 1970er Jahre gaben etwa sechs Prozent der befragten Medizinstudierenden an, dass *„der Arztberuf bereits*

---

middle- or professional-class families, and they drifted easily into the entrepreneurial model." Vgl. hierzu auch Freidson: Der Ärztestand, S. 145.

12 Beske: Der ärztliche Nachwuchs, DÄBl. (1952), S. 125.
13 Pflanz: Die ärztliche Tätigkeit in soziologischer Sicht, DÄBl. (1961), S. 1263.
14 Franken: Auf schmalem Grat, S. 160.
15 Vgl. hierzu Grünewald; Dunckelmann: Zur Stellung des Arztes in der modernen Gesellschaft, S. 206 ff.; Meuser: Ernste Spiele, S. 35 f.; Nye: Medicine and Science as Masculine „Fields of Honor", S. 60 und Anonym: „Selbstrekrutierung" im Arztberuf, Der Arzt in Krankenhaus und Gesundheitswesen. Monatsschrift des Marburger Bundes (1969), S. 398: Der Hartmannbund sowie der Verband der niedergelassenen Ärzte halten eine hohe Selbstrekrutierungsrate *„für die Erhaltung des derzeit gültigen ärztlichen Berufsbildes […] für erforderlich."*

in der dritten Generation ausgeübt" wird.[16] Diesbezüglich bestanden zwischen den verschiedenen Arztgruppen jedoch deutliche Unterschiede: Kamen 27 % der niedergelassenen Allgemeinpraktiker aus einem Ärztehaushalt, so war diese Berufstradition unter Klinikern und niedergelassenen Fachärzten nicht in diesem Ausmaß zu erkennen. Nur etwa elf Prozent der Kliniker und knapp 14 % der niedergelassenen Fachärzte entstammten Arztfamilien.[17] Die hohe Selbstrekrutierungsrate bei Allgemeinpraktikern lässt sich zum einen mit der Möglichkeit, die Praxis des Vaters zu übernehmen und zum anderen mit der Nähe des heranwachsenden Jugendlichen im Allgemeinpraktiker-Haushalt erklären.[18] Hierbei wird ihnen bereits in der primären Sozialisation, wie auch das Beispiel Frankens zeigte, die tägliche Arbeit des Vaters vor Augen geführt. Die ersten Kontakte mit dem ärztlichen Habitus finden innerhalb dieser Phase statt:

> Der Beruf des Vaters [ist] gut nachvollziehbar, da in derartigen Haushalten eine Trennung von Privat- und Berufsleben kaum stattfindet. So kann [...] der Entschluß, Medizin zu studieren, sich frühzeitiger bei Arztkindern bilden.[19]

Studienbewerber, die nicht aus Arztkreisen oder gut situierten Schichten kamen, hatten es auch weiterhin, aufgrund einer *„unsichtbaren Schranke"*, schwer, ihren Berufswunsch zu erfüllen.[20] Bis weit in die zweite Hälfte des 20. Jahrhunderts hinein zeigte sich, dass je größer der Kontakt mit Ärzten innerhalb der Familie, v. a. mit Vätern, war, desto früher wurde das Interesse der Studierenden an Medizin geweckt.[21] Ein Vergleich zwischen Medizin- und Jurastudenten ergab in diesem Zusammenhang, dass sich die zukünftigen Ärzte weitaus früher für ein Medizinstudium entschieden als angehende Juristen. Hierbei spielte die Tatsache, dass Erstere zu einem früheren Zeitpunkt häufiger in Kontakt mit Repräsentanten dieser Berufsgruppe kamen, eine entscheidende Rolle.[22]

---

16 Infratest. Analyseband, S. 25.
17 Ebd., S. 26 f.
18 Vgl. hierzu Rohde; Rohde-Dachser: Familiale Mithilfe in der Arztpraxis. Ihr Gewicht und ihr Image, S. 177. In dieser Untersuchung wird deutlich, dass etwas mehr als 77 % aller praktischen Ärzte und nur etwa 44 % der Fachärzte ihre Praxis innerhalb des Privathaushaltes führten; Windsperger: Die berufliche Belastung von Kassenärzten, S. 22.
19 Infratest. Analyseband, S. 26
20 Pflanz: Die ärztliche Tätigkeit in soziologischer Sicht, DÄBl. (1961), S. 1263 ff. In einer Umfrage unter US-amerikanischen Ärzten in den 1950er Jahren zeigt sich, dass ein Großteil der Ärzte sich aktiv gegen eine *„Demokratisierung' des Arztberufes gewandt, oder genauer gesagt dagegen [ausgesprochen hat], daß junge Leute, die nicht aus Akademikerkreisen stammen, den Arztberuf ergreifen, da sie damit ein Absinken des ethischen Standards und des Prestiges befürchten."* Vgl. zur Situation in den USA auch Becker et al.: Boys in White, S. 61: Becker zeigt bei einer Untersuchung von 62 Medizinstudenten aus Kansas aus dem Jahr 1961, dass lediglich 12 Söhne von Ärzten sind und der Anteil an Studierenden aus der Arbeiterschicht relativ hoch ist.
21 Rogoff: The Decision to study Medicine, S. 112 ff. Vgl. hierzu auch Merton: Some Preliminaries to a Sociology of Medical Education, S. 69 f.
22 Thielens Jr.: Some Comparisons of entrants to medical and law school, S. 151 f.

Noch heute ist die hohe Selbstrekrutierungsrate ein zentrales Merkmal der Ärzteschaft.[23] Die „Vererbung" des Berufes vom Vater auf den Sohn und die damit einhergehende Verinnerlichung und Tradierung maskuliner Idealvorstellungen vom Arztberuf spielt in diesem Zusammenhang noch immer eine große Rolle.[24] Bezüglich der hohen Selbstrekrutierungsrate von Ärzten konnte in einer österreichischen Kohortenstudie aus dem Jahr 2017 sogar ein positiver Effekt auf Zugangsraten sowie den Fortschritt des Studiums für Medizinstudierende, die Arztfamilien entstammten und somit bereits früh mit dem ärztlichen Habitus in Kontakt kamen, nachgewiesen werden.[25]

2.1.3 Fazit

Zu Beginn des Untersuchungszeitraums bestand die Ärzteschaft beinahe ausschließlich aus der Ober- und Mittelschicht und wies eine hohe Selbstrekrutierungsrate auf. Diese lag innerhalb einiger Territorien des Deutschen Reichs (Preußen, Württemberg) im ausgehenden 19. Jahrhundert bei etwa 50 % und sollte sich auch in der ersten Hälfte des 20. Jahrhunderts nicht wesentlich verändern. Die ständisch-elitären Strukturen innerhalb der Ärzteschaft blieben auch unmittelbar nach dem Ende des Zweiten Weltkrieges erhalten. So kam ein Großteil der Medizinstudierenden weiterhin aus gut situierten Schichten. In den 1950er Jahren nahm die Selbstrekrutierungsrate der Ärzte zwar ab, blieb jedoch im Vergleich mit anderen Professionen die Höchste und liegt bis heute bei etwa einem Drittel aller Medizinstudierenden in Deutschland. Ein wesentlicher Faktor hierfür war die Möglichkeit, die eigene Praxis an die Nachkommen weiterzugeben oder diese in Gemeinschaft zu betreiben. Ein nicht unerheblicher Teil der Ärzteschaft kam und kommt somit bereits in der primären Sozialisation in Kontakt mit dem ärztlichen Habitus. In diesem Zuge werden die ärztliche Haltung sowie die daraus resultierenden Verhaltensweisen und Handlungsmuster von diesem Teil der Ärzte nachvollzogen und durch die Aneignung des Gewohnten, Vertrauten und als Norm empfundenen erworben. Dabei spielt die Übernahme und die Tradierung zumeist maskuliner Idealvorstellungen vom Arztberuf noch immer eine große Rolle, da diese innerhalb der Arztfamilie häufiger von Vätern, Großvätern und Onkeln als

---

23 Gibis et al.: The Career Expectations of Medical Students, DÄBl. Int. (2012), S. 328. Vgl. hierzu auch das Ergebnis einer österreichischen Studie aus dem Jahr 2017: Tran et al: Unto the third generation, S. 11: „*We thus conclude that the familial aggregation of physicians among medical […] students is a strong and robust phenomenon.*" Sowie S. 2: Tran et al. weisen in ihrer österreichischen Kohortenstudie auf die Selbstrekrutierungsrate der Ärzteschaft hin, die im Vergleich mit anderen akademischen Professionen die Höchste ist.

24 Tran et al: Unto the third generation, S. 12: „*While traditional preferences motivating sons to pursue the medical profession likely have lessened, […] daughters' motivation at the same time appears to be influenced by same-sex and same-generation familial peers.*" Vgl. hierzu auch Nye: Medicine and Science as Masculine „Fields of Honor", S. 60.

25 Tran et al: Unto the third generation, S. 2.

von Müttern, Großmüttern und Tanten weitergegeben werden.[26] Zudem zeigte sich, dass je größer die Berührungspunkte mit Ärzten innerhalb der Familie waren, desto früher entschieden sich die jeweiligen Akteure für ein Medizinstudium. Für Kinder aus Arztfamilien konnte in diesem Zusammenhang sogar ein positiver Effekt auf die Zugangsraten sowie den Fortschritt des Studiums nachgewiesen werden.

2.2 Ärztliche Leitbilder und professionelle Sozialisation

„Entscheidend für die Sozialisation junger Ärzte ist deren Ausbildung an der Universität."[27] Während dieses, sich graduell vollziehenden Prozesses wird der bis dato erworbene Habitus in einen professionellen Habitus umgewandelt.[28] In dieser Phase verinnerlichen die angehenden Ärzte *„die feldspezifischen Machtstrukturen, Hierarchien und Spielregeln"*[29] und generieren aus diesem erworbenen Wissen distinkte Verhaltensweisen und Handlungsmuster. Das Praktische Jahr[30] stellt den vorläufigen Höhepunkt[31] des professionellen Sozialisationsprozesses dar und kann in diesem Zusammenhang als Übergangsritus vom Studenten zum Arzt gesehen werden kann.[32]

2.2.1 Disziplin und Unterordnung

Innerhalb der studentischen Kultur des 19. Jahrhunderts herrschten Ideale vor, die vorrangig durch das Militär geprägt waren.[33] Zivilberuflicher und militärischer Habitus wiesen in dieser Zeit starke Überschneidungen auf. Dies manifestierte sich nicht zuletzt symbolisch in einer uniformartigen Berufskleidung, dem Arztkittel.[34] Dieser etablierte sich im ausgehenden 19. Jahrhundert, im Zuge des Diskurses über die Ausschaltung von Infektionsquellen bei der Wundbehandlung, in den Operationssälen chirurgischer und gynäkologi-

---

26 Tran et al: Unto the third generation, S. 12: *„Medical students reported more medical relatives among fathers, grandfathers and uncles, than among mothers, grandmothers or aunts."*

27 Ruebsam-Simon: Veränderung beginnt im Kopf, DÄBl. (2002), S. 2841.

28 Vgl. hierzu Plewnia: Wandel der Arztideale, S. 25 f.

29 Peppler: Medizin und Migration, S. 59.

30 Renschler: Die Praxisphase im Medizinstudium, S. 41: Im Zuge der Prüfungsordnung vom 28. Mai 1901 wurde das praktische Jahr für alle Medizinstudierenden im Reich verpflichtend.

31 Vgl. hierzu Infratest. Analyseband, S. 54.

32 Cousins: Internship: Preparation or Hazing?, S. 102.

33 Levsen: Männliche Bierbäuche oder männliche Muskeln?, S. 175. Vgl. hierzu auch Füssel: Studentenkultur als Ort hegemonialer Männlichkeit?, S. 85: *„Insbesondere für die studentische Kultur des 19. und frühen 20. Jahrhunderts scheint es in der Forschung als ausgemacht zu gelten, daß es sich hier um eine ‚männerbündisch' verfaßte, soziale Konfiguration handelt, für die jüngst sogar Männlichkeit als Studienziel festgestellt werden konnte."*

34 Brandes: Der männliche Habitus, Bd. 2, S.140 ff. Vgl. hierzu auch Meuser; Scholz: Hegemoniale Männlichkeit, S. 216.

scher Kliniken und entwickelte sich anschließend zur bevorzugten Berufskleidung von Ärzten in Krankenhaus und Praxis.[35]

Bei der Etablierung und Verbreitung militärischer Leitbilder innerhalb der
akademischen Kreise spielten die Burschenschaften eine entscheidende Rolle:
Bereits um 1900 war es ihnen gelungen

> das Bild der Studenten in der Öffentlichkeit so eng mit demjenigen des Korporationsstu-
> denten zu verbinden, daß es nichtkorporierten ebenso wie weiblichen Studenten schwer
> fiel, ein alternatives Leitbild des akademischen Bürgers zu formulieren und dafür Gehör
> zu finden.[36]

Infolge dieser Entwicklungen setzte sich in Deutschland *„ein militärischer Geist
in den Studentenköpfen fest"*[37], der sich u.a. auch im Ableisten eines freiwilligen
einjährigen Militärdienstes äußerte. Dieser war auch bei Ärzten[38] sehr beliebt,
da er ein Statussymbol sowie ein weiteres Merkmal der Distinktion darstellte:

> diejenigen, die ihn abgeleistet hatten, wurden automatisch zu Offizieren der Reserve er-
> nannt, und viele […] druckten ihren militärischen Rang voller Stolz auf ihre Visitenkar-
> ten.[39]

Die Dominanz militärischer Wertvorstellungen – Disziplin, Unterordnung,
das klaglose Ertragen von Schmerzen etc. – innerhalb der männerbündisch
verfassten Studentenkultur sowie der Gesellschaft äußerte sich auch in der
Ausrichtung des Medizinstudiums.[40] Infolge der Einführung des hierarchischen Prinzips des Ober- und Unterarztes an der Preußischen Militärakademie Pépinière, Mitte des 19. Jahrhunderts, wurde die Ausbildung junger Ärzte
in Deutschland in der Folgezeit nach militärischem Vorbild organisiert. An-
fänglich nur in Berlin vorzufinden, verbreiteten sich diese Strukturen und Einstellungen zur ärztlichen Ausbildung rasch im ganzen Reich.[41]

---

35 Zur Geschichte und Funktion des Arztkittels vgl. u.a. M.: Das Kleid des Arztes in der
    Neuzeit, Ciba Zeitschrift (1934), S. 371–376; Jahn; Nolten: Berufe machen Kleider, S. 34–
    38; Gordon; Keohane; Herd: White coat effects, British Medical Journal (1995), S. 1704,
    Kazory: Physicians, Their Appearance, and the White Coat, The American Journal of
    Medicine (2008), S. 825–828.
36 Mosse: Das Bild des Mannes, S. 185.
37 Ebd.
38 Fürst: Der Arzt, S. 13 f., vgl. hierzu Ebstein: Ein Leben für die Medizin, S. 44 f: Wilhelm
    Ebstein leistete bereits in den 1860er Jahren seinen Militärdienst als *„einjährig freiwilliger
    Arzt"* in mehreren Regimentern in Preußen ab, wovon er den Großteil im Militärlazarett
    verbrachte.
39 Mosse: Das Bild des Mannes, S. 185.
40 Levsen: Männliche Bierbäuche oder männliche Muskeln?, S. 176 ff.: Innerhalb des Vor-
    herrschens militärischen Denkens in der Studentenschaft galten soldatische Charakter-
    züge wie Mut, Härte, Disziplin, das klaglose Ertragen von Schmerz und die Unterord-
    nung unter die Gemeinschaft für die einzelnen Akteure als erstrebenswert; Mosse: Das
    Bild des Mannes, S. 185: Bis zum Ende des Ersten Weltkriegs sorgten die Burschenschaf-
    ten *„mit ihren Duellen, ihren Zechgelagen, ihren gesellschaftlichen Reglements und ihren Ritualen
    […] für eine weitaus umfassendere ,männliche Erziehung' als das Gymnasium."* Vgl. hierzu auch
    Nye: The Legacy of Masculine Codes of Honor, S. 143.
41 Ruebsam-Simon: Veränderung beginnt im Kopf, DÄBl. (2002), S. 2840. Zur Charité im

An der Spitze der Rangordnung stand eine kleine Zahl von Ordinarien[42], die den Kern der ärztlichen Ausbildung bildeten und als Universitätsprofessoren den angehenden Ärzten die *„traditionelle Lehre autoritativ"* vermittelten.[43] Dies führte dazu, dass zwischen den Studierenden, den Assistenten und der kleinen Zahl an Ordinarien eine klare Hierarchie vorherrschte und eine große Distanz bestand, die von allen Akteuren, aufgrund ihres in der professionellen Sozialisation bereits zu einem frühen Zeitpunkt verinnerlichten Wissens über die Machtstrukturen, die Hierarchien und die Spielregeln des sozialen Feldes, akzeptiert wurde. Dies zeigt sich auch am Beispiel der Visite:

> … so zog der Chefarzt ein Gefolge von Assistenten, Hilfsassistenten und Hospitanten nach, die rangniederen räumten den ranghöheren den Vortritt ein, so daß der Famulus gerade noch die Tür zuziehen konnte und hinter den weißbemantelten Rücken kaum mitbekam, was an dem Dutzend Krankenbetten in jedem Saal vor sich ging.[44]

Die Machtverhältnisse innerhalb des sozialen Feldes der Medizin wurden während der professionellen Sozialisation aktiv durch distinkte Handlungsmuster und Verhaltensweisen der Ordinarien hergestellt. Eine Form der Inszenierung sozialer Macht stellte die von Studierenden im voll besetzten anatomischen Theater auszuführende Untersuchung am Patienten dar:

> Vor einem gefüllten Amphitheater, in Gegenwart des Chefs und seines Stabes soll der ‚Praktikant' – wie er genannt wird – eine physikalische Untersuchung ausführen und auf Fragen antworten. Die Vorstellung ist gewöhnlich kurz und ohne Resultat. Der ‚Praktikant' tappt an dem Patienten herum, stellt ihm Fragen, die für die Zuhörer unhörbar sind, antwortet dem Professor schwach, verschwindet in kurzem wieder in den Hintergrund und sieht aus, als ob er sich sehr ungemütlich fühle, während der Professor ihn ganz vergißt und in eine klare, gründliche und bewundernswerte Erklärung übergeht.[45]

Die Hierarchie innerhalb des sozialen Feldes der Medizin stellte sich aber auch durch eine innerhalb der professionellen Sozialisation erlernte und im Habitus verinnerlichte Zustimmung der Studierenden her.[46] Die Unterordnung innerhalb der vorherrschenden Strukturen spielte für die Studierenden eine entscheidende Rolle für den weiteren ärztlichen Werdegang, da die Ordinarien, zumeist bedeutende Persönlichkeiten waren, das Monopol der Ausbildung bis weit in die erste Hälfte des 20. Jahrhunderts inne hatten und die

---

19. Jahrhundert vgl. u.a. Hess: Die Alte Charité, S. 62–69; Baader, Beddies, Hulverscheidt: Chirurgie und naturwissenschaftliche Medizin, S. 103–106.

42 Flexner: Die Ausbildung des Mediziners, S. 27f.: Der Ordinarius war *„ein Meister, durch lange Ausbildung als Gelehrter und Wissenschaftler von wissenschaftlichen Idealen erfüllt, der ergebene Schüler um sich scharte, die ihm mit Begeisterung lange Jahre als Studenten, Assistenten oder Privatdozenten dienten mit einem Einkommen, von dem sie kaum ihr Leben fristen konnten. Auf diese Weise bildeten die großen Meister auf jedem Gebiet Schulen, die dauerhaft genug waren, um Ideen auszuarbeiten – manchmal sogar so dauerhaft, um zeitweilig zum Hindernis des Fortschritts zu werden."* Vgl. hierzu auch Huerkamp: Der Aufstieg der Ärzte im 19. Jahrhundert, S. 93ff.

43 Flexner: Die Ausbildung des Mediziners, S. 27.

44 Werner M., Dta Em, 796,1, S. 96f.

45 Flexner: Die Ausbildung des Mediziners, S. 219f.

46 Meuser; Scholz: Hegemoniale Männlichkeit, S. 224.

„völlige Kontrolle der offiziellen Belehrung, Hilfsmittel und Arbeitsmöglichkeiten"[47]
besaßen. Dies führte einerseits dazu, dass die Ordinarien die zu vergebenden
Posten an den Universitäten und Kliniken mit ihren Protegés besetzten, wodurch ein exklusives, beinahe ausschließlich männliches Netzwerk[48] entstand,
das auf den Erhalt des Status quo und die Reproduktion der bisherigen Strukturen und Wertvorstellungen innerhalb des sozialen Feldes der Medizin abzielte.[49] In diesem Zusammenhang wurden einzelne Vertreter der Profession
von ihren Schülern zu Heroen hochstilisiert[50], deren Idealen der Härte, der
physischen und psychischen Unverwundbarkeit und Leistungsfähigkeit es
nachzueifern galt:

> In Königsberg war Carl Clauberg Oberarzt von Mickolic-Radetzki. Letzterer war ein
> sehr, sehr bekannter Gynäkologe in Königsberg, Sohn des noch berühmteren Chirurgen
> Mickolic-Radetzki aus Breslau. Mickolic-Radetzki war nicht nur Halbgott, sondern Gott
> in Weiß. Wenn der kam, da buckelte alles.[51]

In der zweiten Hälfte des 20. Jahrhunderts geriet die Ärzteschaft sowie die
professionelle Sozialisation der Ärzte vermehrt in die Kritik.[52] Dennoch bestehen die hierarchischen Strukturen, die Machtverhältnisse sowie die zu ver-
innerlichenden Spielregeln innerhalb der ärztlichen Ausbildung bis heute fort
und prägen weiterhin den ärztlichen Habitus und dessen Leitbilder. Der ehemalige Präsident der Ärztekammer Berlin, Ellis Huber, spricht in diesem Zusammenhang, Mitte der 1990er Jahre, von einer *„feudalistische[n] Struktur des
Chefarztsystems"*, in dem der Chef beinahe autonom über den weiteren Werdegang der untergeordneten Ärzte entscheidet und dabei ein der ärztlichen
Norm entsprechendes Verhalten positiv und ein davon abweichendes Verhalten negativ sanktioniert.[53] Innerhalb dieses Feldes besteht nach Huber eine
*„Zusammenballung von Macht über die Menschen, die sonst in einer Demokratie nicht
mehr vorstellbar wäre"*.[54]

---

47   Flexner: Die Ausbildung des Mediziners, S. 29 f. sowie S. 35.
48   Vgl. hierzu Kaczmarczyk: Frauen in Führungspositionen, DÄBl. (2006), S. 2313 sowie
     Bourdieu: Männliche Herrschaft, S. 150 f.
49   Hartmann: Die praktische Ausbildung an den Krankenhäusern, DÄBl. (1894), S. 200–
     205: Bereits 1894 kritisierte Arthur Hartmann diese Strukturen und forderte im Sinne des
     Wettbewerbs eine zusätzliche Begutachtung der Kandidaten durch die Ärztevereine.
50   Thielens Jr.: Some Comparisons of entrants to medical and law school, S. 151 f.: Bis weit
     in die zweite Hälfte des 20. Jahrhunderts hinein, zeigte sich, dass sich Medizinstudie-
     rende weiterhin an angesehenen Vertretern des jeweiligen Fachbereichs orientierten und
     sich viele Studierende bereits zu Beginn der ärztlichen Ausbildung ein Vorbild gesucht
     hatten, dem sie nacheiferten.
51   Wolf B. R., Dta Em 546,1, S. 24, vgl. hierzu auch Werner M., Dta Em 796,1, S. 141: Mei-
     nel schreibt an dieser Stelle über seine Studienzeit in Leipzig 1940: *„In Leipzig lehrten Ko-
     ryphäen: Bürger die Innere Medizin, Rieder Chirurgie, die Frauenheilkunde Schröder, Catel Pädia-
     trie, Spiethoff Dermatologie."*
52   Vgl. hierzu Dinges: Aufstieg und Fall des ‚Halbgottes in Weiß'?, S. 147 f.
53   Ruebsam-Simon: Veränderung beginnt im Kopf, DÄBl. (2002), S. 2840.
54   Vgl. hierzu Schönberger: Patient Arzt, S. 70.

2.2.2 Leistungsfähigkeit und Aufopferungsbereitschaft

Im 19. Jahrhundert war die Ausbildung der Mediziner vorrangig durch den Eintritt in den *„Stand der Gebildeten"*, welcher dem Arzt fortan eine *„spezifische Lebensführung"* sicherte, gekennzeichnet.[55] Durch die Entwicklung der Medizin zur wissenschaftlichen Disziplin und der Entstehung immer neuer Fachbereiche[56] sollte auch die Ausrichtung des Medizinstudiums an die veränderten Gegebenheiten angepasst werden. Im ausgehenden 19. und beginnenden 20. Jahrhundert entstand eine Reformdebatte, bei der sich zwei Positionen herauskristallisierten: Die reaktionären Kräfte forderten, dass das Medizinstudium weiterhin einer *„scharf umgrenzten geistigen Elite zustand und deshalb voller Hürden für die breite Masse sein sollte"*[57], während hingegen die progressiven Kräfte den Fokus auf die Verbesserung der Didaktik und der fachlichen Qualität des Medizinstudiums legten. Im Zuge dessen entstanden drei Gegensatzpaare: Wissenschaft vs. Praxis, enger vs. erweiterter Medizinerbegriff sowie ein heroisches vs. ein pragmatisches Ausbildungsmodell. Das Resultat dieser Auseinandersetzungen war, dass die Vorstellung *„vom Arzt als Gelehrtem, als Elite, als Naturwissenschaftler"*[58] weiterhin große Beharrungskraft innerhalb des Standes besaß.[59]

Unter dem Eindruck der technischen und wissenschaftlichen Entwicklungen sowie des Leistungsdiskurses innerhalb der Medizin entstand spätestens in der ersten Hälfte des 20. Jahrhunderts das Leitbild des „Hochleistungsmediziners".[60] Die Studierenden innerhalb des autoritären, militärisch geprägten Ausbildungssystems sollten fortan Durchhaltevermögen beweisen und das Medizinstudium *„sollte zumindest für einen Teil der Verantwortlichen eine Art Härtetest sein auf dem Weg zum Arztberuf, der als ‚heroischer' Beruf verstanden wurde."*[61] Ziel war es, Medizinstudierende zu leistungsfähigen, aufopferungsbereiten und sich unterordnenden Ärzten zu erziehen. Ein wichtiger Aspekt innerhalb dieses Konzeptes war die innerhalb der Ärzteschaft weit verbreitete Vorstellung von der eigenen Gesundheit als Teil ärztlicher Professionalität.

---

55 Drees: Die Ärzte auf dem Weg zu Prestige und Wohlstand, S. 100, vgl. hierzu Faustus, Aus dem Leben eines Arztes, S. 19 sowie Wiesing: Die Persönlichkeit des Arztes, S. 204.

56 Vgl. hierzu Huerkamp: Der Aufstieg der Ärzte im 19. Jahrhundert, S. 93 f.: Im Jahr 1850 gab es an preußischen Universitäten fünf medizinische Lehrstühle. Im Jahr 1880 waren es bereits neun und 12 unabhängige Fachvertreter. Im Jahr 1910 existierten durchschnittlich bereits 17 Einzelfächer an den medizinischen Fakultäten im Reich.

57 Wolff: Gelehrte oder Praktiker?, S. 29.

58 Ebd., S. 55. Vgl. hierzu auch Nye: Medicine and Science as Masculine „Fields of Honor", S. 60.

59 Ebd., S.51 ff. Vgl. hierzu Borchardt: Einführung in das Studium der Medizin, S. 12: Borchardt definiert Medizin als *„angewandte Naturwissenschaft mit dem besonderen Ziel der Krankheitsverhütung, der Krankenbehandlung und des Heilens."* Zu Leitbildern innerhalb der Wissenschaft vgl. McClelland: Professionalization, S. 315 f.

60 Reimann: Die medizinische Sozialisation, S. 277 f.: *„Der in Folge der ‚militärischen' Studienbedingungen sowie der Verinnerlichung der Prinzipien durch die Studierenden selbst selegierte Typus eines Mediziners entspräche dann einem ‚Hochleistungsmediziner'."*

61 Wolff: Gelehrte oder Praktiker?, S. 54.

Dass Ärzte gesund und Patienten krank zu sein haben, wurde und wird den Studierenden bereits in einer frühen Phase der professionellen Sozialisation vermittelt und von den Akteuren nach und nach verinnerlicht. Die daraus resultierenden ärztlichen Handlungsmuster und Verhaltensweisen zielten und zielen bis heute darauf ab, die physische und psychische Unverwundbarkeit aufrechtzuerhalten, eigene Schwächen und insbesondere Krankheiten zu tabuisieren und vor Vorgesetzten, Kollegen sowie den Patienten zu verheimlichen.[62]

Die ärztlichen Leitbilder der Leistungsfähigkeit und Aufopferungsbereitschaft blieben auch nach dem Ende des Zweiten Weltkrieges erhalten. Auf dem Fakultätentag in Mainz, am 19. März 1949, bemerkte Heinz Lossen bezüglich des Entwurfs einer Prüfungs- und Approbationsordnung:

> Nur eines kann dem Deutschen wieder eine geachtete Stellung in Europa und der Welt verschaffen, die Leistung. Die Leistung setzt aber ein nur durch unermüdlichen Fleiß zu erringendes Wissen und Können voraus.[63]

Mit dieser Aussage traf Lossen den Zeitgeist innerhalb der Ärzteschaft und gab zugleich die Richtung für die Ausbildung junger Ärzte für die folgenden Jahrzehnte vor. Innerhalb des Studiums, das bis heute *„einen Parforceritt quer durch die Naturwissenschaften und anschließend ein Dauertraining in Stressbelastbarkeit mit unendlich vielen Prüfungen“*[64] darstellt, sollten die bereits während der Schulzeit ausgeprägten Werte der Leistungsfähigkeit und Belastbarkeit[65] vertieft und infolge der professionellen Sozialisation im ärztlichen Selbstbild verinnerlicht werden.[66] Hierzu stellte die Soziologin Ingrid Sommerkorn in den ausgehenden 1970er Jahren fest, dass die Gleichgewichtung von sozialisatorischen wie auch qualifikatorischen Kompetenzen innerhalb des Medizinstudiums dazu führte, dass angehende Ärzte bei ersteren ein Defizit aufwiesen.[67] Sommerkorn lieferte hiermit einen Erklärungsansatz für die Vermeidung und Unterdrückung von psychosozialen Aspekten zugunsten ärztlicher Leistungsfähigkeit und Aufopferungsbereitschaft:

> Gerade am Beispiel ihrer klinischen Mentoren erleben die Medizinstudenten nicht nur die Ausblendung von Gefühlen wie Hilflosigkeit, Angst oder Ärger im Umgang mit Patienten; sie erfahren auch, daß im normativen Klima der Medical School Emotionalität als Schwäche ausgelegt wird. Während sie zu Anfang ihres Studiums noch entsetzt und entrüstet über das hartgesottene Verhalten ihrer ärztlichen Ausbilder sind, die die menschlichen Begleiterscheinungen von Krankheit – Verzweiflung, Angst, Schmerzen – zu negieren versuchen, gehört die Unterdrückung solcher Emotionen zum ‚erfolgreichen‘ professionellen Sozialisationsprozeß.[68]

---

62 Ripke: Der kranke Arzt, DÄBl. (2000), S. 237. Vgl. hierzu auch das Konzept vom „Verwundeten Heiler“ bei Rösing: Der Verwundete Heiler, S. 5–8 sowie S. 17–36 und bei Appell (Hg.): Der verwundete Heiler.

63 Lossen: Bemerkungen zur ärztlichen Studienreform, DÄBl. (1950), S. 72.

64 Ruebsam-Simon: Veränderung beginnt im Kopf, DÄBl. (2002), S. 2841.

65 Klitzsch: Einfluss des gesellschaftlichen Kontextes auf den „guten Arzt“, S. 73:

66 Infratest. Analyseband, S. 38 ff.

67 Sommerkorn: Studium und Beruf – Kontinuität oder Diskontinuität?, S. 155.

68 Ebd., S. 157.

Besonders stark verinnerlichen Studierende der Medizin die ärztlichen Ideale während des Praktischen Jahres. In dieser Phase der Ausbildung werden die Akteure darauf vorbereitet berufsspezifische Belastungen und Entbehrungen zu ertragen und emotionale und körperliche „Härte", in einer Profession, deren traditionelle Leit- und Selbstbilder auf persönlicher Aufopferung im Sinne des medizinischen Paternalismus basieren, zu entwickeln. Der Wert der ärztlichen Ausbildung wurde und wird bis heute an der Unterordnung persönlicher Belange gemessen. Innerhalb der professionellen Sozialisation wird den Studierenden vermittelt, dass lange Arbeitszeiten, unablässige Anspannungen, das bedrängt werden von Patienten, mangelnder Schlaf und Erholung sowie die Aufrechterhaltung der eigenen physischen und psychischen Unverwundbarkeit zum Berufsbild gehören.[69]

2.2.3 Fazit

Die Ausprägung des ärztlichen Habitus findet in der professionellen Sozialisation ihren Höhepunkt. Die Ideale ärztlicher Ausbildung zu Beginn sowie am Ende des Untersuchungszeitraums weisen aufgrund der relativen Stabilität des Habitus, trotz der sich verändernden Rahmenbedingen, Parallelen auf. Bis heute besteht die ärztliche Ausbildung aus einer straffen, auf quasi militärischen Grundsätzen basierenden Organisation in klaren Hierarchien. Innerhalb der professionellen Sozialisation passen sich die individuellen Verhaltensweisen der Akteure graduell an die Bedingungen des sozialen Feldes der Medizin an, wobei das Praktische Jahr dabei den vorläufigen Höhepunkt darstellt. Innerhalb dieses Prozesses verinnerlichen die Medizinstudierenden bis zum heutigen Zeitpunkt die ärztliche Haltung, die auf den zu Beginn des Untersuchungszeitraums entwickelten, militärisch konnotierten Idealen der Unterordnung, der individuellen Leistungsfähigkeit und Aufopferungsbereitschaft basieren. In Kombination mit der innerhalb der Ärzteschaft als allgemein gültig anerkannten Doktrin von der eigenen Gesundheit als Teil ärztlicher Professionalität prägen angehende Ärzte während des professionellen Sozialisationsprozesses Handlungsmuster und Verhaltensweisen aus, die auf die Aufrechterhaltung der Fassade der physischen und psychischen Unverwundbarkeit des Arztes und die Tabuisierung eigener Schwächen, vorzugsweise eigener Krankheiten, vor Vorgesetzten, Kollegen und Patienten abzielen.[70]

---

69 Cousins: Internship: Preparation or Hazing?, S. 102 f.; Newton et al.: Is There Hardening of the Heart During Medical School?, S. 247 ff.; Ruebsam-Simon: Veränderung beginnt im Kopf, DÄBl. (2002), S. 2842; Ripke: Der kranke Arzt, DÄBl. (2000), S. 237 f.
70 Ruebsam-Simon: Veränderung beginnt im Kopf, DÄBl. (2002), S. 2840; Reimann: Die medizinische Sozialisation, S. 291.

3 Rahmenbedingungen ärztlicher Tätigkeit und berufsspezifische Belastungsfaktoren

3.1 Niedergelassene Ärzte in der Stadt und auf dem Land

Der niedergelassene Arzt nimmt eine Schlüsselrolle im Gesundheitswesen ein. Er ist die zentrale *„Anlauf-, Koordinierungs- und Steuerungsinstanz im System der Gesundheitsversorgung"*.[1] Die oberste Aufgabe der Ärzte besteht aus dem Erhalt und der Wiederherstellung der Gesundheit von Kranken. In § 1 der ärztlichen Berufsordnung heißt es:

> Ärztinnen und Ärzte dienen der Gesundheit des einzelnen Menschen und der Bevölkerung. [...] Aufgabe der Ärztinnen und Ärzte ist es, das Leben zu erhalten, die Gesundheit zu schützen und wiederherzustellen, Leiden zu lindern.[2]

Der Arbeitsalltag niedergelassener Ärzte beinhaltet im Wesentlichen das Abhalten von Sprechstunden, Hausbesuche sowie den Bereitschaftsdienst. Innerhalb des Untersuchungszeitraums zeigt sich, dass niedergelassene Ärzte nicht die ärztliche Tätigkeit und deren Inhalte per se, sondern multifaktorielle Umstände dazu führten, dass diese ihren Beruf als besonders belastend empfanden. Der Kreismedizinalrat Ferdinand Escherich wies Mitte des 19. Jahrhunderts in einer Studie über die Lebensdauer verschiedener Stände auf eine Vielzahl physischer und psychischer Belastungsmomente niedergelassener ärztlicher Tätigkeit hin:

> Dem ärztlichen Berufe müssen in seiner Allgemeinheit Gefahren angehören, welche sich bei keinem Stande in solcher Grösse wiederfinden. Schon die Vorbereitungen zum Berufe sind längerdauernd, anstrengender und die Gesundheit gefährdend. Der Beruf selbst aber ist vom Anfange bis zum Ende ein ruheloses Treiben, ein steter Kampf organischen und socialen Feinden des Wohlseyns Anderer und mit den Gefahren für die eigene Geltung. Bei keinem anderen Stande kumuliren sich so viele, mannichfaltige und tödliche Gefahren für das körperliche und geistige Wohlseyn [...] Die Wohlthat einer geregelten Tagesordnung ist hier nicht möglich, Körper und Geist werden gleichzeitig und oft bis zur äussersten Gränze angestrengt, viele unterliegen der Ansteckung bei Krankheiten, mehrere noch den Anstrengungen und Witterungseinflüssen im Tagesberufe und alle werden in der Sorge niedergehalten um die Gefahren des eigenen Rufes und der ökonomischen Existenz.[3]

---

1 Andersen; v. d. Schulenburg: Konkurrenz und Kollegialität, S. 11.
2 (Muster-)Berufsordnung für die in Deutschland tätigen Ärztinnen und Ärzte – MBO-Ä 1997 –* in der Fassung des Beschlusses des 118. Deutschen Ärztetages 2015 in Frankfurt am Main. In: http://www.bundesaerztekammer.de/fileadmin/user_upload/downloads/pdfl, letzter Zugriff 15.05.2018, vgl. hierzu auch RGBl. 1935, 1, S. 1433, § 1: *„Der Arzt ist zum Dienst an der Gesundheit des einzelnen Menschen und des gesamten Volkes berufen."*
3 Escherich: Hygienisch-statistische Studien, S. 35 f., vgl. hierzu auch Anonym: Der ärztliche Stand und die sociale Frage, DÄBl. (1873), S. 198 f.: *„Bei Wind und Wetter, bei Kälte und Hitze muss der Arzt Treppe auf Treppe ab wandern, und die Frau Commerzienräthin, bei deren Kindern die Folgen einer Ueberladung des Magens in der Nacht zum Vorschein kommen, ist sehr ungehalten, wenn der Doctor nicht beim ersten Schall der Glocke aus dem Bette springt und zu dem Patienten eilt, bei welchem die Natur sich bereits von selbst geholfen hat."* vgl. hierzu u. a. Faustus:

Bis weit in die zweite Hälfte des 20. Jahrhunderts finden sich Beschreibungen dieser Art innerhalb ärztlicher Schriften. So heißt es im Feuilleton des Deutschen Ärzteblattes aus dem Jahr 1972 über die Tätigkeit eines praktischen Arztes:

> Auch uns hat die Grippe nicht verschont. Meine Mitarbeiterinnen husten und niesen um die Wette. Mir selbst geht es nicht viel besser. So passiert es nicht selten, daß ich, kränker als der Besuchte, schwach auf den Beinen, die Treppe bis zum vierten Stockwerk hinaufschwanke: Nur leichte Kopf- und Halsschmerzen sind der Grund des dringenden Rufes gewesen. Man habe befürchtet, es könne die asiatische Grippe sein. Schließlich wird täglich in der Presse und selbst im Fernsehen von Todesfällen berichtet und Angst verbreitet. […] Es ist achtzehn Uhr! […] Ich habe den 35. Hausbesuch eben hinter mir, aber schon wieder sitzen mindestens zwanzig Leute im Wartezimmer. ‚Ich bin dran!‘ – ‚Nein, ich war eher da!‘ – ‚Ruhe hier!‘ schreie ich am Ende meiner Nervenkraft. Es ist einfach zuviel.[4]

Es folgen weitere Hausbesuche bis spät in die Nacht:

> Null Uhr dreißig bin ich wieder daheim [von allen Hausbesuchen, S. W.]. Ich wage gar nicht zu fragen, als mir mein Sohn entgegeneilt und wortlos ein Papier in die Hand drückt, auf dem abermals sechs Namen mit Adressen zu lesen sind. Ich bin müde. […] In mir nimmt der Gedanke immer mehr Gestalt an, einfach aufzuhören und dies mit eigener Krankheit zu entschuldigen. Schließlich ist man auch nur ein Mensch! […] Endlich gegen zwei Uhr dreißig habe ich Ruhe.[5]

Diese sich in Aufbau und Sprache ähnelnden Schilderungen ärztlicher Belastungsfaktoren weisen auf eine distinktive, über den gesamten Untersuchungszeitraum relativ stabil bleibende Form des ärztlichen Selbstverständnisses hin und stellen eine Praxis ärztlicher Selbstinszenierung dar, die auf die Stabilität der hegemonialen Rolle der Ärzte innerhalb des Gesundheitswesens abzielt und der Differenzherstellung zu anderen Heilberufen und Professionen dient.[6] Der Aspekt der Selbstinszenierung spielt im Folgenden jedoch nur eine untergeordnete Rolle. Vielmehr sollen die sich innerhalb des Untersuchungszeitraums verändernden Rahmenbedingungen sowie berufsspezifische Belastungsfaktoren von niedergelassenen Ärzten behandelt und dabei der Frage nachgegangen werden, inwieweit bestimmte Tätigkeiten als belastend empfunden wurden, wie die Ärzte damit umgingen und welche Strategien sie zur Entlastung entwickelten. Der Beginn der ärztlichen Tätigkeit wurde von vielen niedergelassenen Praktikern bereits am Anfang des Untersuchungszeitraums als besonders belastend empfunden und dementsprechend häufig darüber berichtet.[7]

Aus dem Leben eines Arztes, S. 19 ff.; Melicher: Nähere Beleuchtung der über die homöopathische Heilart, S. 32 f.

4   Rölke: Am Heiligabend war der Teufel los, DÄBl. (1972), S. 3388 f.; vgl. hierzu u. a. Newesely: Die Überbelastung des praktischen Arztes, Medizinische Klinik (1959), S. 1787.

5   Rölke: Am Heiligabend war der Teufel los, DÄBl. (1972), S. 3388 f.

6   Vgl. hierzu u. a. Helfferich: Familie und Geschlecht, S. 48.

7   Vgl. hierzu Escherich: Hygienisch-statistische Studien, S. 35 f.

3.1.1 Der Beginn der selbstständigen ärztlichen Tätigkeit

„*Der junge Arzt geniesst selten ein grosses Vertrauen, weil es ihm, wie das Publikum meint, an Erfahrung fehlt.*"[8] Im 19. Jahrhundert war das Sammeln praktischer Erfahrungen im Umgang mit Patienten innerhalb des Medizinstudiums nur begrenzt möglich. Im Jahr 1901 wurde daraufhin von staatlicher Seite das Praktische Jahr verpflichtend für alle Medizinstudierenden vor der Approbation eingeführt.[9] Die Möglichkeiten der fachärztlichen Weiterbildung waren ebenfalls begrenzt und so wurden innerhalb der Ärzteschaft im ersten Drittel des 20. Jahrhunderts Forderungen nach einer fachlichen Vorbildung und einem Qualifikationsnachweis für Fachärzte lauter, die in der Standesordnung vom 5. September 1926 Eingang fanden.[10] Ein Großteil der Ärzte, die sogenannten praktischen Ärzte, waren davon jedoch nicht betroffen. Die Bezeichnung Facharzt für Allgemeinmedizin und die dazugehörige Weiterbildung existiert erst seit den ausgehenden 1960er Jahren. Bis in die 1990er Jahre war es Absolventen des Medizinstudiums jedoch noch möglich, ohne fachärztliche Weiterbildung hausärztlich tätig zu sein und sich als praktische Ärzte niederzulassen.[11]

In ärztlichen Selbstzeugnissen finden sich gerade zu Beginn des Untersuchungszeitraums eine Vielzahl von Äußerungen über mangelnde Fachkenntnisse sowie die Unerfahrenheit sowohl im Umgang mit den Patienten als auch in der Praxisführung.[12] Diese Berichte lassen sich zu einem Großteil wie Eingeständnisse der eigenen Unzulänglichkeiten lesen, weisen aber auch deutlich auf die Defizite der universitären Ausbildung hin. Der praktische Arzt Theodor Daniel von Langsdorff berichtet diesbezüglich in seinen „Erinnerungen" von seiner ersten eigenen Praxis in der Gemeinde Gochsheim, im nordwestlichen Teil Baden-Württembergs. Diese übernahm er im Jahr 1854, *„auf Zureden meines Vaters"*. Mit 23 Jahren begann von Langsdorff *„bangen Herzens den schweren Beruf selbständig auszuüben."*[13] Es zeigte sich, dass der junge Arzt nicht nur im Umgang mit den Patienten, sondern auch im Bereich der wirtschaftlichen Praxisführung unerfahren war und dies mit Lehrgeld bezahlte:

> … besonders an den Stand meiner Kasse dachte ich nicht, umsoweniger, da ich für diese Dinge garkein (sic!) Organ hatte und nie ein solches bei mir zur Entwicklung brachte. Allzu gutmütig, allzu aufrichtig, wurde ich hintergangen und betrogen von Kranken und ihren Angehörigen wie von Kollegen.[14]

---

8   Anonym: Der ärztliche Stand und die sociale Frage, DÄBl. (1873), S. 198 f., vgl. hierzu
     Faustus: Aus dem Leben eines Arztes, S. 3 ff. sowie Anschütz: Ärztliches Handeln, S. 190:
     „*Hohe Qualität ärztlichen Handelns ist unmittelbar mit dem Begriff der Erfahrung verbunden –
     eine undefinierbare Eigenschaft, die gesicherte empirische Kenntnis, an der kein Zweifel besteht,
     ebenso einschließt wie vage Hoffnung.*"
9   Vogt: Ärztliche Selbstverwaltung im Wandel, S. 317.
10   Ebd., S. 376.
11   Ebd., S. 372 sowie 392 f.
12   Vgl. hierzu auch Sobal; DeForge: Medical Uncertainty, S. 297 f.
13   Theodor D. v. L., Dta Em 1596,1, S. 146 f.
14   Ebd., S. 147, vgl. hierzu Faustus: Aus dem Leben eines Arztes, S. 17.

Drei Jahre später schien sich von Langsdorff bereits eine gewisse Routine in seiner neuen Praxis in Sinsheim angeeignet zu haben.[15] Der Arbeitsalltag sowie die Praxisführung schienen ihn nicht weiter zu überfordern.[16] Lediglich in Ausnahmesituation, beispielsweise Epidemien, musste sich von Langsdorff, der im Alter von 28 Jahren bereits seine dritte Praxisstation in Lichtenau (Baden) versah, seine Unerfahrenheit und den Mangel an Fachkenntnissen eingestehen:

> Ruhr in den schwersten Formen in Memprechtshofen, Typhus hier und in Helmlingen, Genickkrampf, welcher damals auch sonst oft auftrat. Damals war auch Intermittens in der Gegend sehr häufig und in den schwersten Formen vertreten, eine für mich neue Krankheit.[17]

Die kurze Dauer des Medizinstudiums und dessen vorrangig theoretische Inhalte sowie das Fehlen einer Praxisphase vor der Approbation und einer fachärztlichen Weiterbildung führten dazu, dass bis in das ausgehende 19. Jahrhundert

> eine Reihe von wichtigen medicinischen Disciplinen an den Universitäten theils nicht gelehrt, theils nicht geprüft wird, und daher in Folge dessen eine grosse Anzahl Mediciner ins Leben tritt ohne gründliche Kenntnis gewisser Krankheiten: ich erinnere nur an die Syphilis, die Ohren- und Nasenkrankheit.[18]

Auf dem Ärztetag in Weimar 1894 wirkte die Ärzteschaft diesem Trend entgegen und beschloss, trotz heftiger Kritik aus den eigenen Reihen[19], die Einführung einer mindestens einjährigen Tätigkeit als Unterassistent in einem Kran-

---

15 Vgl. hierzu Fürst: Der Arzt, S. 41: *„Beginnt ein solcher [praktischer Arzt, S. W.] seine Tätigkeit auf dem Lande, so hat er in den meisten Fällen den großen Vorzug vor dem jungen Stadtkollegen, daß er die erworbenen Fähigkeiten schon in verhältnismäßig kurzer Zeit zur Anwendung bringen kann.“*

16 Vgl. dazu Casper: Ueber die wahrscheinliche Lebensdauer der Ärzte, S. 40. Casper geht davon aus, dass in der ersten Hälfte des 19. Jahrhunderts v. a. junge Ärzte den Großteil an Patienten zu versorgen hatten: *„Erwägen wir zu denselben obenein, dass die älteren Aerzte durchschnittlich mehr vom kleineren, wohlhabenden Theile des Publicums in Anspruch genommen werden, das selbst grössere Opfer, Entfernungen u. s. w. nicht scheut, um einen Arzt von Erfahrung und Ruf, die sich nicht in der Jugend erwerben, zu consultiren, so ergiebt sich: dass die grosse Masse des Publicums sich in den Händen der jungen Aerzte befindet.“*

17 Theodor D. v. L., Dta Em, 1596,1, S. 167.

18 Anonym: Ueber die heutige Ausbildung der Mediciner, DÄBl. (1890), S. 404, vgl. hierzu auch Anonym: Der ärztliche Stand und die sociale Frage, DÄBl. (1873), S. 199: *„… das Halbwissen und die oberflächliche Ausbildung mancher Aerzte.“*

19 Vgl. hierzu Hartmann: Die praktische Ausbildung an den Krankenhäusern, DÄBl. (1894), S. 201: Einer der prominentesten Vertreter der Gegnerschaft des praktischen Jahres war Ernst von Leyden. Bereits zu Beginn der 1890er Jahre begründete er in einem Vortrag seine Abneigung damit, dass der ärztliche Idealismus, den der angehende Arzt während seines Studiums an der Universität ausprägt, innerhalb eines praktischen Jahres verloren ginge und infolgedessen Heildoktor würden. Er fügte hinzu, dass er im praktischen Jahr eine Herabsetzung des Niveaus der Ärzte befürchte. Die Weiterbildung innerhalb der selbständigen Ausübung ärztlicher Praxis auf Kosten der Patienten befürwortete von Leyden hingegen: *„Meines Erachtens überschätzt man überhaupt die Bedeutung des blosen (sic!) Krankenhausunterrichts für die praktische Ausbildung des Mediciners. Der Arzt entwickelt sich vielmehr in der Praxis – wir fügen hinzu auf Kosten der Kranken.“*

kenhaus vor Abschluss der ärztlichen Prüfung.[20] Im Zuge der Einführung der Prüfungsordnung vom 28. Mai 1901 wurde das Praktische Jahr für alle Medizinstudierenden im Reich verpflichtend.[21]

In der Folgezeit finden sich in ärztlichen Selbstzeugnissen nur noch vereinzelt Äußerungen über Belastungen zu Beginn der Tätigkeit in der eigenen Praxis. Lediglich in Kriegszeiten tauchen diese wieder auf, da es sich bei den Praxisvertretern nicht selten um junge Ärzte, wie z. B. Heinz Reuter, handelte. In einem Interview mit seinem Sohn schildert er eine Praktik, die zu Beginn des Zweiten Weltkrieges die Versorgung der Zivilbevölkerung mit Ärzten gewährleisten sollte: *„Jede Klinik mußte den jüngsten Assistenzarzt abgeben zur Versorgung von ärztlichen Praxen, die kriegsverwaist waren, wo die Praxisinhaber schon eingezogen waren.“*[22] Diese Regelung traf auch Reuter. Im Alter von 26 Jahren hatte er in Halle (Saale) einen bereits eingezogenen Arzt in dessen *„riesige[r] Praxis“* zu vertreten:

> Der Nachbararzt war schon zu vormilitärischen Übungen eingezogen. Ich hatte also diese riesige Doppelpraxis auf der anderen Seite von der Saale zu versorgen. Jeder Nachtdienst war aufgehoben; ich musste Tag und Nacht bereit sein. […] Du hattest überhaupt keine Freizeit. Die Frau Schlinke [Sprechstundenhilfe, S. W.] sagte immer: ‚Herr Reuter, bitte denken Sie dran: Der Krieg wird bald zu Ende sein. Bitte sorgen Sie dafür, dass die Klientel bleibt. Seien Sie freundlich zu denen!‘ Sie bediente das Telefon. Es war furchtbar die Zeit. Wenn du in der Zeit mal `ne Tasse Kaffee trankst, kaum saß man da, da ging's: ‚Dr. Reuter ans Telefon! Dr. Reuter ans Telefon!‘ Es zermürbte. Ich hab's einfach nervlich nicht mehr durchgehalten: wochenlang. Tag und Nacht, unentwegt … Ich bin auf Schlaf angewiesen. Dauernd unterwegs zu sein und dann natürlich die Praxis überfüllt: das war schlimm! Ich wollte raus aus dieser irren Praxis Halle-Kreuwitz, die mir einfach über den Kopf wuchs. Wenn man die einigermaßen vernünftig versorgen wollte, da fraß man sich auf.[23]

Im Gegensatz zu von Langsdorff waren es in Reuters Beispiel nicht die Unerfahrenheit im Umgang mit den Patienten oder das Fehlen an medizinischen Kenntnissen, die dazu führten, dass sich dieser überlastet fühlte. Aufgrund des kriegsbedingten Mangels an Ärzten in der Heimat hatte Reuter zu jeder Tages- und Nachtzeit eine Vielzahl an Patienten zu behandeln und zu versorgen, was zu einer vorübergehenden Dauerbeanspruchung des Arztes führte.

Nach dem Ende des Krieges setzte sich die Ärzteschaft, infolge der Notapprobationen sowie der Wiedereingliederung kriegsversehrter Ärzte, zu großen Teilen aus jungen bzw. unerfahrenen Ärzten zusammen. Diese waren zumeist nur notdürftig ausgebildet und verfügten über wenig berufliche Erfahrung.[24] Am Beispiel des praktischen Arztes Werner Meinels zeigte sich, dass sich die jungen Ärzte der Aufgabe, die auf sie zukam, oft nicht gewachsen fühlten. In Dresden übernahm Meinel in der unmittelbaren Nachkriegszeit eine Praxis. Bereits nach wenigen Tagen fühlte er sich mit seiner Aufgabe überfordert.

20 Hartmann: Die praktische Ausbildung an den Krankenhäusern, DÄBl. (1894), S. 200 f.
21 Renschler: Die Praxisphase im Medizinstudium, S. 41, vgl. hierzu auch Hellstern: Das praktische Jahr, RGESBl. 1927, S. 56 ff.
22 Heinz R., Dta Em, 546,1, S. 29.
23 Heinz R., Dta Em, 546,1, S. 29 f.
24 AdÄKWL, Rundschreiben der AWÄK, 12.09.1951, S. 1 f.

Dies lag nicht per se an der Vielzahl der Patienten und der Dauerbereitschaft, wie sie Weber schilderte, sondern hing vorrangig mit seiner Unerfahrenheit im alleinigen Ausüben des Berufes und der damit einhergehenden großen Verantwortung für die Patienten zusammen:

> Eine sehr viel größere Zahl von Patienten hätte ich aus einem anderen Grunde nicht verkraften können, mußte ich mir doch die Routine, mit allem, was mir in die Hände kam, sogleich auf rechte Weise umzugehen, erst einmal aneignen.[25]

In der Folgezeit war der Berufseinstieg als niedergelassener Arzt noch immer mit großer Ungewissheit und Unsicherheit verbunden. In einem Ratgeber für angehende Ärzte schrieb Hans Schulten zu Beginn der 1960er Jahre, dass sich die meisten jungen Ärzte nach der Approbation *„noch nicht reif für die selbständige ärztliche Tätigkeit fühlen.“*[26] Dies äußerte sich auch in der abnehmenden Zahl der Medizinstudierenden, die eine allgemeinärztliche Tätigkeit anstrebten. Während in einer Befragung niedersächsischer Medizinalassistenten aus dem Jahr 1969 54 % eine Facharztausbildung beabsichtigten, strebten lediglich zwei Prozent der Befragten nach der Approbation eine Niederlassung als praktischer Arzt an.[27] Um diesem Trend entgegenzuwirken, wurde die Weiterbildung zum Facharzt für Allgemeinmedizin in den ausgehenden 1960er Jahren eingeführt. Hinzu kam eine zweimonatige Famulatur, die in der Zeit zwischen der Vorprüfung und dem zweiten Abschnitt der ärztlichen Prüfung für Studierende verpflichtend wurde. Das Praktikum konnte entweder im öffentlichen Gesundheitsdienst, bei der Sozialversicherung, bei einer werksärztlichen Einrichtung oder in einer Allgemein- oder Gemeinschaftspraxis abgeleistet werden.[28]

Der Beginn der selbständigen Tätigkeit als Arzt blieb jedoch – trotz deutlich praxisnäherer Ausbildung und mehr Erfahrung im Umgang mit Patienten – weiterhin mit großen Anstrengungen verbunden. Vielfach hatten junge Ärzte nur eine geringe Vorstellung davon, was sie als niedergelassener Arzt erwartete. Rolf R. Weber berichtet in diesem Zusammenhang, dass sein Arbeitsalltag in seiner Landarztpraxis in Untereisesheim, im Landkreis Heilbronn, in den 1980er Jahren

> härter [war] als ich ihn mir vorgestellt hatte. Gewöhnlich öffneten wir um sieben Uhr dreißig, mittwochs, am Hauptlabortag, bereits um sieben Uhr. Die Vormittagssprechstunde wurde um zehn Uhr für ein paar Minuten zum gemeinsamen Kaffee unterbrochen.[29]

Auch die Möglichkeit eines Ausgleichs zum Praxisalltag war *„in den ersten Jahren […] so gut wie gar nicht möglich, da die Abendsprechstunden gewöhnlich über zwanzig Uhr hinaus andauerten.“*[30]

---

25 Werner M., Dta Em, 796,1, S. 203.
26 Schulten: Der Medizinstudent, S. 125.
27 Koch: Die meisten wollen Facharzt werden, DÄBl. (1969), S. 83. Zur Stellung des praktischen Arztes in der Gesellschaft und in der Ärzteschaft vgl. u. a. Kaupen-Haas: Die Stellung des praktischen Arztes in der lokalen Ärzteschaft, S. 164 f.
28 Jachertz: Die eigenen Erfahrungen an den Nachwuchs weitergeben, DÄBl. (1973), S. 2173 f.
29 Rolf R. W., Dta Em, 3067,1, S. 275.
30 Ebd., S. 296.

3.1.2 Die Sprechstunde – das „volle Wartezimmer"

Um die Jahrhundertwende vom 19. zum 20. Jahrhundert fand ein langsamer Übergang von der Hausbesuchs- zur Sprechstundenpraxis statt.[31] Der Zeitaufwand für das Abhalten von Sprechstunden und die damit einhergehende physische und psychische Belastung der jeweiligen Akteure wurde in dieser Zeit innerhalb des Standes sowie in ärztlichen Selbstzeugnissen kaum thematisiert. Mit Beginn des Ersten Weltkrieges nahm die Zahl der Ärzte zur Versorgung der Zivilbevölkerung ab. Durch die Einberufung vieler Kollegen zum Militär entstand an einigen Orten ein Ärztemangel. Die Belastungen für die im Reich verbliebenen, niedergelassenen Kollegen stieg aufgrund der Vielzahl der zu versorgenden Patienten erheblich.[32] In der Frankfurter Zeitung findet sich 1915 eine Auflistung für Patienten, mit dem Titel: „Zehn Gebote für den Verkehr mit dem Arzt", die auf die Belastungen der Ärzte während des Krieges aufmerksam machen und einer Überfüllung der Wartezimmer entgegen wirken sollte. Explizite Regelungen für die Sprechstunde finden sich in drei Punkten: Die Kranken wurden zunächst dazu angewiesen den Arzt in der Sprechstunde aufzusuchen, um ihm Hausbesuche zu ersparen. Anschließend sollte die Dringlichkeit des Arztbesuches von den Kranken abgeschätzt und drittens das unnötige Aufhalten des Arztes während der Sprechstunde vermieden werden.[33] Eine Entlastung der niedergelassenen Ärzte fand in den folgenden Kriegsjahren jedoch nicht statt.[34]

   Nach dem Ende des Krieges geriet im Zuge des „*sozialen Zeitgeistes*" die Arbeitszeit der Ärzte stärker in den Fokus des Standes.[35] Im Jahr 1919 hatten sich die Angehörigen des Ärztevereins des Kreises Preußisch-Eylau (Ostpreußen) „*dem Beispiel der anderen Arbeiter, Angestellten, Beamten und dergl. angeschlossen und vom 1. Juli d.J. an ihre Arbeitszeit auf 8 festgelegte Pflichtstunden an Werktagen begrenzt*".[36]

   Die Ärzte erklärten sich jedoch freiwillig dazu bereit, in Ausnahmesituation, bspw. während Epidemien oder bei dringenden Krankheitsfällen, „*Ueberstunden zu erhöhten Gebührensätzen zu leisten.*"[37] Die Gesamtarbeitszeit der niedergelassenen Ärzte bestand somit

> aus den Praxisstunden (Sprechstunden, Besuchen, Fahrten und dergl.), die dem erkrankten Publikum gewidmet sind, und aus Schriftstunden für ärztliche Berufsarbeiten, die dem Publikum nicht offen stehen. Jede ausserhalb der Praxisstunden beanspruchte ärztliche Tätigkeit wird als Ueberstundenarbeit mindestens doppelt berechnet. Die Einstellung der

---

31   Drees: Die Ärzte auf dem Weg zu Prestige und Wohlstand, S. 256.
32   Hafeneger; Velke; Frings: Geschichte der Hessischen Ärztekammern, S. 67 f.
33   BArch R 86 (Reichsgesundheitsamt)/1491, Zehn Gebote für den Verkehr mit dem Arzt.
34   Hafeneger; Velke; Frings: Geschichte der Hessischen Ärztekammern, S. 68 f.
35   Vgl. hierzu auch die seit der Mitte der 1920er Jahre vielzitierte „Krise der Medizin" und den dazugehörigen Diskurs. Hierzu v. a. Liek: Der Arzt und seine Sendung; Liek: Die Entseelung der Heilkunde, MMW, (1925), S. 1520 f.; Jütte: Geschichte der Alternativen Medizin, S. 42 ff.
36   Anonym: Der Achtstundentag für Aerzte, DÄBl., (1919), S. 143.
37   Ebd.

Arbeitszeit wird von den Ortsärzten bekanntgegeben werden. An Sonn- und Feiertagen wird ärztliche Tätigkeit nur in Notfällen, und zwar als Ueberstundenarbeit geleistet."[38]

Ging die Redaktion des Deutschen Ärzteblattes im Jahr 1919 noch nicht davon aus, dass sich der Achtstundentag durchsetzt, so heißt es in einem Artikel zur ärztlichen Tätigkeit niedergelassener Ärzte aus dem Jahr 1936: *„Wir Ärzte haben einen etwa achtstündigen Arbeitstag. Ein Arbeitstag ist also von derjenigen Dauer, wie man ihn für jeden schaffenden Menschen heutzutage für angemessen hält.*"[39] In der Folgezeit stand die Arbeitszeit niedergelassener Ärzte während der Sprechstunde nur noch im Zusammenhang mit dem großen Andrang an Patienten in der Kritik. Dabei wurde besonders auf die psychische Belastung der Ärzte durch die andauernde Auseinandersetzung mit Patientenschicksalen hingewiesen:

> Unsere Arbeit verlangt ein mit jedem Patienten zu erneuerndes inneres Umstellen und Hineinfühlen. Die Fülle an Leid, Sorge, Schmerz, Angst, Mißmut und Trübsinn gelangt durch des Arztes Auge und Ohr in sein Inneres, um nunmehr mit einem auf die Dauer sehr großen Aufwand an psychischen Energien vom Arzte in eine Fülle an Hoffnung, Frohsinn, Geduld, Trost und Mut verwandelt zu werden. Dazu wird eine schwere Verantwortungslast an ärztlichem Denken und Handeln getragen, die der Arzt niemand anderem aufbürden kann, als seinem Gewissen selbst.[40]

Wie bereits im Ersten Weltkrieg, so stieg auch während des Zweiten Weltkrieges die Arbeitsbelastung der Ärzte. Im Jahr 1940 appellierte Kurt Blome, stellvertretender Reichsärzteführer, bei einer Kundgebung der niedersächsischen Ärzte in Hannover an die Bevölkerung, Rücksicht auf die niedergelassenen Ärzte zu nehmen und diese nur in Notfällen[41] in der Sprechstunde aufzusuchen:

> Er [der Arzt in der Heimat, S. W.] trägt deshalb gern die Mehrbelastung, die durch die Abkommandierung vieler Ärzte zur Wehrmacht entstanden ist. […] Aber auch er ist nur ein Mensch, der über ein bestimmtes Maß an Kräften verfügt. Deshalb muß von der Bevölkerung erwartet werden, daß auch hier die Notwendigkeiten und Auswirkungen des Krieges genügend berücksichtigt werden. […] Die Wartezimmer der Ärzte dürfen in Kriegszeiten nur von Patienten aufgesucht werden, die der Hilfe tatsächlich bedürfen.[42]

Neben solchen Appellen an die Bevölkerung, die u. a. auch propagandistischen Zwecken dienen sollten, stellte die Reichsärztekammer den niedergelassenen Ärzten in der Heimat auch praktische Unterstützung in Form von Sprechstundenhelferinnen zur Seite. Die Reichsärztekammer hatte bei diesem Probelauf jedoch noch keinen Überblick über den Einsatz der Helferinnen, wie ein Rundschreiben der Reichsärztekammer an die jeweiligen Landesärztekammern vom 13. September 1940 zeigt:

---

38 Ebd.
39 Lierow: Die Nebentätigkeit der Ärzte, DÄBl., (1936), S. 1017.
40 Ebd.
41 Zum ärztlichen Notfalldienst vgl. Vogt: Ärztliche Selbstverwaltung im Wandel, S. 610: *„Im Zweiten Weltkrieg kam er [der Notfalldienst, S. W.] allerdings mangels Ärzten in der „Heimat" weitgehend zum Erliegen."*
42 Blome: Rücksicht auf die Belastung des Arztes nehmen, DÄBl., (1940), S. 227.

Nachdem seit der Einrichtung der Sprechstunden-Helferinnen durch das Präsidium des Deutschen Roten Kreuzes zu Gunsten der überanstrengten Ärzte eine geraume Zeit vergangen ist, besteht hier ein erhebliches Interesse daran, zu erfahren, in welcher Weise der Einsatz der Sprechstunden-Helferinnen erfolgt ist, insbesondere wieviele Helferinnen in den einzelnen Bezirken der Ärztekammern eingesetzt worden sind, ob sich Schwierigkeiten ergeben haben oder der angestrebte Zweck der Entlastung der betreffenden Ärzte als voll erreicht angesehen werden kann.[43]

In den weiteren Kriegsjahren erhöhten sich die Belastungen für die niedergelassenen Ärzte im Reich. Infolge der Gebietsvergrößerungen sowie der Fliegerangriffe stieg die Zahl der zu versorgenden Patienten. Hinzu kam, dass fortan auch Frauen und ungelernte Arbeitskräfte zum Produktionsprozess hinzugezogen wurden, wodurch die Zahl der Kassenpatienten stieg. Die Tatsache, dass Ärzte eine Zusatzernährung aufgrund einer Erkrankung gewähren konnten, führte ebenfalls dazu, dass sich die Zahl der Patienten im Wartezimmer erhöhte.[44] Versuche, den Patientenandrang in der Sprechstunde zu verringen, bspw. durch die Reglementierung von Attesten, die ausschließlich dann ausgestellt werden sollten, wenn sich der behandelnde Arzt selbst als arbeitsunfähig einstufen würde, scheiterten.[45] In diesem Zusammenhang wurde im Deutschen Ärzteblatt immer wieder auf die aufreibende Tätigkeit der Ärzte in der Heimat hingewiesen und dabei das Bild des leistungsfähigen, aufopferungsbereiten und beinahe unverwundbaren Arzt gezeichnet, das als Musterbeispiel für alle Leser gelten sollte. Paul Sperling schrieb hierzu 1941: „*Schon um ½ 9 Uhr hat sich sein Wartezimmer gefüllt; nach allen Richtungen liegen telefonische Besuchsbestellungen vor.*"[46] Ein Jahr später berichtet Hans Löllke, dass die Ärzteschaft mit der Versorgung der Bevölkerung „*an der Grenze ihrer körperlichen und seelischen Leistungsfähigkeit angelangt ist*"[47] und in einem „Tatsachenbericht" über einen Landarzt heißt es:

> Im Winter 1941/42 […] habe ich neben meiner eigenen ausgedehnten Landpraxis auch noch den Kollegen der benachbarten Stadt, der damals allein eine Praxis führte, die sonst von drei Ärzten versehen wird, infolge einer Erkrankung desselben eine Zeitlang mit vertreten. […] Im Sommer 1942 war ich vorübergehend in beiden Städten, wo normalerweise fünf Ärzte praktizieren, alleiniger Arzt.[48]

In der unmittelbaren Nachkriegszeit blieb die angespannte Situation niedergelassener Ärzte bestehen. Innerhalb der zumeist dürftig eingerichteten Praxis- und Wohnräume[49] hatten sie weiterhin eine große Zahl an Patienten zu be-

---

43 AdÄKWL, Rundschreiben der RÄK, 13.09.1940.
44 Löllke: Leistungssteigerung in der ärztlichen Praxis, DÄBl., (1942), S. 206 ff.
45 Löllke: Die Tätigkeit des Arztes in der Heimat als kriegsentscheidener Faktor, DÄBl., (1943), S. 82: *jedes Gefälligkeitsattest [ist] ein Verbrechen.*" sowie Anonym: Runderlaß des Reichsministers des Inneren, RGESBl. 1942, S. 673.
46 Sperling: Die Frau als Berufshelferin des frei-praktizierenden Arztes, DÄBl. (1941), S. 157.
47 Löllke: Leistungssteigerung in der ärztlichen Praxis, DÄBl. (1942), S. 206.
48 B. F.: Der unbekannte Landarzt im Kriege, DÄBl. (1943), S. 107.
49 Vgl. hierzu AdÄKWL, Rundschreiben der RÄK, 06.03.1944: „*Bei der derzeitigen Belastung kann die Arbeitsfähigkeit des praktischen Arztes nur erhalten bleiben, wenn wenigstens die gröbsten häuslichen Sorgen beseitigt sind.*"

treuen. Dabei hing die Belastung der Ärzte in der Sprechstunde jedoch stark
von der Lage der Praxis ab. Werner Meinel berichtet in seinen „Erinnerungen" über seine Praxistätigkeit im August 1945 in Dresden:

> Niemand schreckte vor so kleinem Raum zurück, wie wir ihn zu bieten hatten, offenbar
> ging es bei anderen Ärzten nicht weniger bescheiden zu. Jedenfalls brauchten wir uns
> vom ersten Tage an um Patienten nicht zu sorgen. Aber es gab auch keinen Ansturm,
> dafür lagen die Praxis und ihre Einzugsgebiete […] viel zu peripher [Tornaer Ring Nr. 12,
> S. W.].[50]

Durch die Ausdehnung der Krankenversicherung wuchs die Zahl der Kran-
kenversicherten in der Bundesrepublik bis in die ausgehenden 1960er Jahre
auf etwa 90 Prozent der Bevölkerung, während sich hingegen die Zahl der
niedergelassenen Ärzte im gleichen Zeitraum kaum veränderte und auf dem
Niveau der 1950er Jahre blieb.[51] Dies hatte zur Folge, dass sich die Zahl der
Behandlungsfälle pro Arzt erhöhte. Waren es im Jahr 1950 rund 2.900 Behandlungsfälle pro Arzt, – Praktischer Arzt oder Facharzt – so erhöhte sich
diese Zahl 1963 auf 3.780 und 1967 auf 4.225 Behandlungsfälle.[52] Auch die
Sprechstundenzeiten veränderten sich. Infolge der tariflich vereinbarten Arbeitszeit einiger Branchen auf 40 Stunden pro Woche, suchten die Kranken,
v. a. in der Nähe von Großbetrieben, die Ärzte nun vermehrt an ihren freien
Samstagen auf. Die Inanspruchnahme der Ärzte unter der Woche nahm ab.
Im Zuge dessen kam es nach Berichten der Landesärztekammern an Samstagen zu Überfüllungen einiger Praxen und zu Klagen von Patienten. Eine Folge
davon war, dass in einer Reihe von Bezirken – eine einheitliche Regelung zu
diesem Thema gab es nicht – die Samstagsprechstunden abgeschafft und zugleich der ärztliche Sonntags- und Notfalldienst auf den Samstag ausgedehnt
wurde. Abendsprechstunden unter der Woche wurden ebenfalls eingeführt.[53]
Hierbei standen v. a. praktische Ärzte[54] im Fokus, da diese die medizinische

---

50 Werner M., Dta Em 796,1, S. 202.

51 Vgl. hierzu auch Vogt: Ärztliche Selbstverwaltung im Wandel, S. 919. 1900 waren 16%
    der Bevölkerung, 1933 bereits 70% und heute etwa 90% krankenversichert.

52 Wolff: Personalausgaben – stärkster Kostenfaktor, DÄBl. (1969), S. 2596.

53 Anonym: 5-Tage-Woche, DÄBl. (1957), S. 589 f.

54 Steinebach: Ärztliche Aufgaben – gestern und heute, DÄBl. (1956), S. 329 ff. Vgl. hierzu
    auch Sewering: Aufgaben und Möglichkeiten des Arztes in der freien Praxis, DÄBl.
    (1962), S. 712 sowie Stobrawa: Wie attraktiv ist der Arztberuf?, DÄBl. (1974), S. 2507:
    Der Ruf der praktischen Ärzte hatte sich seit den ausgehenden 1950er und beginnenden
    1960er Jahren innerhalb der Ärzteschaft (immer weniger Medizinstudierende und appro-
    bierte Ärzte wollen Allgemeinarzt werden) und der Gesellschaft (an dieser Stelle fiel im-
    mer wieder das Stichwort der „Massenpraxis") weiter verschlechtert. In einer Umfrage
    unter Medizinstudierenden und Ärzten zeigte sich, dass Fachärzte mit mehr Kompetenz
    assoziiert wurden, während hingegen der Beruf des praktischen Arztes/Facharzt für All-
    gemeinmedizin v. a. mit einem hohen Arbeitsaufwand, einer großen Verantwortung für
    die Patienten sowie einem geringen Sozialprestige in Verbindung gebracht wurde. Dem
    Allgemeinpraktiker auf dem Land wurde jedoch eine Schlüsselrolle innerhalb der ärztli-
    chen Versorgung der Gesellschaft zugesprochen. Dennoch galt der Beruf des Landarztes
    unter den Befragten, u. a. aufgrund der ständigen Belastung, als unattraktiv.

Erstversorgung der Gesellschaft übernahmen.[55] In diesem Zusammenhang wurde innerhalb der Ärzteschaft wieder zunehmend über eine erhöhte Belastung der praktischen Ärzte, durch einen zu großen Andrang der Patienten in der Sprechstunde diskutiert:

> Es ist allgemein bekannt, daß gar mancher Allgemeinpraktiker von sehr vielen Kranken aufgesucht wird, von früh bis spät angestrengt arbeiten muß, um dem Andrang der Menschen Herr zu werden. Die Patienten sitzen oft stundenlang geduldig im Wartezimmer, obwohl sie wissen, daß die eigentliche Zeit für die Begegnung Arzt – Patient knapp gehalten sein und konzentriert ausgenützt werden muß.[56]

Eine Studie der Kassenärztlichen Vereinigung Nord-Württemberg aus dem Jahr 1964 untersuchte hierzu die Tätigkeiten von etwa 500 praktischen Ärzten auf dem Land und führte dezidiert die durchschnittliche Arbeitsleistung der Ärzte, aufgeteilt auf eine Fünfeinhalb-Tage-Woche, auf. So wurden pro Tag und Arzt etwa 26 Beratungen und rund 13 Hausbesuche abgerechnet. Die tägliche Arbeitszeit betrug 9,2 Stunden. Hinzu kamen durchschnittlich zwei Nachtdienste pro Woche. Die erbrachten Leistungen verteilten sich nahezu auf den gesamten Katalog der Gebührenordnung (Zuckerbestimmung, Infusion, Verband, Wiederbelebung etc.). Pro Arbeitstag erbrachten die Landärzte 60 ärztliche Leistungen, wovon 26 auf Beratungen, 13 auf Hausbesuche und 21 auf zusätzliche diagnostische und therapeutische Maßnahmen entfielen.[57]

Die Frequenz der Patientenkontakte in der Sprechstunde, die Arbeitsdichte, erhöhte sich in der Folgezeit weiter, variierte jedoch je nach Fachrichtung erheblich.[58] Eine europäische Studie unter Hausärzten zu Beginn der 2000er Jahre weist darauf hin, dass deutsche Hausärzte im europäischen Vergleich durchschnittlich die meisten Patienten pro Woche (309) betreuen und pro Patient die wenigste Zeit (7,6 Minuten) aufwenden.[59] Bezüglich einer Arbeitsüberlastung weisen aktuelle Studien jedoch darauf hin, dass unter niedergelassenen Medizinern eine *„deutliche Zufriedenheit mit Beruf und Arbeit gefunden [wurde], trotz gleichzeitig hoher beruflicher Belastung und einer Vielzahl von Frustrationsmomenten.“*[60]

---

55 Braun: Die Arbeit des Praktischen Arztes in der Gesellschaft, DÄBl. (1962), S. 1615. „*Die Arbeit der Allgemeinpraktiker ist also notwendig. Mag sie auch derzeit noch nicht hochwertig genug sein – das kann und muß sich ändern.*“

56 Sewering: Aufgaben und Möglichkeiten des Arztes in der freien Praxis, DÄBl. (1962), S. 712, vgl. hierzu auch Schettler: Arzt und Patient in der Leistungsgesellschaft, DÄBl. (1975), S. 1140: „*Mißerfolge, Rückschläge, prognostische Unsicherheit, Sorgen um den anvertrauten Patienten, unerwartete Komplikationen sind aus dem Tageslauf eines Arztes nicht hinwegzudenken.*“

57 Anonym: Die Tätigkeit des praktischen Arztes, DÄBl. (1966), S. 135 ff.

58 Vgl. hierzu Windsperger: Die berufliche Belastung von niedergelassenen Kassenärzten, S. 59 f.

59 van den Bussche: Arbeitsbelastung und Berufszufriedenheit bei niedergelassenen Ärztinnen und Ärzten, S. 237.

60 Ebd., S. 236, vgl. hierzu auch Korzilius: Große Zufriedenheit trotz hoher Belastung, DÄBl. (2016), S. 1592 ff. In dieser Untersuchung zeigt sich zudem, dass die durchschnittliche Wochenarbeitszeit niedergelassener Ärzte seit 2012 tendenziell gesunken ist, von 57,6 auf 53,4 Stunden.

3.1.3 In Dauerbereitschaft – Verfügbarkeit Tag und Nacht?

Zu Beginn des Untersuchungszeitraums stellten Hausbesuche einen wesentlichen Teil der Tätigkeit niedergelassener Ärzte dar.[61]

> Wer im Winter auf dem Lande ärztliche Praxis ausübt, eingeschneit wird, vereiste Fußwege im Gebirge begehen oder in der Großstadt schlecht erleuchtete, unbekannte Treppen bis zum 4. Stock steigen muß, nimmt körperliches Training auf sich, das zu keinem Lorbeer führt.[62]

In den Städten waren die Wege zu den Patienten zumeist kurz und die körperliche Belastung war auf das in ärztlichen Selbstzeugnissen und Standeszeitschriften viel zitierte Treppensteigen beschränkt.[63] In ländlicheren Regionen hingegen hatten die Ärzte oftmals mehrere Dörfer zu betreuen.[64] Die Wege zu den Patienten waren lang und mit *„grösseren Anstrengungen und Strapazen"* verbunden.[65] Der Schweizer Arzt Fridolin Schuler versah in der zweiten Hälfte des 19. Jahrhunderts eine Praxis in der Gemeinde Mollis, im Kanton Glarus.[66] In seiner Autobiographie beschreibt Schuler die Belastungen, die er infolge der vielen Hausbesuche erfahren hatte:

> Jeden Morgen, Sommer und Winter, verreiste ich mit dem Bahnzuge um 6 Uhr früh, um meine auswärtige Praxis zu besorgen. Bergtouren trat ich noch früher, nicht selten schon beim ersten Morgengrauen an. Abends kam ich erst spät zu Bette. Am schlimmsten wurde es im Spätsommer 1867. Die Cholera herrschte in Zürich; alles war auch bei uns voll Schrecken. In jedem Unwohlsein witterte man den Beginn der Seuche und holte den Arzt. So wurde ich innerhalb zwei Wochen in 13 Nächten aus dem Bette geholt, zum Teil in große Entfernung und für die ganze Nacht. […] Als ich mich nach einigen Wochen wieder etwas erholt hatte [von einer Herzschwäche in Folge zu großer Anstrengung, S. W.], entsagte ich der Praxis in den entlegenen Ortschaften, besonders in den Bergen, und erleichterte mir den Rest durch Anschaffung eines Wagens, der mit Zeitschriften und Büchern versehen fast die Stelle eines Studierzimmers vertrat.[67]

An dieser Stelle berichtet Schuler größtenteils über seinen Arbeitsalltag, der aus Hausbesuchen in die entlegensten Regionen des Kantons Glarus bestand. Die Reisen waren für ihn Teil seiner ärztlichen Routine und standen bei ihm nicht in Zusammenhang mit dem Empfinden einer Überbelastung. Erst als er infolge des Verdachts einer Choleraepidemie seinen Patienten innerhalb von

---

61 Drees: Die Ärzte auf dem Weg zu Prestige und Wohlstand, S. 256.
62 Sperling: Vom schiefen Bild des Arztes, DÄBl. (1954), S. 632.
63 Vgl. hierzu Werner M., Dta Em 796,1, S. 202f. sowie Weinberg: Sterblichkeit, Lebensdauer und Todesursachen der württembergischen Ärzte, S. 166.
64 Vgl. hierzu Karl M., Dta. Em 2196,1, S. 25. Karl Meyer, Arzt und Apotheker, war ab 1912 Landarzt in Usseln und hatte zwölf Dörfer zu betreuen. Seine Hausbesuche bestritt er mit zwei Pferden, die er von seinem Vorgänger übernahm.
65 Casper: Ueber die wahrscheinliche Lebensdauer der Ärzte, S. 42. Vgl. hierzu auch Zülch: Ueber das Abhalten sogenannter Sprechstunden ausserhalb des Wohnortes in der Landpraxis, DÄBl., (1901), S. 54ff.
66 Schuler: Erinnerungen eines Siebenzigjährigen, S. 47ff.
67 Ebd., S. 52f.

zwei Wochen beinahe täglich nächtliche Hausbesuche innerhalb des Kantons abstatten musste, fühlte er sich überbeansprucht und erkrankte schließlich.[68]

Bis heute geht die *„ärztliche Berufsorganisation [...] von dem Grundsatz aus, dass der Arzt auch abends und nachts sowie an Wochenenden und Feiertagen seinen Patienten erforderlichenfalls zur Verfügung stehen muss"*.[69] Gehörten Hausbesuche zur ärztlichen Routine, so wurde die ständige Verfügbarkeit, v. a. nachts, innerhalb des gesamten Untersuchungszeitraums von den niedergelassenen Ärzten mit einer Überbelastung assoziiert. Bereits im ausgehenden 19. Jahrhundert wurde die nächtliche Bereitschaft und der damit verbundene mangelnde oder unruhige Schlaf unter dem Gesichtspunkt der Ärztegesundheit thematisiert: *„Der Arzt ist nie Herr seiner Zeit und nächtlichen Ruhe, ein Umstand, der zugleich mit der großen Verantwortlichkeit in hohem Grade zerrüttend auf die Gesundheit wirken muß."*[70] In seiner Autobiographie stellte der Psychiater Oswald Bumke sogar einen Zusammenhang zwischen der aufreibenden ärztlichen Tätigkeit des Vaters auf dem Land, v. a. in Form der vielen nächtlichen Hausbesuche, und dessen Tod her:

> Als Arzt hat mein Vater seine Praxis mit einer Gewissenhaftigkeit ausgeübt, die seine körperliche Leistungsfähigkeit weit überstieg und an seinem frühen Tode sicher mit Schuld war. Es ist wohl keine Nacht vergangen, ohne daß er mindestens einmal aus dem Bett geholt worden wäre, und keine Woche, in der er, oft auf recht schlechten Wegen, nicht hätte über Land fahren müssen.[71]

Hatten die Ärzte bereits zu Beginn des 20. Jahrhunderts in einigen Städten einen Notfalldienst eingerichtet, so waren Landärzte zumeist auch in der Folgezeit auf sich allein gestellt.[72] Dies machte sich v. a. während des Ersten Weltkrieges bemerkbar. In einem 1914 verfassten Bericht P. Starkes, Leiter der Abteilung Stellenvermittlung des Hartmannbundes[73], an das Reichsgesundheitsamt wird deutlich, dass besonders in „Notorten", *„das sind solche Gemeinden, in denen entweder der einzige oder alle Ortsärzte zwangsweise zu den Fahnen einberufen worden sind"*, Vertreter fehlten.[74] Starke führte diesbezüglich aus, dass die Ursache hierfür nicht der generelle Mangel an Vertretern war, sondern vielmehr die ungünstigen Anstellungsbedingungen auf dem Land:

---

68 Ebd. Zu Krankenbesuchen von Landärzten in Österreich vgl. u. a. Girtler: Landärzte, S. 114 ff.
69 Vogt: Ärztliche Selbstverwaltung im Wandel, S. 609.
70 Hettich: Sterblichkeits-Statistik der Aerzte in Württemberg, S. 67.
71 Bumke: Erinnerungen und Betrachtungen, S. 46.
72 Vogt: Ärztliche Selbstverwaltung im Wandel, S. 610; vgl. hierzu auch Zülch: Ueber das Abhalten sogenannter Sprechstunden ausserhalb des Wohnortes in der Landpraxis, DÄBl. (1901), S. 56: *„Es weiss jeder beschäftigte Landarzt, dass man oft genug Nachts herausgeholt wird, um ein weit entfernt wohnendes Kind extra zu besuchen."* Karl M., Dta Em 2196,1, S. 38: *„Meiner Praxis galt die Tagesstunde und so manche Nacht!"*.
73 BArch R 86 (Reichsgesundheitsamt)/1491, Bericht des Dr. med. P. Starke, S. 2. Von ca. 34.000 Ärzten in Deutschland gehörten etwa 27.000 Ärzte dem Hartmannbund an. Davon waren beinahe die gesamte Zahl aller praktischen Ärzte, mit Ausnahme der Militärärzte, der beamteten und Anstaltsärzte Mitglied im Hartmannbund. Dieser regelte von zentraler Stelle die Vertretung der Ärzte.
74 Ebd., S. 4.

Es sind meist Orte, die entweder in armen Gegenden unseres Vaterlandes liegen und nur geringe Tagesentschädigungen für einen Vertreter aufbringen können, teils Orte in gebirgigen Gegenden, wo die Fahrgelegenheit für Landbesuche infolge Pferde- oder Benzinmangels Schwierigkeiten macht, und nicht zum wenigsten solche Orte, die nicht gern Opfer bringen wollen und deshalb verlangen, daß die Vertreter die Praxis auf eigene Rechnung besorgen sollen, das heißt sich selbst verpflegen, sich selbst ein Fuhrwerk beschaffen und dabei noch das Risiko übernehmen sollen, die ohnedies in Kriegszeiten schwierige Bezahlung der ärztlichen Tätigkeit selbst zu regeln.[75]

Wie bereits an anderer Stelle erwähnt, waren die Ärzte und ihre Vereinigungen und Verbände schon in einer frühen Phase des Krieges darauf bedacht, die Gesellschaft auf die kräftezehrende Tätigkeit der in der Heimat verbliebenen Ärzte aufmerksam zu machen. Der Erhalt der physischen und psychischen Leistungsfähigkeit der Ärzte stand dabei im Mittelpunkt. In diesem Zusammenhang wurde explizit auf die Nachtruhe des Arztes hingewiesen:

Zur Nachtzeit rufe den Arzt nur in einem wirklichen Notfalle, denn bedenke, daß auch er nur ein Mensch ist, der seine Nachtruhe nötig hat und daß ein abgehetzter, übermüdeter und in seinem Schlafe häufig gestörter Arzt in seiner körperlichen und geistigen Leistungsfähigkeit leiden muß – zum Nachteil seiner Kranken.[76]

Auch während des Zweiten Weltkrieges appellierten die Vertreter der Ärzteschaft bereits zu Kriegsbeginn an die Bevölkerung. Wieder standen die nächtlichen Patientenbesuche im Mittelpunkt. Diese sollten auf Notfälle beschränkt werden: *„Der Arzt braucht seine Nachtruhe aber ebenso wie jeder andere Volksgenosse oder in diesen Zeiten vielleicht noch mehr als jeder andere.“*[77] Wie bereits im Ersten Weltkrieg, standen die Landärzte auch ab 1939 im Fokus des Diskurses über ärztliche Arbeitsbelastungen. Immer wieder finden sich im Deutschen Ärzteblatt Berichte über deren aufreibende Tätigkeit während des Krieges. Im Jahr 1941 zeichnete Paul Sperling den Arbeitsalltag eines Landarztes nach und bediente sich hierbei bereits erwähnter und immer wiederkehrender Narrative berufsspezifischer Belastungsfaktoren, die darauf abzielten, den Arzt als Heros darzustellen. In diesem Zusammenhang ging er v. a. auf die nächtlichen Hausbesuche ein:

Kurz nach Mitternacht – natürlich fast ausschließlich nach Mitternacht – schreckt die Nachtglocke den praktischen Arzt [...] aus dem ersten Schlaf heraus. [...] Öffentliche Verkehrsmittel stehen ihm nicht zur Verfügung [...]. Auf dem Lande steht zur Winterzeit vielleicht ein Schlitten vor dem Haus, und er tritt seine Reise nach dem einsamen Hof in stundenlanger Nachtfahrt an, oder er muß sich sonstwie bei ägyptischer Finsternis in Marsch setzen.[78]

Bei der Ankunft im Haus des Patienten wurde *„der längst sehnsüchtig und oft ungeduldig vom aufgeregten Kindesvater oder einem anderen Familienmitglied erwartete Doktor bestürmt“* und hatte sich anschließend *„im regelmäßig überheizten Schlafzim-*

---

75   Ebd., S. 5.
76   BArch R 86 (Reichsgesundheitsamt)/1491, Zehn Gebote für den Verkehr mit dem Arzt.
77   Blome: Rücksicht auf die Belastung des Arztes nehmen, DÄBl. (1940), S. 227.
78   Sperling: Die Frau als Berufshelferin des frei-praktizierenden Arztes, DÄBl. (1941), S. 157.

mer" um seine Patienten zu kümmern.[79] Nach der anstrengenden Nacht versorgte der Arzt noch seine Patienten am Tag und selbst in seiner Pause,

> als er gerade den Versuch eines Mittagsschläfchens machen wollte, [...] wird er wieder sanft geweckt, denn der Wagen wartet, die Besuchsliste ist recht lang, und er muß auch noch ins Krankenhaus, um dort bei der Operation eines seiner Patienten zu assistieren.[80]

Innerhalb dieses Beispiels wurden die Narrative des wenigen und unruhigen Schlafes – dessen Bedeutung für die Gesundheit außer Frage stand – mit denen der weiten Wege vereint und stellten damit die höchste Form der Belastung niedergelassener Ärzte dar. Neben der vorrangig propagandistischen Komponente in diesen Texten, die zeitgenössische ärztliche Leitbilder[81] widerspiegelte, wiesen diese subjektiv gefärbten Berichte auch auf die prekäre Situation eines Teils der Ärzteschaft – der niedergelassenen praktischen Ärzte auf dem Land – hin, deren Anziehungskraft und Prestige innerhalb des Standes immer weiter abnahm. In der Zeit nach dem Ende des Zweiten Weltkrieges bis weit in die 1960er Jahre findet sich eine Vielzahl weiterer solcher Berichte in ärztlichen Standeszeitschriften.[82] Hans Neuffer, Präsident der Bundesärztekammer, nutzte im Jahr 1953 in einem Artikel des Deutschen Ärzteblattes die Narrative der Aufopferung, v. a. in Form der andauernden, nächtlichen Bereitschaft, um auf die besondere Stellung des Arztes in der Gesellschaft, die infolge des Krieges und der Verbrechen der Ärzteschaft im Nationalsozialismus in Schieflage geraten war, aufmerksam zu machen:

> Bei der letzten Grippeepidemie ist in Süddeutschland ein Kollege im Schnee umgekommen, weil er – selbst schon an Grippe krank – noch in später Nachtstunde einem Kran-

---

79   Ebd.
80   Ebd.
81   Sperling: Vom schiefen Bild des Arztes, DÄBl. (1954), S. 632: „*Voraussetzung für jede Form von Höchstleistung ist unbestreitbar der Schlaf, und die gestörte Nachtruhe ist eine typische crux medicorum. Mancher lernt es freilich, mit weniger als mit dem von ihm selbst immer wieder empfohlenen Mindestmaß von Schlaf auf die Dauer auszukommen. Keiner fragt aber danach, wie er geschlafen habe, wenn er nachts bei einer Entbindung oder einem Unfall war oder eine plötzlich bedrohliche Erkrankung einen dringlichen Nachtbesuch erforderte. Man nimmt es ihm vielleicht sogar übel, wenn er dann ein wenig kurz ist. Der legendäre ‚grobe' Arzt ist, bei Licht gesehen, gar nichts anderes als der unausgeschlafene Arzt.*"
82   Vgl. hierzu Sasse: Ein Doktor reitet durch den Schnee, S. 29 f.: Carl Hans Sasse berichtet in seinen Erinnerungen über seinen Großvater. Dieser war um die Jahrhundertwende vom 19. zum 20. Jahrhundert Arzt in Balve, Westfalen: „*Wer vermag sich heute noch vorzustellen, welche Einsatzbereitschaft zu Großvaters Zeiten dazu gehörte, in niedriger Bauernstube bei schwelender Petroleumlampe zu Operationen schreiten zu müssen, beispielsweise einen eingeklemmten Bruch zu versorgen. Placken und Schuften füllten das Dasein eines Bauerndoktors zu jener Zeit, Leistung über Leistung wurde ihm angefordert, Tag für Tag und Nacht für Nacht, Einsatz der Persönlichkeit galt noch.*" Sowie Schulten: Der Medizinstudent, S. 138: „*Die Kehrseite besteht in den Anstrengungen seiner Arbeit, oft mit nächtlichen Störungen und weiten Fahrten auf schlechten Wegen verbunden, in der Entfernung von Theater und anderen kulturellen Einrichtungen, nicht zuletzt von höheren Schulen für die heranwachsenden Kinder, dann aber auch in der großen Verantwortung, die er für seine Patienten übernehmen muß und die er mit niemand teilen kann.*"

ken ärztliche Hilfe bringen wollte; er blieb mit seinem Auto im Schnee stecken und ist bei dem Versuch, es flott zu machen, der Erschöpfung erlegen und erfroren.[83]

Diese Darstellungen ärztlicher Belastungen dienten vorrangig dazu, tradierte ärztliche Leitbilder innerhalb der Profession weiterzugeben, das Ansehen bestimmter Ärztegruppen innerhalb der Ärzteschaft zu stärken und nicht zuletzt das Prestige des Standes innerhalb der Bevölkerung zu erhalten. Im Gegensatz dazu finden sich in den 1960er Jahren auch Untersuchungen der Kassenärztlichen Vereinigungen, die sich auf der Basis ihres gesammelten Zahlenmaterials zu erbrachten Leistungen mit der Arbeitsbelastung niedergelassener Ärzte, v. a. während des sich auf regionaler Ebene entwickelnden Notfalldienstes[84], auseinandersetzten. Eine Studie der Kassenärztlichen Vereinigung Nord-Württemberg weist diesbezüglich daraufhin, dass gerade der praktische Arzt auf dem Land und in der Kleinstadt bei der Versorgung seiner Patienten weitgehend auf sich allein gestellt war, da es in diesen Gebieten zumeist keinen kollegial organisierten Notfalldienst gab.[85] In Nord-Württemberg versorgten im dritten Quartal des Jahres 1964 1.838 Ärzte (1.430 Praktische Ärzte und 408 Fachärzte) 3.229.703 Einwohner. In dieser Zeit wurden insgesamt 35.333 Nachtbesuche durchgeführt. Im Durchschnitt hatte somit jeder Arzt zwei Nächte in der Woche Hausbesuche zu verrichten, wobei die Patienten unterschiedlich weit von den Ärzten entfernt wohnten.[86] Die Dauer der Nachtbesuche fiel ebenfalls unterschiedlich aus. Bei etwa sechs Prozent aller Besuche *„wurde der Arzt wegen der Schwere der Erkrankung länger als eine halbe Stunde am Krankenbett festgehalten."*[87] Zusätzlich fanden einmal in der Woche Nachtberatungen per Telefon oder in der Praxis des Arztes statt. Diesbezüglich wies der Vorsitzende der Kassenärztlichen Vereinigung Nord-Württembergs, Siegfried Häußler, auf *„die gesundheitsschädigende Wirkung dieser Dauerbelastung"*[88] hin: Während des Jahres 1964 erkrankten von insgesamt 1.430 praktischen Ärzten 174 so schwer, dass sie durchschnittlich länger als 50 Tage im Jahr krank waren. Das mittlere Alter dieser Ärzte betrug dabei 56 Jahre. Besonders Herzkrankheiten, Magen- und Darmerkrankungen sowie Infektionen und Erkältungskrankheiten wurden bei diesen Ärzten festgestellt: *„65 Prozent unserer erkrankten Kollegen litten also an Krankheiten, die nachgewiesenermaßen bei chronischer Ermüdung sehr häufig auftreten."*[89] Diese krankmachende Komponente der Dauerbereitschaft infolge des Notfalldienstes lässt sich auch in ärztlichen Selbstzeugnissen nachweisen. Rolf R. Weber, der seit 1977 als Facharzt für Allgemeinmedizin in Untereisesheim tätig war,

---

83 Neuffer: Die Stellung des Arztes in der heutigen Gesellschaft, DÄBl. (1953), S. 481.
84 Vgl. hierzu Vogt: Ärztliche Selbstverwaltung im Wandel, S. 610 ff. Beruhte der Notfalldienst ursprünglich auf Absprachen unter Kollegen, so fand nach 1945 unter der Regelung der Ärztekammern und der Kassenärztlichen Vereinigungen eine Normierung des Notfalldienstes statt.
85 Häußler: Der Nachtdienst der Kassenärzte, DÄBl. (1965), S. 903 f.
86 Ebd.
87 Ebd., S. 904.
88 Ebd.
89 Ebd., S. 905.

empfand diese Rundumpräsenz als psychisch sehr belastend. Womit man gerade beschäftigt war, bei Tag wie bei Nacht, der Patient lauerte heimlich im Hintergrund. Ich spürte ständig diesen Druck und seine juristische Relevanz. Diese tägliche und über viele Jahre sich erstreckende Dauerbereitschaft war Stress pur, Stress, von dem es noch eine ganze Reihe anderer Spielarten in meinem Beruf gab. Möglicherweise mag diese unangenehme Seite, speziell des hausärztlich tätigen Arztes, zumindest ein gewichtiger Grund dafür gewesen sein, dass im Laufe der Jahre die Zulassungszahlen bei Allgemeinärzten, die ja fast ausschließlich als Hausärzte fungieren, stetig zurückgingen und die Fach- bzw. Gebietsärzte im umgekehrten Verhältnis zahlenmäßig zunahmen.[90]

In diesem Zusammenhang beschrieb er den ungeregelten Nachtdienst als Hausarrest:

> Zu jener Zeit, aber auch in meiner Praxis-Anfangszeit, waren die Nachtdienste noch nicht organisiert. Jeder Allgemeinarzt war nach dem Krieg bis in die neunziger Jahre hinein laut Berufsordnung[91] verpflichtet, die Nacht hindurch präsent zu sein, was für einen Landarzt soviel wie Hausarrest bedeutete.[92]

Niedergelassene Ärzte, Allgemein- sowie Fachärzte, sind bis heute dazu verpflichtet, *„am Notfalldienst teilzunehmen"*.[93] Ein Ärztemangel in ländlichen und strukturschwachen Regionen besteht noch immer. Zumeist fehlen in der Umgebung Notfallpraxen, was weiterhin zu hohen Belastungen niedergelassener Ärzte auf dem Land führen kann.[94]

Rolf R. Weber konnte infolge seiner ärztlichen Tätigkeit in Untereiseshein *„manch einen Termin [mit Freunden oder Verwandten, S. W.] […] aus Zeitnot oder Erschöpfung nicht wahrnehmen."*[95] In anderen ärztlichen Selbstzeugnissen finden sich jedoch auch immer wieder Berichte über Erholung und Urlaub. Wie niedergelassene Ärzte ihre Freizeit nutzten oder ihr Urlaub aussah, welche Regelungen hiermit verknüpft waren und inwiefern in dieser Zeit Bewältigungsstrategien für den anstrengenden Arbeitsalltag entwickelt wurden, soll im Folgenden thematisiert werden.

---

90 Rolf R. W., Dta Em 3067,1, S. 276.
91 Vgl. hierzu Arnold: Der Beruf des Arztes in der Bundesrepublik Deutschland, S. 78: *„Der niedergelassene Arzt ist verpflichtet, am Notfalldienst teilzunehmen. Nur aus schwerwiegenden Gründen (körperliche Behinderung, besondere familiäre Pflichten, Teilnahme am klinischen Bereitschaftsdienst) kann ein Arzt ganz oder teilweise vom Notfalldienst befreit werden."* Sowie Kahlert: Not- und Sonntagsdienst wie im Altertum, DÄBl. (1974), S. 1423: *„Weil die Ärzte gesundheitlich ruiniert werden! Meistens dauert der Notdienst 48 Stunden. Wenn auch einige Ärzte sich das Wochenende teilen, so besteht die Bereitschaft doch ununterbrochen 48 Stunden lang. Der Landarzt, der auf sich allein gestellt ist, kann unter Umständen ein Leben lang in Bereitschaft sein."*
92 Rolf R. W., Dta Em 3067,1, S. 296.
93 Vgl. dazu Berufsordnung der Landesärztekammer Baden-Württemberg vom 21. September 2016 (ÄBW 2016, S. 506); zuletzt geändert durch Satzung vom 23. Januar 2019 (ÄBW 2019, S. 94); Stand: 14.02.2019. In: https://www.aerztekammer-bw.de/10aerzte/40merkblaetter/20recht/05kammerrecht/bo.pdf, letzter Zugriff 06.03.2019.
94 Windsperger: Die berufliche Belastung von Kassenärzten, S. 34 ff. u. S. 36 ff. Am häufigsten der Belastung nächtlicher Anrufe und Hausbesuche sind Allgemeinmediziner ausgesetzt. Diese finden zumeist außerhalb des Notdienstes statt. Vgl. dazu Korzillus: Ärztemangel, DÄBl. (2015), S. 1504 f.
95 Rolf R. W., Dta Em 3067,1, S. 306.

3.1.4 Erholung, Urlaub und Vertretersorgen

In seiner Autobiographie berichtet Theodor Daniel von Langsdorff über seine Freizeitgestaltung und wie er sich aktiv um einen Ausgleich zum anstrengenden Arbeitsalltag bemühte:

> Die schweren Stunden der Arbeit wurden unterbrochen durch fröhliche Spiele mit den Kindern und leichte Arbeiten im Garten, durch abendliche Geselligkeit, durch Spaziergänge mit der Familie in der Nähe […], durch die Gänge zu den Kranken, welche so mancherlei Beobachtungen in der Natur ermöglichten, auch durch größere Ausflüge in weitere Entfernungen für einen Tag oder durch längeren Urlaub.[96]

Ab 1880 versah von Langsdorff zusätzlich zu seiner Praxis den bezirksärztlichen Dienst in Emmendingen, wodurch er fortan stärker belastet wurde. Er schrieb Gutachten für das Gericht, versorgte die Patienten im örtlichen Spital, die Armen in den umliegenden Dörfern, die Mitglieder der Papierfabrikkrankenkasse, der Eisenbahnbetriebskrankenkasse und die Arbeiter der Bindfadenspinnerei.[97] Infolge der vermehrten Belastung benötigte von Langsdorff *„längeren Urlaub, dessen Dauer jedoch nie 2 Wochen überschritt."*[98]

Die Erholung in Form eines Urlaubs war bei niedergelassenen Ärzten mit der Schließung der Praxis oder der Vertretung durch einen Kollegen verbunden. Die Suche nach einem Vertreter fand über Inserate in Fachzeitschriften oder über *„Vertreterbureaus"* statt. Die *„Bedingungen, welche damals [im ausgehenden 19. Jahrhundert, S.W.] üblich waren […], waren neben freier Reise und Station 5–6 Mark täglich."*[99]

Zu Beginn des 20. Jahrhunderts gestaltete sich die Suche nach einem geeigneten Vertreter, aufgrund des Mangels an ärztlichem Nachwuchs, zunehmend schwieriger.[100] Die Kosten für einen Vertreter stiegen auf bis zu 15 Mark pro Tag.[101] In diesem Zusammenhang forderten die Mitglieder der Ärztekammern Hannover und Schleswig-Holstein im Jahr 1906 eine Aufhebung des Verbots der Vertretung für Medizinalpraktikanten.[102] Die Mehrzahl der Ärztekammern des Reichsgebietes war jedoch dagegen.[103] Das Verbot für Medizinalpraktikanten blieb bestehen.[104]

---

96 Theodor D.v.L., Dta Em 1596, 1, S. 220, vgl. hierzu auch S. 149. Von Langsdorffs Kollege hatte ihn in die *„heitere Gesellschaft […] eingeführt"*, welche ihn *„oft gefangen"* hielt.
97 Ebd., S. 216f.
98 Ebd., S. 225.
99 Lehfeldt: Ueber ärztliche Vertretungen, DÄBl. (1906), S. 16. Vgl. hierzu auch https://www.bpb.de/system/.../BPB_Tabellen_DurchschnittlVerdienstArbeitnehmer.pdf, letzter Abruf 10.06.2019. Nach den Angaben der Bundeszentrale für politische Bildung betrug das durchschnittliche Einkommen eines Arbeiters in Industrie, Handel und Verkehr im Jahr 1895 etwa 1,80 Mark am Tag.
100 Prinzing: Standesangelegenheiten, DMW (1909), S.2279ff. Zwischen den Jahren 1902 und 1906 sinkt die jährliche Zunahme an Ärzten kontinuierlich und liegt im Jahr 1906 auf einem Tiefpunkt bei einer Zunahme von 276 Ärzten pro Jahr.
101 Lehfeldt: Ueber ärztliche Vertretungen, DÄBl. (1906), S. 16.
102 Ebd., S. 16f.
103 Barth: Zur Vertretungsfrage, DÄBl. (1906), S. 312.
104 AdÄKWL, Sitzungprotokolle, 11.03.1910, S. 20.

Die Vertretung auf Gegenseitigkeit war eine weitere, kostensparende Möglichkeit, der sich – aufgrund der geringen Arztdichte in ländlichen und strukturschwachen Regionen – vorrangig benachbarte Kollegen in Städten bedienten.[105] Diese Form der Vertretung hatte jedoch auch Nachteile: Für den Vertreter entstand eine zusätzliche Beanspruchung und *„für den zuerst verreisenden Kollegen ist durch die Fülle der Arbeit, die er gleich bei seiner Rückkehr vorfindet, die Erholung illusorisch.“*[106] Die Klagen der niedergelassenen Ärzte über zu hohe Arbeitsbelastungen sowie die Forderungen nach Erholung rissen in dieser Zeit nicht ab:

> Unmögliches ist niemand zu leisten verpflichtet, das stellt zum Ueberfluss das Bürgerliche Gesetzbuch fest. Erholung ist dem Arzte wie jedem anderen unentbehrlich, manche sagen vielleicht ‚noch mehr wie jedem anderen‘.[107]

Der Sanitätsrat Otto Schiftan schlug 1922 diesbezüglich eine weitere Variante der gegenseitigen Vertretung vor, bei der eine Verknüpfung von Erholung – die Arbeitsbelastung niedergelassener Ärzte in der Stadt sowie auf dem Land schätzte Schiftan in den Sommermonaten als nicht allzu hoch ein – und Weiterbildung im Mittelpunkt stand: Ein Austausch zwischen Stadt- und Landärzten mitsamt der Familie:

> Ich schätze die Tagesarbeit im Sommer auf höchstens fünf bis sechs Stunden, Zeit genug ist übrig, um mit der Familie Ausflüge durch Wald und Flur, über Berg und Tal zu machen; auch der Landarzt hätte seinerseits genügend Musse, die Darbietungen der Grossstadt zu geniessen! Der Austausch gilt nicht allein für Aerzte mit Allgemeinpraxis, nein, auch für Spezialärzte, Zahnärzte sowie für Assistenzärzte an Krankenhäusern und Sanatorien, nicht nur, dass diese Herren sich gegenseitig vertreten könnten, sondern ich halte es auch für uns ältere praktische Aerzte für sehr wünschenswert und angenehm, wenn wir einmal vier Wochen hindurch in einem kleinen Landkrankenhause in aller Ruhe die Fälle klinisch beobachten und behandeln können. Da der Dienst nur wenige Stunden täglich erfordert, so ist die Zeit für die Erholung reichlich bemessen.[108]

Im Gegensatz zu Schiftans Einschätzung zur ärztlichen Arbeitsbelastung finden sich in der Folgezeit in Standeszeitschriften immer mehr Artikel, die über die von niedergelassenen Ärzten stark empfundene *„berufliche Ueberlastung nach der körperlichen und geistigen Seit hin“* berichteten.[109] So heißt es beispielsweise im Deutschen Ärzteblatt aus dem Jahr 1927:

> In dieser Hetzjagd beruflicher Tätigkeit rafft sich der einzelne je nach Entschlusskraft und wirtschaftlichem Vermögen dann und wann zu einer Erholungs- und Ruhepause für die gepeitschten Nerven auf. Noch viel mehr Aerzte aber sind dazu nach meinen Beobachtungen oft viele Jahre nicht imstande und ich kenne sogar nicht wenige ältere und alte

---

105 Barth: Zur Vertretungsfrage, DÄBl. (1906), S. 312, vgl. hierzu auch Prinzing: Standesangelegenheiten, DMW (1909), S. 2280: Im Jahr 1909 gab es beispielsweise in 356 Gemeinden in Deutschland keinen Arzt. Die geringe Arztdichte in kleineren Gemeinden oder in ländlichen Regionen erschwerte die Vertretung auf Gegenseitigkeit erheblich.
106 Lehfeldt: Ueber ärztliche Vertretungen, DÄBl. (1906), S. 16.
107 Barth: Zur Vertretungsfrage, DÄBl. (1906), S. 312.
108 Schiftan: Des Arztes Sommerreise, DÄBl. (1922), S. 99.
109 Wester: Auch der Arzt braucht eine Ruhezeit, DÄBl. (1927), S. 478.

> Aerzte, die seit zwanzig und dreissig Jahren die Wohltat einer beruflichen Ausspannung nicht mehr praktisch an sich erfahren haben.[110]

Inwieweit dieser Artikel die realen Verhältnisse widerspiegelt, lässt sich nach den Aussagen Schiftans nur vermuten. Dagegen spricht jedoch, dass der Artikel hauptsächlich dazu verfasst wurde, Kritik am Kassenarztsystem zu üben und den Forderungen der Ärzteschaft nach einer Verringerung der Arbeitsmasse (Patienten und bürokratische Aufgaben) bei gleichbleibendem Honorar Nachdruck zu verleihen.[111] Ein Erfahrungsbericht eines Landarztes aus dem Jahr 1942 lässt sich ebenfalls in diese Richtung lesen und weist an dieser Stelle wiederum auf die bereits erwähnte Tradierung ärztlicher Leitbilder und die damit einhergehende Inszenierung des Arztes als Heros hin:

> Seitdem [1938, S. W.] bin ich ohne Urlaub Tag und Nacht und seit Kriegsausbruch auch jeden zweiten Sonntag (Sonntagsdienst!) tätig. Dabei habe ich in den letzten zehn Jahren stets über 1200 Patienten durchschnittlich vierteljährlich behandelt.[112]

Auch nach 1945 rissen die Forderungen der Kassenärzte nach einer Urlaubsregelung nicht ab. In einer Korrespondenz zwischen dem Ärzteverein des Kreises Beckum und der Ärztekammer Westfalen vom 7. September 1950 und 11. Oktober 1950 findet sich ein Antragsschreiben des Ärztevereins Beckum. In diesem forderten die Ärzte des Kreisvereins Beckum für alle Kassenärzte mindestens 15 Tage bezahlten und obligatorischen Urlaub.[113] Fünf Jahre später wurde im Zuge der Errichtung der Kassenärztlichen Bundesvereinigung im Jahr 1955 das Gesetz über das Kassenarztrecht erlassen, auf dessen Grundlage 1957 die Zulassungsordnung für Kassenärzte entstand.[114] Diese beinhaltete in § 32 erstmalig[115] eine Urlaubsregelung:

> Der Kassenarzt hat die kassenärztliche Tätigkeit persönlich in freier Praxis auszuüben. Bei Krankheit, Urlaub oder Teilnahme an ärztlicher Fortbildung oder an einer Wehrübung kann er sich innerhalb von zwölf Monaten bis zur Dauer von drei Monaten vertreten lassen.[116]

Für Ärzte in ländlichen Gebieten gestaltete sich die Suche nach einem Vertreter für die Zeit des Urlaubs jedoch auch weiterhin schwierig, wie das Beispiel Rolf R. Webers zeigt[117]:

---

110 Ebd., S. 479.
111 Ebd.: „*Wenn es nicht gelingt, den Kassenarzt zu befreien, von völlig unnötiger Arbeit und ihm die Möglichkeit zu geben, bei einer gegenüber dem heutigen System verminderten reinen Berufstätigkeit zum wenigsten Einnahmen in unverminderter Höhe zu behalten.*" Vgl. hierzu auch Liek: Der Arzt und seine Sendung, S. 51–77.
112 Schiller: Heimatärztliches Erleben in den ersten zwei Kriegsjahren, DÄBl. (1942) S. 10.
113 AdÄKWL, Diverses, 07.09.1950 und 11.10.1950.
114 BGBl. I 1955, S. 513 ff. sowie BGBl. I 1957, S. 572 ff.
115 Vgl. hierzu RGBl. I 1933, S. 541 ff.
116 BGBl. I 1957, S. 577.
117 Vgl. hierzu auch Staacken: Landarzt hinterm Deich, DÄBl. (1972), S. 2488. So berichtet der in Schleswig-Holstein niedergelassene Landarzt Johannes Staacken, dass er in den Jahren von 1925 bis 1971 lediglich „*vierzehn Tage*" Urlaub hatte. Sowie Schulten: Der Arzt, S. 76 und Ursin: Die Überlastung des Landarztes, S. 1788.

Urlaube waren in jener Zeit beinahe anstrengender als zu arbeiten, weil es unter niedergelassenen Ärzten noch keine Vertretung auf Gegenseitigkeit gab, und das Auffinden eines Vertreters zum einen schwierig, zum anderen risikobelastet war. Denn es gab damals kaum vertretungswillige Kollegen, und fand man einen, dann kostete er nicht nur eine Stange Geld, sondern man musste damit rechnen, dass er Alkoholiker oder sonst wie abhängig war, eventuell auch zu unerfahren, wenn er gerade mal ein Jahr Klinik hinter sich hatte.[118]

Die Schließung der Praxis aufgrund eines Urlaubs ist bis heute auf Basis der Zulassungsordnung nur möglich, wenn die Vertretung durch einen Kollegen gewährleistet ist.[119] Somit bleibt die Realisierung eines Urlaubs für niedergelassene Ärzte in strukturschwachen, ländlichen Regionen aufgrund der geringen Arztdichte sowie des Fehlens von Notfallpraxen weiterhin mit großen Mühen verbunden, da oftmals auch die Möglichkeit der Vertretung auf Gegenseitigkeit entfällt.

3.1.5 Fazit

Zu Beginn des Untersuchungszeitraums empfanden niedergelassene Ärzte den Eintritt in die selbständige ärztliche Tätigkeit in der Praxis aufgrund des Fehlens einer adäquaten Ausbildung als enorm belastend. Infolge der praxisnäheren Gestaltung des Medizinstudiums sowie der Möglichkeit zur Weiterbildung zum Facharzt finden sich in den Quellen immer weniger Beispiele für dieses Phänomen. Dennoch zeigte sich, dass der Mangel an Erfahrung im Umgang mit Patienten und deren Krankheiten auch weiterhin innerhalb der Ärzteschaft thematisiert wurde. Durch den Aufbau der Praxis entstand ein hoher persönlicher Aufwand. Die alleinige Verantwortung für die Patienten sowie das Fehlen einer Kontrollinstanz, wie sie im Krankenhaus existierst, konnte in Zusammenhang mit dem geringen Anteil an Freizeit und Ausgleich ebenfalls dazu führen, dass niedergelassene Ärzte ihren Beruf zu Beginn als enorm belastend begriffen.

Ein langsamer Übergang von der Hausbesuchs- zur Sprechstundenpraxis fand im ausgehenden 19. und beginnenden 20. Jahrhundert statt. Die berufsspezifischen Belastungsfaktoren, die in den Sprechstunden, sowie durch Hausbesuche entstanden, wurden v. a. während und nach den beiden Weltkriegen von niedergelassenen (praktischen) Ärzten als hoch beschrieben. In diesem Zusammenhang nutzte die Ärzteschaft immer wiederkehrende Narrative ärztlicher Belastungen, um auf die bedeutende Stellung der Ärzte in der Gesellschaft im Sinne des medizinischen Paternalismus aufmerksam zu machen. Eine Überbelastung und/oder die Entstehung von berufsbedingten Krankheiten wurde damit jedoch nicht verbunden. Im Gegensatz dazu wurde die Dau-

---

118 Rolf R. W., Dta Em 3067,1, S. 295. Vgl. dazu auch S. 296: Um sich Erholung zu verschaffen, übte Weber fortan körperliche Tätigkeiten als Ausgleich zum Praxisalltag aus: Er arbeitete im Garten, pflanzte Kartoffeln an und hackte Holz für seinen Kamin.

119 Vgl. hierzu § 32 der Zulassungsverordnung für Vertragsärzte (Ärzte-ZV) vom 28.12.2011. In: http://www.kbv.de/media/sp/Aerzte_ZV.pdf, letzter Zugriff 07.03.2019.

erbereitschaft niedergelassener Ärzte, v. a. in Form des nächtlichen Notfalldienstes, bereits zu Beginn des Untersuchungszeitraums mit einer hohen Belastung und daraus resultierenden Krankheiten assoziiert. Diese Dauerbereitschaft betraf aufgrund der geringen Arztdichte sowie des Fehlens einer einheitlichen Regelung des Notfalldienstes besonders Ärzte in ländlichen und strukturschwachen Regionen, da diese zumeist die Versorgung der Patienten allein übernahmen. Gerade während des Zweiten Weltkrieges finden sich innerhalb der Standeszeitschriften vermehrt Berichte über die Dauerbelastung von Landärzten. Diese zielten jedoch zumeist auf die Inszenierung, Aufrechterhaltung und Tradierung des ärztlichen Leitbildes des leistungsfähigen, aufopferungsbereiten, physisch und psychisch unverwundbaren Halbgottes in Weiß innerhalb der Ärzteschaft und letztlich auch in der Gesellschaft ab.

Die Realisierung eines Urlaubs war für niedergelassene Ärzte auf dem Land mit großen Mühen verbunden, da die Schließung der Praxis nur möglich war, wenn ein Vertreter für die Zeit der Abwesenheit die eigenen Patienten versorgte. Die Suche nach einem geeigneten Vertreter gestaltet sich jedoch generell als schwierig. Aufgrund der geringen Arztdichte in ländlichen Regionen entfiel oftmals auch die Möglichkeit der Vertretung auf Gegenseitigkeit.

3.2 Angestellte Ärzte in Krankenhäusern

Die Tätigkeit angestellter Ärzte in Krankenhäusern ist stark von den Rahmenbedingungen des sozialen Feldes gekennzeichnet. Die Arbeitszeit sowie die Arbeitszeitregelungen stellen hierbei zentrale, strukturierende Elemente dar. Hiervon gehen diverse Folgewirkungen aus, die sich auf konkrete Arbeitsabläufe, Dienstpläne, Aufgabenbeschreibungen und damit einhergehende Arbeitsbelastungen der angestellten Ärzte auswirken. Neben der Überziehung regulärer, täglicher Arbeitszeiten, der hohen Anzahl an Nachtdiensten und dem von Ärzten häufig erwähnten Zeitdruck bei der Behandlung von Patienten wird in diesem Zusammenhang auch immer wieder auf eine Überforderung durch einen großen Verantwortungsdruck sowie auf eine unzureichende Qualifizierung hingewiesen. Des Weiteren werden von Ärzten mangelnde Unterstützung und Kritik durch Vorgesetzte und Kollegen sowie zu geringe, eigene Handlungs- und Entscheidungsspielräume als belastende Faktoren der ärztlichen Tätigkeit im Krankenhaus genannt. Das Erleben von Arbeitsüberlastungen wird somit in *„hohem Maße von den Kontextbedingungen und von der sozialen Situation am Arbeitsplatz bestimmt“*.[120]

---

120 Stern: Ende eines Traumberufs?, S. 56 u. S. 63 u. S. 89, vgl. hierzu auch Holzknecht: Die Überlastung des Klinikarztes, S. 1789.

3.2.1 Die Klinik – ein Ort begrenzter Handlungsmöglichkeiten

Im 19. Jahrhundert prägte die Preußische Militärakademie Pépinière die Medizin in Deutschland. Die Strukturen der Anstalt zur Aus- und Weiterbildung von Militärärzten wurden zunächst auf die Charité übertragen und verbreiteten sich innerhalb der zweiten Hälfte des 19. Jahrhunderts im ganzen deutschsprachigen Raum. In diesem Zuge wurden die Kliniken nach militärischem Vorbild organisiert und die Stellung der Ärzte hierarchisch strukturiert.[121] Dieses System sowie die damit verbundenen Einstellungen und Wertvorstellung der Chefärzte wurden in den 1930er Jahren erstmalig von den Assistenzenzärzten kritisiert. Hierbei verwiesen sie auch auf die krankmachende Komponente für nachgeordnete Ärzte:

> man empfindet mehr und mehr den ‚Chef‘, die ‚Autorität‘, bekommt das Gefühl des ‚Hände an die Hosennaht‘, von der Kollegialität blättert viel oder restlos alles ab und die hilflose Abhängigkeit kann sich dramatisch bis zum Empfinden eines körperlichen Schmerzes steigern.[122]

Die chefärztliche Haltung äußerte sich zumeist in einer Demonstration von Macht, Stärke und Härte. In diesem Zusammenhang berichtet Werner Meinel, der während des Zweiten Weltkriegs im St. Josephstift in Dresden als Assistent von Chefchirurg Kurt Scharsich[123] arbeitete:

> Es war der Ehrgeiz des leitenden Chirurgen Dr. Scharsich, es beim Operieren auf Geschwindigkeit anzulegen. Deshalb durfte ihm nur eine Schwester assistieren, die langjährig auf ihn eingestellt seinem Anspruch genügte. […] Als der Doktor eines Nachts mich anstelle jener Schwester rufen ließ, ihm bei der Entfernung eines entzündeten Blinddarms zu helfen und ich nur wenige Minuten nach ihm den Operationssaal betrat, legte er schon das letzte Instrument aus der Hand, streifte seinen Mundschutz ab und lachte mir herausfordernd entgegen.[124]

Das schnelle und korrekte Operieren wurde von Scharsich explizit als Möglichkeit genutzt, seine Macht zu demonstrieren, sich vom Assistenten Meinel abzugrenzen und seine Position in der Hierarchie des sozialen Feldes der Klinik zu verdeutlichen. Die Vormachtstellung der leitenden Ärzte innerhalb des Krankenhauses sowie die hierarchisch-militärische Prägung dieses Systems änderte sich auch nach 1945 nicht. Dies lag v. a. daran, dass innerhalb der Ärzteschaft nur eine geringfügige Fluktuation stattfand und ein Großteil der leitenden Ärzte der Vorkriegszeit weiterhin die hohen Positionen innerhalb der Kliniken bekleidete.[125] Der Anästhesist Hans Wolfgang Opderbecke berichtete in seinen „Erinnerungen" über die Zeit als Gastarzt auf der chirurgischen Abteilung der Universitätsklinik Düsseldorf im Jahr 1953 über die *„gele-*

121 Ruebsam-Simon: Veränderung beginnt im Kopf, DÄBl. (2002), S. 2840, vgl. hierzu Fürst: Der Arzt, S. 79.
122 Kiffner: Kollegialität!, DÄBl. (1934), S. 122.
123 Vgl. hierzu, Schaarschmidt: Dresden 1945, S. 237.
124 Werner M., Dta Em 796,1, S. 174.
125 Vogt: Ärztliche Selbstverwaltung im Wandel, S. 117–122 sowie Hafeneger; Velke; Frings: Geschichte der Hessischen Ärztekammern, S. 424.

gentlichen bajuwarischen Zornesausbrüche Derras[126]*, die die Wände erzittern und die Mitarbeiter erstarren ließen.*"[127] Die Arbeitsatmosphäre war weiterhin von militärischen Idealen der Härte und Stärke geprägt; das Eingeständnis von Schwäche sowie deren Offenbarung vor Vorgesetzten, Kollegen und Patienten keine Option. Am Beispiel Derras zeigte sich, dass der Druck, der bei Chefärzten v. a. in Form der großen Verantwortung für Patienten und Mitarbeiter vorhanden war, an die nachgeordneten Ärzte weitergegeben wurde. In Verbindung mit dem innerhalb der professionellen Sozialisation verinnerlichten ärztlichen Habitus führte dies zu einem Arbeitsklima, das von der Aufrechterhaltung der Fassade der Leistungsfähigkeit, der Aufopferungsbereitschaft, der physischen und psychischen Unverwundbarkeit und der damit einhergehenden Tabuisierung von Schwächen bestimmt war. Dies führte innerhalb des Feldes zu einer Limitierung ärztlicher Handlungsmöglichkeiten.[128]

Die Weitergabe von Druck lässt sich in der Klinik jedoch nicht nur vertikal nach unten, sondern auch horizontal, als sozialer Druck unter gleichrangigen Ärzten beobachten. In diesem Zusammenhang berichtete die Anästhesistin Heidi Schüller in den ausgehenden 1980er Jahren beispielhaft von einer Nacht im Operationssaal:

> Wortlos gleiten Skalpelle und Haken in die fordernd aufgehaltenen Hände der Operateure, die Hand schnappt zu, jeder Griff muß sitzen. Bewegungsabläufe, die den Charakter dieser Gattung Mediziner prägen. Kurz und bestimmt, ohne wenn und aber, dominant und herrisch. [...] Gelegentlich wird auch gebrüllt und geflucht, wenn nämlich ein Rädchen dieser perfekt eingespielten Maschinerie nicht greift, wenn ein Glied der Helferkette den Ablauf der anderen verzögert. Dann versprühen nervöse Augen giftige Blitze zwischen Mundschutz und Kopfhaube. Floretthiebe, die sitzen. Emotionale Volltreffer.[129]

Das Funktionieren, die Leistungsfähigkeit der Ärzte, als ein in der professionellen Sozialisation verinnerlichtes Merkmal des ärztlichen Habitus, wurde in Drucksituationen von den Vorgesetzten wie auch von den Kollegen, vorausgesetzt. Ein davon abweichendes Verhalten wurde von diesen als Schwäche ausgelegt und negativ bewertet.[130]

Das soziale Feld der Klinik stellt sich demnach als ein Raum mit beständigen Strukturen und beschränkten Handlungsmöglichkeiten der einzelnen Akteure dar, in dem sich der in der zweiten Hälfte des 19. Jahrhunderts entstan-

---

126 Vgl. hierzu https://www.deutsche-biographie.de/sfz028_00460_1.html, letzter Zugriff 06.06.2019.
127 Hans W. O., Dta Em 1758,1, S. 64; vgl. hierzu auch Forsbach: Die Medizinische Fakultät der Universität Bonn im „Dritten Reich", S. 388.
128 Ruebsam-Simon: Veränderung beginnt im Kopf, DÄBl. (2002), S. 2840.
129 Schüller: Eine lange Nacht im OP, DÄBl. (1989), S. 1517 ff.
130 Hanff-Scholtyssyk: Kompliment, DÄBl. (1990), S. 1068, vgl. hierzu Wegener; Kostova: Belastung und Beanspruchung von Krankenhausärzten, S. 251. Das Risiko der gesundheitlichen Gefährdung durch Burnout erhöhte sich infolge negativer kommunikativer Erfahrungen sowie durch *„eine als vermindert angesehene Unterstützung durch Vorgesetzte oder ein verschlechtertes Verhältnis zu den Kollegen und Kolleginnen."*

dene ärztliche Habitus professionellen Stils bis heute relativ stabil hält.[131] Die Einstellungen und daraus resultierenden Verhaltensweisen der einzelnen Ärzte sind dabei stark vom eigenen Selbstbild sowie den Erwartungen und Ansprüchen Anderer, den Vorgesetzten, den Kollegen und den Patienten geprägt. Die Überschreitung von physischen und psychischen Grenzen in der Ausübung des Berufes, das Ignorieren von aufkommenden Krankheitssymptomen sowie die Aufrechterhaltung der Fassade der physischen und psychischen Unverwundbarkeit stellen zentrale Elemente dieses Habitus dar und gelten innerhalb der Klinikstrukturen bis heute als Norm.[132] Diese ärztliche Haltung wurde infolge der gesellschaftlichen Strömungen seit den ausgehenden 1960er Jahren innerhalb der Ärzteschaft immer häufiger kritisiert.[133] Jedoch zeigte sich, dass sich das Bild vom vielfach zitierten „Halbgott in Weiß" auch weiterhin in den Köpfen vieler Ärzte, insbesondere von Chirurgen, hartnäckig hielt.[134] So kritisierte zu Beginn der 1990er Jahre Udo Steenblock, Chefarzt der chirurgischen Abteilung des Kreiskrankenhauses Bad Säckingen, den aufkommenden Wandel des Arztbildes heftig und sprach sich in diesem Zuge für den Erhalt des bis weit nach 1945 bestehenden Ideals des Chirurgen als *„Kraftmeier"*[135] aus: *„Mit seichtem Geplätschere ist in der Chirurgie kein Staat zu machen."*[136] Im Gegensatz zu Steenblock finden sich in dieser Zeit aber auch vermehrt Stimmen, die auf einen allmählichen Wandel des ärztlichen Selbstverständnisses hindeuten.[137] Aufgrund der relativen Stabilität des ärztlichen Habitus sowie der Strukturen innerhalb des sozialen Feldes der Medizin hat das heroische Bild vom Arzt jedoch bis heute Bestand.[138]

131 Vgl. hierzu Kaupen-Haas: Die Stellung des praktischen Arztes in der lokalen Ärzteschaft, S. 166.

132 Rudde: Arzt mit vierzig – ex und hopp?, DÄBl. (1990), S. 533.

133 Vogt: Ärztliche Selbstverwaltung im Wandel, S. 80. Zur Kritik am hierarchischen System in der Klinik vgl. auch Anonym: „Halbgott in Weiß", Der Arzt in Krankenhaus und Gesundheitswesen. Monatsschrift des Marburger Bundes (1970), S. 471.

134 Vgl. hierzu auch Nissen: Ärztliche Autorität in Klinik und Krankenhaus, Der angestellte Arzt (1965), S. 278.

135 Vgl. hierzu Bootz: Der gehemmte Äsculap, DÄBl. (1960), S. 1154.

136 Steenblock: „Geplätschere", DÄBl. (1990), S. 1069.

137 Hanff-Scholtyssyk: Kompliment, DÄBl. (1990), S. 1068; Mebs: Sehr erfreulich, DÄBl. (1990), S. 1068; Walter: Zustimmung, DÄBl. (1990), S. 1068; vgl. hierzu Schmitt: Frustration eines Assistenzarztes, DÄBl. (1990), S. 981 sowie Gibis et al.: The Career Expectations of Medical Students, DÄBl. Int. (2012), S. 327–332.

138 Hornung et al.: Aufruf, DÄBl. (2018), S. 1686.

3.2.2 Arbeitsbelastungen angestellter Ärzte in Krankenhäusern

Hoher persönlicher Aufwand und große Verantwortung

In seinen Erinnerungen berichtet der leitende Chirurg des Krankenhauses Bethanien in Polzin, Eduard Lehmann, über die hohen Belastungen seiner ärztlichen Tätigkeit:

> Nachdem ich mehrere Jahre die größte Ausdehnung des Geistes und die größten Strapazen des Körpers Tag und nacht (sic!) hindurch ausgehalten hatte, fühlte ich allmählich, daß mein Körper aufgerieben wurde und bald erliegen mußte. Da kam der Krieg övon [von] 1866, welcher meine Einberufung als Bataillonsarzt bei dem 21. Landwehrregiment veranlaßte. Da die Strapazen des Krieges leicht wa Miren [mir leicht waren] im Vergleiche zu den übermenschlichen Anstrengungen, welche ich im Frieden Jahre hindurch gehabt hatte, so erholte ich mich in diesem Kriege zusehends und kehrte rüstig an Körper und Geist aus demselben [...] zurück [...].[139]

Der gute Gesundheitszustand Lehmanns hielt jedoch nicht lange. Bereits zwei Jahre später erkrankte der Chirurg im Herbst an einer *„Entzündung der Lunge und des Brustfells"*, die ihn den ganzen Winter über ans Bett fesselte. Seine Erkrankungen führte er dabei immer wieder auf die *„übermenschlichen Anstrengungen und Strapazen"*, die seine ärztliche Tätigkeit mit sich brachte, zurück.[140]
Zu Beginn des Untersuchungszeitraums verfügten die Krankenhäuser im Deutschen Reich zumeist nur über eine geringe Anzahl an Betten. Die Zahl der Ärzte, die an den Krankenhäusern tätig waren, war dementsprechend gering.[141] An den Kliniken waren zumeist ein Leiter und ein oder zwei hauptberufliche Assistenten angestellt. Letztere sollten die Arbeit des Klinikleiters erleichtern und sich in dieser Zeit auf praktischer sowie wissenschaftlicher Ebene weiterbilden. Die Vergabe der Stellen erfolgte zumeist im privaten Kreis, z. B. durch persönliche Beziehungen der Bewerber zum Klinikdirektor oder zu bereits angestellten Assistenten. Die Stellen waren auf zwei Jahre befristet.[142] Gängige Praxis war jedoch, diese weitaus länger zu besetzen.[143] Hierfür gab es mehrere Gründe: Zum einen strebten viele der Assistenten eine Karriere als Klinikleiter oder Universitätsprofessor an und blieben aus diesem Grund weiterhin im Krankenhaus. Hinzu kam, dass die jahrelange Weiterbildung sowie die Erfahrung im Umgang mit Patienten einen möglichen späteren Einstieg in die Praxis für die Assistenten erleichterten. Auch die Klinikleiter hatten ein großes Interesse daran, ihre langjährigen Assistenten zu halten, da diese einen Großteil ihrer Arbeit übernahmen und sie sich ihrer wissenschaftlichen Tätigkeit widmen konnten.[144]

139 Eduard L., Dta Em 3388,1, S. 9 ff.
140 Ebd.
141 Vogt: Ärztliche Selbstverwaltung im Wandel, S. 526.
142 Matthes: Die Assistenzärzte, S. 62.
143 Vgl. hierzu ebd., S. 64 f.
144 Anonym: Das medicinische Studium und das Assistententhum an deutschen Universitäten, DÄBl. (1890), S. 160 ff., vgl. hierzu auch Matthes: Die Assistenzärzte, S. 69 f. u. S. 188.

Doch wie sah die Tätigkeit der Assistenzärzte in der zweiten Hälfte des 19. Jahrhunderts aus und zu welchen Bedingungen arbeiteten sie in der Klinik? In seinen Memoiren berichtet Wilhelm Ebstein ausführlich von seiner ersten Assistentenstelle auf der zweiten Inneren Abteilung des Allerheiligenspitals in Breslau. Diese trat er am 1. Mai 1862, im Alter von 25 Jahren, unter folgenden Bedingungen an:

> Der Gehalt der Assistenzärzte war kein glänzender. Er betrug jährlich 150 Thaler und 10 Thaler Entschädigung für Beheizung und Licht. Möbel wurden nicht geliefert. Die Wohnung auf 30 Thaler veranschlagt war frei. Die Zimmereinrichtung mußte sich jeder selbst besorgen.[145]

Während der Choleraepidemie in Breslau im Jahr 1866 bestand seine Tätigkeit im Wesentlichen aus der Behandlung der Betroffenen: *„Es war zum Teil aufreibender Dienst und während der Hochflut der Epidemie bin ich Tag und Nacht nicht aus den Kleidern gekommen.“*[146] Ebstein versorgte zudem die eigene Abteilung und übernahm die Obduktionen in der Klinik.[147] Zwei Jahre später wurde der Internist vom Geheimen Sanitätsrat Graetzer[148] mit weiteren Aufgaben in dessen Privatpraxis betraut. Das Mehr an Arbeit und Verantwortung spiegelte sich jedoch nicht in seinen Einkünften wider: *„Ich erinnere mich, dass ich […] gegen Ende des Monats oft genug nicht über einen Taler in der Tasche verfügte.“*[149] Da Ebstein aus einer Kaufmannsfamilie stammte[150] hatte er aufgrund seiner wenig ertragreichen Tätigkeit zudem mit Druck seitens der Familie zu kämpfen.[151]

Mit der steigenden Zahl sowie dem Ausbau der Krankenhäuser im ausgehenden 19. und beginnenden 20. Jahrhundert erhöhte sich die Zahl an Betten und benötigten Assistentenstellen.[152] Letztere waren wie bereits beschrieben, zumeist mit einem geringen Honorar verbunden und die Assistentenzeit fiel üblicherweise in einen Lebensabschnitt junger Ärzte, der traditionellerweise von Heirat und Familiengründung geprägt war.[153] Aus diesem Grund ließ sich

---

145 Ebstein: Ein Leben für die Medizin, S. 46 f.
146 Ebd., S. 58.
147 Ebd.
148 https://www.deutsche-biographie.de/sfz21960.html#top, letzter Zugriff 25.03.2019.
149 Ebstein: Ein Leben für die Medizin. Memoiren, S. 64.
150 https://www.deutsche-biographie.de/sfz12373.html, letzter Zugriff 14.06.2018.
151 Ebstein: Ein Leben für die Medizin, S. 64.
152 Fürst: Der Arzt, S. 75, vgl. hierzu Eduard L., Dta Em 3388,1, S. 6 ff.: Eduard Lehmann wurde am 1. Oktober 1855 mit 25 Jahren als Arzt im Musterkrankenhaus Bethanien in Polzin, Pommern, angestellt. Nach den Angaben aus seinen „Erinnerungen" stieg die Zahl der Betten in seiner Klinik in der Zeit von 1855 bis 1876 von zehn auf 90. Über das Verhältnis von Ärzten zu Patienten berichtet Lehmann, dass dieses bei 1:45 lag. Vgl. dazu auch Liek: Arzt und Krankenhaus, DÄBl. (1928), S. 607. In Preußen stieg in den Jahren zwischen 1904 und 1920 die Zahl der Krankenbetten von insgesamt 66.000 auf 204.000. In Danzig von 1901 bis 1927 von 510 verfügbaren Betten auf 915. Auch die Zahl der Aufnahmen stieg im gleichen Zeitraum von 4.610 auf 9.866.
153 W.: Krankenhausärzte und Assistenten, DÄBl. (1906), S. 177 ff. Vgl. hierzu auch Hadrich: Zur sozialen und wirtschaftlichen Lage der angestellten Ärzte, DÄBl. (1935), S. 160: Bei der Betrachtung der sozialen Verhältnisse der angestellten Ärzte zeigte sich, dass vor dem Ersten Weltkrieg nur wenige verheiratet waren und noch weniger Kinder hatten. Auch

auch weiterhin eine große Anzahl an Medizinstudenten als praktische Ärzte nieder[154] und trat zumeist *„ohne oder nach höchstens 1–2jähriger Assistenten- oder Volontärzeit in die Praxis ein."*[155] Die Folge davon war, dass ein Mangel an Assistenzärzten entstand.[156] Dieser wirkte sich nach Einführung des Praktischen Jahres 1901 u. a. auch auf die Medizinalpraktikanten aus, die in einigen Fällen die fehlenden Assistenten vollwertig zu ersetzen hatten und eigenverantwortlich im Krankenhaus handeln mussten.[157]

Während des Ersten Weltkrieges erhöhten sich die Arbeitsbelastungen für angestellte Ärzte in Krankenhäusern zunehmend. Die Kliniken waren infolge des Krieges stark belegt, die Patienten zumeist schwer verwundete Soldaten.[158] Durch die Einberufung einer Vielzahl an Assistenten wurde die Menge an Arbeit für die in Deutschland verbliebenen Ärzte weiter erhöht. Letztere waren bei der Versorgung der Kranken oftmals auf sich allein gestellt, wie das Beispiel des Oberarztes Oswald Bumke zeigt: *„Die Assistenten gingen im Herbst 1914 ins Feld; ich blieb mit 400 Kranken und einer großen militärischen Ambulanz bei ganz ungenügender ärztlicher Hilfe zurück."*[159]

Der Bedarf an Ärzten im Krankenhaus wächst

Nach dem Ende des Ersten Weltkrieges nahm die Zahl der Assistenten stetig zu. Dies lag u. a. auch an den auf dem Ärztetag in Bremen 1924 ausgearbeiteten Leitsätzen zur Facharztausbildung sowie an § 15 der Standesordnung des

nach dem Krieg änderte sich die Situation zunächst nicht. Bei der Volkzählung 1925 zeigte sich, dass nur 10 % der Assistenzärzte verheiratet waren. Eine Umfrage unter 3.500 Assistenten im Jahr 1934 deutet auf einen allmählichen Wandel hin. Insgesamt waren 55 % über 30 Jahre alt, 45 % zwischen 26 und 29 Jahren und 60 % länger als zwei Jahre Assistenten im Krankenhaus, knapp 20 % sogar länger als sechs Jahre. Ein Drittel aller Befragten war verheiratet. Kinder blieben aber weiterhin selten. Von den insgesamt 728 verheirateten Assistenten hatten 426 keine Kinder, 170 lediglich ein Kind und 90 zwei Kinder. Die restlichen 42 Assistenten hatten zwischen drei und vier Kindern. Die Gründe für die geringe Anzahl an Kindern lagen hauptsächlich im niedrigen Gehalt und der nicht gelösten Wohnungsfrage – immerhin 22 % der verheirateten Assistenten wohnten im Krankenhaus. Vor dem Krieg wurde diese Situation von den meisten Ärzten akzeptiert, da die Tätigkeit im Krankenhaus die Zeit von zwei Jahren nicht überschritt und die *„eigenen wirtschaftlichen Verhältnisse besser als heute [Mitte der 1930er Jahre, S. W.] waren."*

154 Vgl. hierzu auch Sewering: Der Arzt im Krankenhaus, DÄBl. (1961), S. 1379.
155 W.: Krankenhausärzte und Assistenten, DÄBl. (1906), S. 177.
156 Ebd. S. 177 ff.
157 Anonym: Ueber die Missstände des praktischen Jahres, DÄBl. (1910), S. 372 sowie Anonym: Das praktische Jahr der Mediziner, DÄBl. (1912) S. 854.
158 Arthur B., Dta Em 726,3, S. 367: *„Die Belegung der Klinik war während des ganzen Krieges, abgesehen von den ersten Wochen, sehr stark. Namentlich Verwundete in Spätstadien wurden uns zugewiesen."*
159 Bumke: Erinnerungen und Betrachtungen, S. 76. Vgl. hierzu Eckart: Medizin und Krieg, S. 101: Von insgesamt etwa 34.000 Ärzten *„befanden sich während des Krieges jährlich etwa 24.000 durchschnittlich in Heeresdiensten. [...] Etwa zwei Drittel der 24.000 Ärzte standen im Feld, etwa ein Drittel arbeitete in der Heimat."*

Deutschen Ärztevereinsbundes aus dem Jahr 1926. Hierin wurde erstmalig eine besondere Vorbildung des Facharztes von Seiten der Ärzteschaft vorgeschrieben. Diese Regelungen wurden jedoch in der Folgezeit nicht in allen Landesteilen umgesetzt.[160] Auch der Ausbau der Krankenhäuser ging stetig voran und die Zahl der Betten nahm weiterhin zu.[161] Dies hatte zur Folge, dass das Verhältnis der Assistenten zur Bettenzahl je nach Kliniktyp stark variierte. An Universitätskliniken lag dieses beispielsweise bei durchschnittlich 1:25, in einigen konfessionellen Krankenhäusern kam ein Assistent auf 100 Betten. In wenigen Ausnahmen hatten diese sogar bis zu 300 Betten zu versorgen.[162] Um eine Überlastung der Assistenten zu verhindern und diesen eine angemessene Bezahlung zu garantieren, forderte der 1925 gegründete Bund Deutscher Assistenzärzte e. V. einheitliche Regelungen zur Anstellung und gab hierzu noch im selben Jahr erste Richtlinien heraus. In diesen wurden die Rahmenbedingungen der Tätigkeit nachgeordneter Ärzte erstmalig definiert. So sollte das Verhältnis Assistent zu Patienten 1:50 betragen. Dies war demnach höher als bei Universitätskliniken, jedoch weitaus niedriger als bei anderen Krankenanstalten. Des Weiteren wurde festgehalten, dass die Anstellungungsdauer die Weiterbildung zum Facharzt gewährleisten sollte. Die Unterkunft sowie die Verpflegung der Assistenten wurden in den Richtlinien ebenfalls festgelegt. Demnach hatten die Assistenzärzte Anspruch auf Verpflegung sowie eine Dienstwohnung.[163]

Im Zuge der Gleichschaltung der Ärzteschaft wurden die angestellten Ärzte mit Wirkung zum 1. Oktober 1934 in die Kassenärztliche Vereinigung Deutschlands eingegliedert.[164] Mit Einführung der Berufsordnung im Jahr 1936 wurde die Weiterbildung zum Facharzt für alle angehenden Fachärzte auf Reichsebene verbindlich. Je nach Disziplin betrug diese zwischen drei und sechs Jahren.[165] Es kam zu einem Überangebot an Assistenzärzten. Dieses wirkte sich auch auf die Rahmenbedingungen ärztlicher Tätigkeit im Krankenhaus aus.[166] Julius Hadrich, Leiter der Statistischen Abteilung der Kassenärztlichen Vereinigung Deutschlands, ging im Jahr 1935 davon aus, dass rund 60 % der Assistenten auf Basis der Tarifverträge nach Abzug aller Steuern we-

---

160 Vogt: Ärztliche Selbstverwaltung im Wandel, S. 376 f.
161 Ebd., S. 526 sowie S. 548.
162 Hansberg: Die Neuregelung des ärztlichen Studiums, DÄBl. (1921), S. 8 f. Zum Verhältnis der Chefärzte zur Bettenzahl vgl. Liek: Arzt und Krankenhaus, DÄBl. (1928), S. 608: *„Gewissenhafte und hochbegabte Krankenhausärzte haben mir versichert, mehr als 150 bis höchstens 200 Kranke könne ein einzelner, auch bei größter Arbeitskraft, nicht betreuen. Für chirurgische Abteilungen genügten 100 Betten für einen Chefarzt."*
163 Anonym: Anstellungsbedingungen für Assistenzärzte an Krankenanstalten, DÄBl. (1925), S. 264 ff.
164 Hadrich: Eingliederung der angestellten Ärzte in die Kassenärztliche Vereinigung Deutschlands, DÄBl. (1935), S. 41 f.
165 Vogt: Ärztliche Selbstverwaltung im Wandel, S. 376 f.
166 Starck: Ausbildung der Jungärzte im Krankenhaus, DÄBl. (1935), S. 926 f.: Starck ging davon aus, dass es nur noch wenige niedergelassene Ärzte in der Praxis gab, die nicht zuvor eine gewisse Zeit als Assistent an einem Krankenhaus gearbeitet hatten.

niger als 200 RM monatlich bekamen und lediglich sechs Prozent ein Einkommen von mehr als 400 RM[167] monatlich bezogen.[168] Die Situation für angestellte Ärzte an konfessionellen Häusern war jedoch noch gravierender. In seinen Erinnerungen beschreibt Werner Meinel die Situation am Diakonissenhaus in Dresden im Jahr 1936:

> Die Krankenhäuser waren damals von Ärzten überlaufen, es war für sie nicht leicht, eine bezahlte Anstellung zu finden. Lediglich der Stationsarzt bezog ein Gehalt, Wohnung und Verpflegung wurden darauf angerechnet; er bewohnte mit Frau und Kind nicht mehr als ein Zimmer des Hauses und aß mit der Familie im Kasino. So war er immer, auch nachts, verfügbar. All die Assistenten und Hospitanten aber arbeiteten umsonst, ab und zu nur schob ihnen, und so auch mir, die Oberschwester ein Mittagessen zu. Es sollte niemand sehen, man vertilgte es schnell in der Stationsküche, ohne sich hinzusetzen.[169]

Mit Beginn des Krieges und der Einziehung vieler Ärzte zur Wehrmacht kam es jedoch rasch wieder zu einem Mangel an Ärzten in den Krankenhäusern. Der Direktor der Frauenklinik an der Universität Tübingen, August Mayer, berichtet in seinen Memoiren, dass er in der Zeit von 1939 bis 1945 zeitweise der einzige Operateur an der Klinik gewesen sei.[170] Auch Hellmuth Lehmann weist auf einen Mangel an Ärzten am Robert-Bosch-Krankenhaus in Stuttgart im Jahr 1943 hin. Das Fehlen von Personal assoziierte er jedoch nicht mit einer erhöhten Belastung für die verbliebenen Ärzte:

> Die Untersuchung ganz allgemein, bewegt sich durchaus in klinischen üblichen Bahnen. Die Kriegsverhältnisse bringen es mit sich, dass durch Ärztemangel manches kürzer ausfällt als sonst.[171]

Der Krankenhausbetrieb verlief auch in anderen Bereichen bis in das Jahr 1944 in gewohnten Bahnen. Darauf deuten zumindest die Urlaubsregelungen für angestellte Ärzte in Krankenhäusern hin. Diese blieben von den Kürzungen des Erholungsurlaubs für Beamte und Angestellte im öffentlichen Dienst auf höchstens 14 Tage ausgenommen, da sie wie das Krankenpflegepersonal dem „*Personenkreis mit besonderer gesundheitlicher Gefährdung*" angehörten.[172]

Überlange Arbeitszeiten und nächtliche Anwesenheitspflicht

In den ersten Jahren nach Ende des Zweiten Weltkrieges bestand rasch wieder ein Überangebot an Ärzten.[173] Dies führte dazu, dass viele junge Ärzte die Zeit

---

167 Vgl. hierzu Hachtmann: Lebenshaltungskosten und Reallöhne, S. 46. In http://dx.doi. org/10.14765/zzf.dok.1.802, letzter Zugriff 10.06.2019. Der durchschnittliche Nettolohn eines Arbeiters in der Industrie betrug nach Hachtmann etwa 121 RM pro Monat.

168 Hadrich: Zur sozialen und wirtschaftlichen Lage der angestellten Ärzte, DÄBl. (1935), S. 159 ff.

169 Werner M., Dta Em 796,1, S. 96 f.

170 Mayer: 50 Jahre selbst erlebte Gynäkologie, S. 35 f.

171 Anonym: Chronik der Familie Lehmann, S. 135 f.

172 AdÄKWL, Rundschreiben der RÄK, 05.07.1943.

173 Vgl. hierzu auch Anonym: Die Zahl der Approbationen im Bundesgebiet seit 1946, Der angestellte Arzt. Mitteilungsblatt des Marburger Bundes (1953), S. 238.

bis zu ihrer Niederlassung mit der Weiterbildung im Krankenhaus überbrücken mussten. Eine Folge davon war, dass die Krankenhausträger, *„nicht zuletzt auch die konfessionellen Häuser"*, ihre bezahlten Stellen begrenzten, sodass viele Assistenzärzte, wie bereits auch vor dem Krieg, *„oftmals ohne Bezahlung oder für ein Taschengeld arbeiten"* mussten.[174]

Das Wachstum vieler Krankenhäuser in den 1950er Jahren aufgrund des Fortschrittes der Medizin und der weiteren Ausdifferenzierung der einzelnen Fachbereiche sowie des gesellschaftlichen Wandels nach 1945 führten dazu dass sich der Bedarf an ärztlichem Personal in den Krankenhäusern erhöhte.[175] In vielen Fällen reagierten die Krankenhausträger jedoch nicht schnell genug und es kam vielerorts zu Engpässen beim ärztlichem Personal.[176] In einem Schreiben an die Stadt Stuttgart vom 22. Januar 1953 beschrieb der ärztliche Direktor der städtischen Nervenklinik des Bürgerhospitals, Karl Haug, die Verhältnisse in seinem Zuständigkeitsbereich. Darin führte er aus, dass die Klinik über insgesamt 235 Betten verfüge und diese durchschnittlich mit 200 Kranken belegt waren. Die Versorgung der Patienten übernahmen der ärztliche Leiter sowie zwei Oberärzte, vier planmäßige Assistenzärzte, fünf planmäßige Volontärassistenzärzte und ein Pflichtassistent.[177] Nach den Angaben Haugs hatte somit ein Assistenzarzt etwa 50 Kranke zu versorgen. Das Gehalt der Assistenten reichte jedoch oftmals nicht aus und so übernahmen einige von ihnen, wie das Beispiel des Stationsarztes Mies zeigt, verschiedene ärztliche Nebentätigkeiten. Dieser begann seinen Arbeitstag mit Röntgenuntersuchungen, der Visite und dem Frühstück. Danach ging er dem Schreiben von Arztbriefen nach und verschwand anschließend *„oft bis zum nächsten Morgen, da er von seinem Assistentengehalt mit seiner Familie nicht existie-*

174 Margret A., Dta Em 2107,1, S. 35, vgl. hierzu auch Anonym: Assistenzärzte werden durch Volontärärzte ersetzt!, DÄBl. (1953), S. 101: Aus Besoldungsberichten privater und gemeinnütziger Krankenanstalten in München ging hervor, dass in vielen Fällen Volontärärzte oder Pflichtassistenten anstelle von Assistenzärzten angestellt wurden, da diese nur in den seltensten Fällen mit 70 % der TO. A III vergütet wurden. Vgl. hierzu auch Sewering: Der Arzt im Krankenhaus, DÄBl. (1961), S. 1376 ff.

175 Sewering: Der Arzt im Krankenhaus, DÄBl. (1961), S. 1376 ff. Nach 1945 stieg die Morbidität der Menschen in der Bundesrepublik sprunghaft an. Die Möglichkeiten einer Versorgung Zuhause war aufgrund des Personenmangel sowie des Platzmangels nicht mehr gegeben und die Ärzte mussten ihre Patienten zur Versorgung in Krankenhäuser schicken.

176 Zuckschwerdt: Fortschritte der Medizin, DÄBl. (1956), S. 919, vgl. hierzu auch Kraske: Arzt und Krankenhaus, DÄBl. (1949), S. 99 ff.

177 StA Stuttgart, 250(Bürgerhospital)/659: Unterlagen und Notizen zu Personalangelegenheiten: Schreiben Haugs an das Hauptamt der Stadt Stuttgart über die Bürgerhospitalverwaltung vom 22. Januar 1953, Betreff: Ärztl. Stellenplan an der Städt. Nervenklinik – Bürgerhospital. Vgl. hierzu auch ebd.: Schreiben Haugs an die Bürgerhospitalverwaltung vom 14.10.1954, Betreff: Antrag auf weitere Hilfsarztstellen an der Nervenklinik. Vgl. hierzu auch Schulten: Der Medizinstudent, S. 126 ff. sowie Anonym: Ärztliche Besetzung der Krankenanstalten im Bundesgebiet, Der angestellte Arzt. Mitteilungsblatt des Marburger Bundes (1954), S. 217.

ren konnte und Praxisvertretungen übernahm".[178] Im Fall Franz Hermann Frankens führte dies dazu, dass er als Pflichtassistent bereits nach kurzer Zeit eigenverantwortlich ärztliche Tätigkeiten auszuüben hatte. Auf der Frauenabteilung Stuttgart-Berg des Krankenhauses Bad-Cannstatt wurde Franken *„schon nach wenigen Monaten [...] zum Nachtdienst eingeteilt, ohne jede Bezahlung natürlich, und obwohl ich noch nicht vollapprobiert war. Aber das nahm man nicht so genau."*[179]

Besonders prekär wurde die Situation, wenn ein Arzt aufgrund einer Erkrankung seinen Dienst für längere Zeit quittieren musste. In diesen Fällen hatten unter- und sogar teilweise unbezahlte Hilfsärzte diese Lücke zu füllen. In einem Schreiben an die Krankenhausverwaltung vom 20. Oktober 1956 ging der ärztliche Direktor der Nervenklinik des Bürgerhospitals in Stuttgart explizit auf diese Situation ein:

> Herr Dr. Zimmermann, der verantwortliche Stationsarzt der übergroßen Krankenstation 6/I, war vom 29.9. Bis 13.10.1956 krank und muß – wegen Magengeschwürs – wieder – zunächst 4 Wochen – aussetzen. Die Station muß verantwortlich von Herrn Dr. Schnaith (6/III) mit versorgt werden. Die Hauptarbeit muß aber von der Hilfsärztin Frau Dr. Prell geleistet werden.
> Es ist unmöglich, daß ein Assistenzarzt neben seiner eigenen Station auch noch diese übergroße Krankenstation verantwortlich mit übernimmt. Er kann dies nicht wie erforderlich überblicken.[180]

Im Laufe der 1950er Jahre wuchs in diesem Zusammenhang auch die Kritik der angestellten Ärzte am „internatsähnlichen Charakter" des krankenhausärztlichen Dienstes, der v. a. durch überlange Arbeitszeiten und nächtliche Anwesenheitspflichten in der Klinik gekennzeichnet war.[181] In der Folge kam es aufgrund der unübersichtlichen Rechtslage[182] zur Arbeitszeit angestellter Ärzte im Krankenhaus zu Auseinandersetzungen zwischen den Krankenhausträgern und dem 1947 gegründeten Marburger Bund.[183] Diese sollten bis zur Einfüh-

---

178 Franken: Auf schmalem Grat, S. 280 f.
179 Ebd.
180 StA Stuttgart, 250(Bürgerhospital)/659: Unterlagen und Notizen zu Personalangelegenheiten: Schreiben des ärztlichen Direktors der Nervenklinik des Bürgerhospitals Haug an die Bürgerhospitalverwaltung vom 20. Oktober 1956, ohne Betreff.
181 Wegener; Kostova: Belastung und Beanspruchung von Krankenhausärzten, S. 243. Vgl. hierzu auch Anderson: Arbeitszeitbegrenzung auch für den angestellten Arzt, DÄBl. (1955), S. 572: *„Es ist eine bekannte Tatsache, daß die im Krankenhausdienst tätigen angestellten Ärzte ein Arbeitsmaß zu bewältigen haben, welches im Arbeitsleben wohl ohne Beispiel ist. Arbeitszeiten zwischen 12 und 15 Stunden täglich – ohne Einreichung der Nacht- und Sonntagsdienste – sind dabei leider keine etwa durch besonders dringliche Fälle berechtigten Ausnahmen, sondern der Normalfall."*
182 Anderson: Arbeitszeitbegrenzung auch für den angestellten Arzt, DÄBl. (1955), S. 572 ff. vgl. hierzu auch Wegener; Kostova: Belastung und Beanspruchung von Krankenhausärzten, S. 243: *„Solche langen Dienste waren nach der damaligen Arbeitszeitordnung trotz der geltenden Begrenzung der täglichen Arbeitszeit auf 8 Stunden möglich, denn der Bereitschaftsdienst wurde rechtlich als Ruhezeit gewertet, sofern die zeitliche Inanspruchnahme während dieser ‚Ruhezeit' 49 % nicht überschritt."*
183 Zur Geschichte des Marburger Bundes vgl. Gelsner: Der Marburger Bund sowie Rottschäfer; Preusker: 50 Jahre Marburger Bund.

rung des BAT am 1. April 1961 andauern und schlugen sich u. a. auch in Arbeitskämpfen der angestellten Ärzte an verschiedenen Orten der Bundesrepublik nieder.[184] In einem Schreiben Haugs vom 18. September 1957 an das Hauptamt der Stadt Stuttgart geht der ärztliche Direktor des Bürgerspitals konkret auf den Personalmangel ein und verweist auf die dadurch entstehenden hohen Belastungen der Assistenten, in Form von zahllosen Überstunden[185]:

> Die hiesige Klinik [Nervenklinik, S. W.] ist zahlenmäßig mit untergeordneten Ärzten in keiner Weise übersetzt. Sie alle machen Überstunden[186], sonst werden sie mit ihrem Arbeitspensum nicht fertig. […] Selbst nach Abzug der Gutachtertätigkeit, soweit sie (Untersuchung der Probanden) in der Klinik zu machen ist, bleiben – für die rein klinische Tätigkeit – noch Überstunden. Das Ausarbeiten von Gutachten muß sowieso außerhalb der Dienstzeit zu Hause geschehen, denn diese erfordert in unserem Fache eine so erhebliche konzentrative Tätigkeit, die man nur dann aufbringen kann, wenn man sich ungestört weiß.[187]

In einem Antwortschreiben des Personalamtes der Stadt Stuttgart u. a. an die Verwaltung des Bürgerhospitals vom 9. Dezember 1957 verdeutlichten die Vertreter der Krankenhausträger diesbezüglich ihre harte Linie:

> Es besteht Veranlassung, darauf hinzuweisen, daß sich die Arbeitszeit der nachgeordneten Ärzte an den städtischen Krankenanstalten nach wie vor nach § 3 Abs. 3 KrT richtet. Danach sind die ärztlichen Bediensteten verpflichtet, ihre gesamte Arbeitskraft zur Verfügung zu stellen. Eine Arbeitszeit, die sich nach einer bestimmten Zahl von Arbeitsstunden bemißt, ist für die Ärzte im Hinblick auf ihre besonders geartete Tätigkeit nicht festgelegt. Nach der ADO zu § 3 KrT ist den ärztlichen Bediensteten eine angemessene Ruhe- und Freizeit zu gewähren. Sie erhalten kraft tariflicher Bestimmung innerhalb 2 Wochen je einen freien Nachmittag und einen freien Sonntag; an Anstalten mit höchstens 2 Assistenzärzten innerhalb 2 Wochen einen freien Nachmittag und innerhalb 3 Wochen einen freien Sonntag.[188]

184 Vgl. hierzu Sachs: Arbeitskampf der angestellten Ärzte in Hannover, DÄBl. (1956), S. 508 f.

185 Vgl. hierzu StA Stuttgart, 250(Bürgerhospital)/659: Unterlagen und Notizen zu Personalangelegenheiten: Schreiben der Bürgerhospitalverwaltung Stuttgart an die Chefärzte der städtischen Kliniken, vom 8. September 1960, Betreff: Arbeitszeit der nachgeordneten Ärzte: Nach Angaben der Chefärzte der städtischen Kliniken in Stuttgart kamen die nachgeordneten Ärzte auf durchschnittlich 51 Stunden für Klinikzwecke. Hinzu kamen zwei Stunden Gutachtertätigkeiten sowie der Bereitschaftsdienst mit 15 Stunden pro Woche, hiervon elf Stunden effektive Arbeitszeit. Letztere betrug somit insgesamt 62 Stunden pro Woche.

186 Vgl. hierzu auch Reinhard: Zum Problem der Überstunden angestellter Ärzte, DMW (1958), S. 1242: „Noch heute ist es in manchen Krankenhäusern und Kliniken üblich, daß der im Nachtdienst tätige Arzt – oft ohne auch nur einige Stunden Schlaf – hintereinander einen Tagesdienst, einen Nachtdienst und wiederum einen Tagesdienst ableistet, ja bei Koppelung des Wochenenddienstes (Sonnabend und Sonntag) mindestens 56 Stunden ununterbrochen im Dienst steht."

187 StA Stuttgart, 250(Bürgerhospital)/659: Unterlagen und Notizen zu Personalangelegenheiten: Schreiben des ärztlichen Direktors des Bürgerhospitals Haug vom 18.9.1957, Betreff: Umwandlung von Hilfsarztstellen in Assistenzarztstellen.

188 StA Stuttgart, 250(Bürgerhospital)/659: Unterlagen und Notizen zu Personalangelegenheiten: Schreiben des Personalamtes an die Katharinenhospitalverwaltung, Krankenhausverwaltung Bad Cannstatt, Bürgerhospitalverwaltung, Verwaltung der Kinderkrankenhäuser und Kinderheime vom 9.12.1957, Betreff: Arbeitszeit für die nachgeordneten Ärzte und das Pflegepersonal.

Die durchschnittliche Wochenarbeitszeit der angestellten Ärzte an den Krankenanstalten der Bundesrepublik verringerte sich auch nach Einführung des BAT nur geringfügig. In einer Sitzung der Hamburger Ärztekammer vom 23. Oktober 1967 wurde die durchschnittliche Arbeitszeit der nachgeordneten Ärzte an den Hamburger Krankenhäusern mit 48h pro Woche angegeben. Somit lag diese lediglich drei Stunden unter der Wochenarbeitszeit von Stuttgarter Ärzten vor Einführung des BAT.[189] Die Kritik an den Arbeitszeiten nachgeordneter Ärzte blieb auch in der Folgezeit bestehen, belief sich jedoch weniger auf die hohen Belastungen der Assistenten als vielmehr auf den Bereich der Vergütung. Letztere wurde von den Vertretern des Marburger Bundes als zu gering empfunden. Einer der Hauptgründe hierfür lag darin, dass das gesamte Krankenhauspersonal nach BAT besoldet wurde, Ärzte jedoch eine höhere Wochenarbeitszeit hatten. Die Hauptversammlung des Marburger Bundes forderte in diesem Zusammenhang in einem Rundschreiben vom 22. November 1968 u. a. an das Bundesministerium des Inneren eine Anpassung der Arbeitszeiten der angestellten Ärzte an die Regelungen anderer vergleichbarer Angestellter im öffentlichen Dienst:

> Die gegenwärtige Regelung der Arbeitszeit für angestellte Ärzte im öffentlichen Dienst ist unzumutbar. Sie zwingt den Krankenhausarzt, bei gleichem Gehalt wesentlich länger zu arbeiten als vergleichbare Angestellte im öffentlichen Dienst.[190]

Noch im selben Jahr beschloss die Hauptversammlung des Marburger Bundes die Kündigung und anschließende Neuverhandlung des BAT.[191] Hierbei lag der Schwerpunkt auf der Verringerung der Wochenarbeitszeit der angestellten Ärzte.[192] Zudem fasste der Marburger Bund weitere Beschlüsse zur Veränderung des BAT. So sollten angestellte Ärzte zwei arbeitsfreie Tage pro Woche bekommen, die Zahl der Bereitschaftsdienste verringert und diese in Ausnahmefällen mit Sonderzuschlägen von 150 bis 200 Prozent entlohnt werden.[193]

---

189 AdÄKH, Vorstandsprotokolle, 89. Kammersitzung, 23.10.1967.

190 BArch B 106 (Bundesministerium des Inneren)/72734, Rundschreiben des Marburger Bundes, 22.11.1968. Vgl. hierzu auch AdÄKH, Vorstandsprotokolle, 89. Kammersitzung, 23.10.1967.

191 BArch B 106 (Bundesministerium des Inneren)/72734, 33. Hauptversammlung des Marburger Bundes, 17.11.1968.

192 Vgl. hierzu BArch B 106 (Bundesministerium des Inneren)/72734, Gespräch zwischen dem Herren Staatssekretär und Vorstandsmitgliedern des Marburger Bundes, 28.02.1969: *„Durch den 19. Änderungstarifvertrag zum BAT vom 7. Februar 1968, der mit dem Marburger Bund als Anschlußtarifvertrag abgeschlossen worden ist, ist die regelmäßige Arbeitszeit der Ärzte vom 1. Januar 1969 an auf 47 Stunden, vom 1. Januar 1971 an auf 46 Stunden wöchentlich festgesetzt worden. Für das Krankenpflegepersonal beträgt die wöchentliche Arbeitszeit 46 bzw. 45 Stunden, für die übrigen Arbeitnehmer des öffentlichen Dienstes 43 bzw. 42 Stunden. Die seit Jahren unterschiedliche Regelung ist schon immer auf erbitterten Widerstand der Ärzte gestoßen, aber immer wieder von Arbeitgeberseite durchgesetzt worden. Von Arbeitgeberseite ist in diesem Zusammenhang stets auf die Besonderheiten des ärztlichen Berufes hingewiesen worden sowie auf die tariflichen Sondervorteile (günstige Eingruppierung, Nebentätigkeit).“*

193 BArch B 106 (Bundesministerium des Inneren)/72734, 34. Hauptversammlung des Marburger Bundes, 10.05.1969.

Nacht- und Bereitschaftsdienste – Dauerbelastung angestellter Ärzte im Krankenhaus?

Die Proteste des Marburger Bundes fanden 1970 bei der Regierung Gehör und führten zu einem Teilerfolg für die Ärzteschaft.[194] Die reguläre Arbeitszeit der angestellten Ärzte wurde an die Arbeitszeit der Angestellten im öffentlichen Dienst angeglichen und zunächst von 47 auf 45 Stunden pro Woche verkürzt. Ab Januar 1972 sollte diese sogar auf 42 Stunden reduziert werden. Eine Umstellung der Urlaubsberechnung auf die Fünftagewoche für alle Beschäftigten im öffentlichen Dienst wurde ebenfalls erreicht.[195]

Im Bereich der Nacht- und Bereitschaftsdienste gab es hingegen keine Veränderung zu verzeichnen.[196] In ihren „Erinnerungen" berichtet die Kinderärztin Helga Schempp über ihre Tätigkeit an einem Krankenhaus in West-Berlin, in dem sie bis zu zehn Nachtdienste pro Monat[197] zu verrichten hatte und oftmals „*zwei ganze Wochenenden*" in der Klinik verbrachte.[198] Der Marburger Bund strebte in diesem Zusammenhang eine Neuregelung des Bereitschaftsdienstes an.[199] Seine Vertreter führten diesbezüglich den Schutz der Patienten als Hauptargument für eine Verbesserung der ärztlichen Arbeitsbedingungen an.[200] Durch eine Verkürzung der Arbeitszeit in diesem Bereich sollten der „diagnostische Scharfblick", das „ärztliche Entscheidungsvermögen" sowie das „technische Können" erhalten und damit vorgebeugt werden, „*daß Traumtänzer am Operationstisch stehen, Mediziner im ‚high'-Zustand diagnostische Entscheidungen, therapeutische Anordnungen treffen.*"[201] Eine Neuregelung des Bereitschaftsdienstes fand in den 1970er Jahren jedoch nicht statt und so kam es dazu, dass einige betroffene Ärzte gegen die bestehenden Bestimmungen des Bereitschaftsdienstes klagten. In einem Rechtsstreit vor dem Hamburger Arbeitsgericht zwischen dem Kinderarzt Gerhard Limbrock und den zuständi-

---

194 Vgl. hierzu Anonym: Stufenplan zur „Harmonisierung" der Arbeitszeit, Der Arzt in Krankenhaus und Gesundheitswesen. Monatsschrift des Marburger Bundes (1970), S. 145: „*Das Ergebnis entspricht der vom Marburger Bund seit langem erhobenen Forderung, die im Gesundheitswesen Tätigen hinsichtlich der Arbeitszeit allen anderen Beschäftigten des Öffentlichen Dienstes gleichzustellen. Leider verwirklicht es die berechtigte Forderung nur in Form eines über drei Jahre reichenden Stufenplans.*"

195 Anonym: Kürzere Arbeitszeit für angestellte Ärzte, DÄBl. (1970), S. 1198.

196 Vgl. hierzu G.T.: Das moderne Krankenhaus braucht auch genügend Ärzte, DÄBl. (1970), S. 1078 ff. sowie Anonym: Überlastung durch Bereitschaftsdienste, Der Arzt im Krankenhaus und Gesundheitswesen. Monatsschrift des Marburger Bundes (1971), S. 283 f.: „*Unabhängig von der gefährdeten Krankenversorgung müsse überlegt werden, daß es schließlich ebenso um die Gesundheit des Arztes ginge.*"

197 Vgl. hierzu auch Wegener; Kostova: Belastung und Beanspruchung von Krankenhausärzten, S. 244. Im Jahr 1975 lag die Zahl der Bereitschaftsdienste unter Hamburger Ärzten in einigen Fächern, wie bspw. der Gynäkologie, bei etwa neun Diensten pro Monat.

198 Helga S., Dta Em 2191,1, S. 68 f.

199 Anonym: Angestellte Ärzte im Arbeitskampf, DÄBl. (1971), S. 1965.

200 Odenbach: Weniger „Bereitschaftsdienste", DÄBl. (1972), S. 110, vgl. hierzu auch Anonym: Mehrarbeitsvergütung für Klinikärzte, DÄBl. (1972), S. 1248.

201 Odenbach: Weniger „Bereitschaftsdienste", DÄBl. (1972), S. 111.

gen Gesundheitsbehörden kam es 1979 zu einem positiven Urteil für die Ärzteschaft. Die Richter führten dazu aus, dass die Behörde nicht dazu berechtigt ist, nach „*einem nächtlichen Bereitschaftsdienst, der sich an einen Arbeitstag anschließt*" die Weiterführung der ärztlichen Tätigkeit von den davon betroffenen Ärzten zu verlangen.[202] Die bisherige Praxis in Hamburger Krankenhäusern mehr als einmal pro Woche Bereitschaftsdienste anzuordnen[203], von Notfällen abgesehen, wurde ebenfalls in erster Instanz für nicht zulässig erklärt.[204] Ein Urteil des Arbeitsgerichtes Wilhelmshaven bekräftigte das Urteil aus Hamburg. Nach einer Klage des Chefarztes und Gynäkologen Werner Mischel hatten die Richter entschieden, dass nach 36-stündigem Arbeits-, Ruf- und Bereitschaftsdienst Anspruch auf zwölf Stunden Freizeit bestand.[205] In diesem Zusammenhang forderte der Marburger Bund zu Beginn der 1980er Jahre eine Herabsetzung der Zahl der Bereitschaftsdienste für angestellte Ärzte im Krankenhaus.[206] Nach Angaben des Vizepräsidenten der Ärztekammer Niedersachsens belief sich die Zahl der geleisteten Bereitschaftsdienste im Kammerbereich auf durchschnittlich etwa 15 pro Monat.[207] Die Vertreter des Marburger Bundes und der öffentlichen Arbeitgeber einigten sich 1982 auf eine tarifvertragliche Änderung der Überstunden, Bereitschaftsdienste sowie Rufbereitschaften. Diese Korrekturen wurden von Seiten der Ärzteschaft jedoch lediglich als Kompromiss gewertet, da sie „*teilweise Verbesserungen bei der Zahl der höchstzulässigen Bereitschaftsdienste, aber auch Verschlechterungen bei den Regelungen der Rufbereitschaften*" beinhalteten.[208] In der Praxis kam es aufgrund des Mangels an ärztlichem Personal[209] zu einer Erweiterung der Dienst- und Einsatzpläne der angestellten Ärzte, die nur selten „*mit den tariflichen Ansprüchen auf Bezahlung und Freizeitausgleich abgegolten*" wurden.[210] Diese Methode der Kosteneinsparung wurde auch noch weit nach Einführung des Arbeitszeitgesetzes im Jahr 1994 von Seiten der Krankenhausträger praktiziert.[211] Der 31-Stunden-Dienst im Krankenhaus hatte ebenfalls bis weit in die 1990er Jahre Be-

---

202 Anonym: Gesundheitsbehörde unterlag im Streit um Arbeitszeit, DÄBl. (1979), S. 1139.
203 Vgl. hierzu ebd.: „*Bisher sind Bereitschaftsdienste mehr als einmal pro Woche üblich, die jeweils zwischen zwei normalen Arbeitstagen liegen, so daß der betroffene Arzt insgesamt 31,5 Stunden im Krankenhaus ist.*"
204 Ebd.
205 Ebd, S. 1139f.
206 Dau: Streitpunkt: Bereitschaftsdienst im Krankenhaus, DÄBl. (1979), S. 1770; Clade: Gegen Überstundenstreß am Krankenhaus, DÄBl. (1980), S. 2927ff.
207 Anonym: Bessere Arbeitsbedingungen für Krankenhausärzte, DÄBl. (1980), S. 2158.
208 Clade: Bereitschaftsdienst am Krankenhaus, DÄBl. (1982), S. 17.
209 Vogt: Ärztliche Selbstverwaltung im Wandel, S. 552. Vgl. dazu auch E. B.: Krankenhaus-Dienstpläne werden mißbraucht, DÄBl. (1986), S. 1095. Im Jahr 1972 kam es auf Bundesebene, im Zuge der Einführung des Krankenhausfinanzierungsgesetz, zu einer Krankenhausbedarfsplanung, die von einer durchschnittlichen Belegung der Krankenhäuser von 80 bis 85% ausging und eine wesentliche Reduzierung des Leistungsangebotes vorsah.
210 E. B.: Krankenhaus-Dienstpläne werden mißbraucht, DÄBl. (1986), S. 1095; vgl. hierzu auch Clade: 35-Stunden-Woche nicht machbar, DÄBl. (1984), S. 3563 sowie Anonym: Krankenhausärzte und planmäßige Betten, DÄBl. (1987), S. 1696.
211 Bornschein et al.: Arbeitszeit und -zufriedenheit nichtselbständiger Ärzte, S. 65: Im Jahr

stand. Den angestellten Ärzten war es jedoch zumeist möglich nach dem
nächtlichen Bereitschaftsdienst und einer vergleichsweise geringen morgendli-
chen Tätigkeit auf der Station die Klinik zu verlassen.[212] Die Einführung kür-
zerer, ununterbrochener Einsatzzeiten wurde erst durch ein Urteil des Europäischen Gerichtshofes erreicht.[213] In der Folgezeit verringerte sich die wöchentliche Arbeitszeit der Assistenzärzte durch die Umwandlung von Bereitschaftsdienst in Schichtdienst zunehmend. Beim Führungspersonal der Kliniken, Chef- und Oberärzten, fand jedoch keine Arbeitszeitentlastung statt. Dies
lässt sich auch daran ablesen, dass sich die Zahl der Burnout-Gefährdeten in
dieser Arztgruppe in der Zeit von 1997 bis 2007 um das dreifache erhöht hatte.[214]

3.2.3 Fazit

Innerhalb des Untersuchungszeitraums stellt sich das soziale Feld der Klinik
als ein Raum mit beständigen, hierarchischen Strukturen und begrenzten
Handlungsmöglichkeiten für die einzelnen Akteure dar, in welchem sich der
in der zweiten Hälfte des 19. Jahrhundert entstandene ärztliche Habitus professionellen Stils bis heute relativ stabil hält. Die Verhaltensweisen und Handlungsmuster der einzelnen Ärzte sind dabei stark von dem innerhalb der professionellen Sozialisation verinnerlichten Selbstverständnisses sowie den Erwartungen und Ansprüchen Anderer, der Vorgesetzten, der Kollegen und der
Patienten geprägt. Die Überschreitung von physischen und psychischen Grenzen in der Ausübung des Berufes, das Ignorieren von aufkommenden Krankheitssymptomen sowie die Aufrechterhaltung der Fassade der Unverwundbarkeit stellen zentrale Elemente dieses Habitus dar, gelten innerhalb der Klinikstrukturen oftmals als Norm und werden von den Betroffenen mit hohen Belastungen assoziiert. Die Weitergabe von Druck lässt sich jedoch nicht nur
vertikal nach unten, sondern auch horizontal, als sozialer Druck unter gleichrangigen Ärzten beobachten.[215]
    Zu Beginn des Untersuchungszeitraums waren die Krankenhäuser zumeist
klein, hatten wenige Betten und verfügten nur über eine geringe Anzahl an
Ärzten. Deren Tätigkeit war vom internatsähnlichen Charakter des Krankenhauses geprägt und zumeist von einem hohen persönlichen Aufwand sowie
einer großen Verantwortung des Einzelnen für seine Patienten bestimmt, da
auch die Assistenzärzte Tag und Nacht eigenverantwortlich ihre Stationen versorgten. Die Anstellung als Assistent war zumeist mit einem geringen Honorar
verbunden und führte dazu, dass einige von ihnen zusätzliche ärztliche Tätig-

---

2004 gaben beinahe die Hälfte aller angestellten Münchner Ärzte an, dass das Arbeits-
zeitgesetz bei ihnen nicht eingehalten wurde.
212 Wegener; Kostova: Belastung und Beanspruchung von Krankenhausärzten, S.S. 243.
213 Ebd.
214 Ebd., S. 251.
215 Vgl. hierzu Stern: Ende eines Traumberufs?, S. 89.

keiten übernahmen. Nach dem Ende des Ersten Weltkrieges wuchs die Zahl
der Krankenhäuser, der Ausbau bereits bestehender Kliniken schritt voran
und der Bedarf an Assistenten nahm zu. Dies führte dazu, dass in den 1920er
Jahren an vielen Krankenhäusern ein Überangebot an Assistenzärzten bestand und letztere zumeist für ein niedriges Honorar oder sogar ganz ohne
Bezahlung arbeiteten.

Während des Zweiten Weltkrieges stieg, wie bereits im Ersten Weltkrieg,
die ärztliche Belastung aufgrund der starken Belegung der Krankenhäuser mit
Verwundeten und der sich gleichzeitig verringernden Anzahl an Ärzten, wobei auch an dieser Stelle je nach Klinik unterschieden werden muss.

In der Bundesrepublik erhöhte sich aufgrund des medizinischen Fortschritts, der weiteren Ausdifferenzierung der Medizin sowie des damit verbundenen Ausbaus der Krankenhäuser der Bedarf an Ärzten rasch. So kam es in
den 1950er Jahren an vielen Kliniken zu personellen Engpässen und einer
Arbeitsverdichtung der angestellten Ärzte, die durch überlange Arbeitszeiten
und ungeregelte Bereitschaftsdienste gekennzeichnet war. Dies führte dazu,
dass es in den 1960er Jahren zu einem vom Marburger Bund initiierten Arbeitskampf zwischen den angestellten Ärzten und den Krankenhausträgern
kam. Die Hauptforderungen der Ärzteschaft waren dabei die Verringerung
der regulären Arbeitszeit, der Anzahl der Bereitschaftsdienste sowie eine Erhöhung des Honorars. Während sich in der Folgezeit die reguläre Wochenarbeitszeit angestellter Ärzte verringerte, so blieben die Regelungen zu Nacht-
und Bereitschaftsdiensten unverändert. Hinzu kam, dass im Zuge der Krankenhausbedarfsplanung an einigen Kliniken der Bundesrepublik weiterhin
ein Mangel an ärztlichem Personal bestand. Eine Folge davon war, dass die
Krankenhausträger die Dienst- und Einsatzpläne der angestellten Ärzte erweiterten. Erst ein Urteil des Europäischen Gerichtshofes aus dem Jahr 2005
führte dazu, dass Regelungen zu kürzeren, ununterbrochenen Dienstzeiten für
Assisstenzärzte geschaffen wurden. Hiervon war das Führungspersonal der
Kliniken jedoch nicht betroffen.

4 Die Gesundheit und Krankheit von Ärzten

4.1 Die ärztliche Haltung zur eigenen Gesundheit und zu Krankheiten

4.1.1 Kranke Ärzte ein Tabuthema?

Thomas Mann schrieb in seinem 1924 erschienenen Bildungsroman „Der Zauberberg" zur Rolle des kranken Arztes: *„Der kranke Arzt bleibt ein Paradoxon für das einfache Gefühl, eine problematische Erscheinung. [...] Er blickt der Krankheit nicht in klarer Gegnerschaft ins Auge, er ist befangen, ist nicht eindeutig als Partei [zu erkennen]."*[1]

Die ärztliche Haltung zur eigenen Gesundheit und Krankheit und der damit verbundenen Offenbarung von Schwächen wird in den Aussagen des Schweizer Arztes Jakob Laurenz Sonderegger deutlich: *„Es wäre weder angenehm noch lehrreich von meiner Gesundheit zu reden. ‚Was lange kracht, bricht nicht'."*[2] In diesem Zusammenhang stellte Alfred Grotjahn im ersten Drittel des 20. Jahrhunderts fest, dass die Antworten zu seiner Umfrage unter Ärzten bezüglich der Schilderung eigener Leiden nur spärlich einliefen und zudem nicht alle Antworten zu verwerten waren. Dies führte er u. a. auf *„die bekannte Unlust des Arztes [...] sich vergangener und fast vergessener Leiden und Schmerzen zu erinnern und schriftlich preiszugeben"* zurück.[3] Auch der Medizinhistoriker Daniel Schäfer konstatierte im Jahr 2015 hierzu:

> Abgesehen von diesen ‚heroischen' (und wohl auch deshalb publizierten) Leiden [Infektionskrankheiten, Strahlenschäden und Selbstversuchen mit Krankheitserregern, S. W.] werden ärztliche Krankheiten erst seit dem letzten Viertel des 20. Jahrhunderts breiter diskutiert.[4]

Eine wissenschaftliche Auseinandersetzung mit dem Thema Ärztegesundheit fand in Deutschland bis zum Beginn der 2000er Jahre nur vereinzelt statt.[5] Innerhalb des Standes, aber auch von den einzelnen Akteuren wurde und wird die Gesundheit und Krankheit der Ärzte nur *„selten offen diskutiert, weil häufig ein Mantel des Schweigens, der durch Verleugnung und Abwehr bedingt ist, darüber gebreitet wird."*[6]

Neben dem heroischen Krankheitsverhalten der Ärzte, das die Darstellungen ärztlichen Krankheitserlebens im 19. und beginnenden 20. Jahrhundert prägte, herrschte in der Folgezeit in weiten Teilen der Ärzteschaft bezüglich der Offenbarung eigener physischer und v. a. psychischer Erkrankungen vor Kollegen, vor Patienten sowie der eigenen Familie eine Tabuisierung vor. Warum versuchten Ärzte ihre eigenen Krankheiten geheim zu halten? Welche Folgen hatte solch ein Verhalten für die Gesundheit und Krankheit der Ärzte

---

1   Mann: Zauberberg, S. 187.
2   Vgl. hierzu Grotjahn: Ärzte als Patienten, S. 67.
3   Ebd., S. 161 f.
4   Schäfer: Medice cura te ipsum, S. 30.
5   Ripke: Der kranke Arzt, DÄBl. (2000), S. 237.
6   Schönberger: Patient Arzt, S. 19.

und welche Rolle spielten dabei die Rahmenbedingungen ihrer Tätigkeit sowie der in der professionellen Sozialisation verinnerlichte, innerhalb des Untersuchungszeitraums im sozialen Feld der Medizin relativ stabil bleibende ärztliche Habitus? Vor der Beantwortung dieser Fragen soll jedoch zunächst in einem Exkurs darauf eingegangen werden, wie Ärzte über ihre eigene Gesundheit und Krankheit schrieben.

4.1.2 Exkurs: Wenn Ärzte über ihre Gesundheit schreiben

Gesundheit und Krankheit nehmen innerhalb der Ärzteschaft einen besonderen Stellenwert ein. Sucht man in wissenschaftlichen Darstellungen bis in die 2000er Jahre weitgehend vergeblich nach einer Auseinandersetzung mit diesem Thema, so scheinen ärztliche Selbstzeugnisse eine beinahe unerschöpfliche Quelle für das Krankheitserleben von Ärzten zu sein. Neben der eigenen Lebensgeschichte, die zentral durch den Beruf bestimmt ist[7], finden sich immer wieder Berichte über das eigene Gesundheits- und Krankheitsverhalten. Beim Lesen dieser Autobiographien, Briefe und Tagebücher fällt auf, dass Ärzte ihren Gesundheitszustand nur selten erwähnen und dann zumeist ex negativo, wenn sie über eine Krankheit berichten. Hierin unterscheiden sich diese Schriften nicht wesentlich von Selbstzeugnissen von Nicht-Medizinern. Auffällig war jedoch, dass Ärzte ihr Krankheitserleben häufig auf eine bestimmte Art und Weise schilderten, die sich am besten als nüchtern und analytisch, vorwiegend unter Verwendung medizinischer Fachbegriffe sowie wissenschaftlichen Erläuterungen über Krankheiten und deren Ätiologie, charakterisieren lässt.[8] Diese Art der (Selbst-)Darstellung lässt sich am besten in den im 19. Jahrhundert entstanden Topos des erfolgreichen Mediziners/Naturwissenschaftlers einordnen.[9] Beim Schreiben über die eigenen Leiden stand v. a. das „objektive" Interesse der Ärzte an der Krankheit und weniger das eigene Krankheitsverhalten im Fokus.[10] Der amerikanische Psychiater und Neurologe Abraham Myerson beschreibt den Umgang mit seiner Gefäßerkrankung wie folgt:

> Sogar als meine Krankheit auf ihrem Höhepunkt war, brachte ich noch ein objektives Interesse an allem auf, was vorging. Ich hatte eine fast bildliche Vorstellung von dem, was mein Herz zu diesem oder jenem Zeitpunkt gerade tat, oder welche Art die neurologische oder pharmakologische Physiologie gerade war.[11]

---

7   Vgl. hierzu Angerer; Schwartz: Einführung, S. 3; Zwack; Mundle: Wie Ärzte gesund bleiben, S. 6, vgl. hierzu auch Pinner; Miller: Was Ärzte als Patienten erlebten, S. 339: Julius Gottliebs Haltung zur ärztlichen Tätigkeit: *„Es fiel mir nicht leicht, dem Rat meiner Ärzte zu folgen und mich in den Ruhestand zu begeben, nachdem ich mich viele Jahre für mein Lebenswerk vorbereitet hatte und ein Vierteljahrhundert lang als Arzt tätig gewesen war."*

8   Vgl. hierzu Wiesing: Die Persönlichkeit des Arztes, S. 182.

9   Enke; Anschlag: Der kranke Nobelpreisträger, S. 18.

10   Vgl. hierzu exemplarisch die Fälle von F. Trendelenburg, W. A. Freund und H. Nothnagel in Grotjahn: Ärzte als Patienten, S. 20 ff.; S. 94 ff.; S. 100 f.

11   Pinner; Miller: Was Ärzte als Patienten erlebten, S. 204 f.

Ein weiteres Beispiel für die Art und Weise, wie Ärzte ihre Krankheitserfahrungen schilderten, zeigt sich am Internisten und Neurologen Hermann Nothnagel. Dieser litt an einer Stenokardie und listete aus wissenschaftlichem Interesse noch wenige Augenblicke vor seinem Tod im Jahr 1905 minutiös die stenokardischen Anfälle und seinen Puls auf.[12] Emotionaler wird das eigene Krankheitserleben nur beschrieben, wenn der Arzt sich in klarer Gegnerschaft zur (eigenen) Krankheit positionierte und diese als Widersacher im allgemeinen Kampf der Ärzte für die Gesundheit betrachtete, die es mit allen medizinischen Mitteln zu bekämpfen und zu besiegen galt. Dabei griffen Ärzte in ihren, mit militärischem Vokabular gespickten, Schilderungen zumeist auf den Dualismus von Gut und Böse, Himmel und Hölle, Halbgott in Weiß und Teufel zurück.[13]

4.1.3 Das Gesundheits- und Krankheitsverhalten von Ärzten

4.1.3.1 Medizinischer Paternalismus und ärztliche Aufopferungsbereitschaft

Im Zuge der Professionalisierung und Medikalisierung gelang es der Ärzteschaft im ersten Drittel des 20. Jahrhunderts vom größten Teil der Bevölkerung als Experten in Fragen von Gesundheit und Krankheit anerkannt zu werden[14] und das Leit-, Selbst- und Fremdbild vom gesunden, unverwundbaren, leistungsfähigen, aufopferungsbereiten Arztes innerhalb der Ärzteschaft sowie

---

12 Grotjahn: Ärzte als Patienten, S. 100 f.
13 Pinner; Miller: Was Ärzte als Patienten erlebten, S. 121 f., vgl. hierzu Gradmann: „Auf Collegen, zum fröhlichen Krieg", S. 42 ff.
14 Huerkamp: Der Aufstieg der Ärzte im 19. Jahrhundert, S. 303. Die wissenschaftliche Ausbildung und die Überlegenheit der universitären Medizin sicherte den Ärzten ihre Expertenstellung gegenüber den Anhängern alternativer Heilmethoden. Auch im Arzt-Patienten-Verhältnis entstand eine deutliche Dominanz des Arztes gegenüber den Patienten (Der Arzt als Erzieher) sowie gegenüber staatlichen Behörden und Kassenvorständen, die immer weniger Einfluss auf Entscheidungen der Ärzte hatten. Vgl. hierzu Beerwald: Aphorismen zur ärztlichen Notlage, DÄBl. (1905), S. 237: Hinzu kam, dass die Standesvertretungen, in einer Zeit, in der sich die deutsche Ärzteschaft als Profession konsolidierte und gemeinsame Handlungsrichtlinien fixierte, in Standeszeitschriften und Ratgebern für junge Ärzte immer wieder Aufrufe zu tadellosem Verhalten, da einzelne Ärzte, wie auch der gesamte Stand dauerhaft unter Beobachtung stünden, abdrucken ließen: „*Das Publikum beobachtet als scharfer Richter das Tun und Treiben der Aerzte ganz besonders, und nur zu leicht wird das Vertrauen zu jedem Arzte, aber auch zu den Aerzten, erschüttert, wenn nicht in jeder Beziehung das Verhalten ein tadelloses ist.*"; Schlesinger: Aerztliche Taktik, S. 8 u. S. 54. In diesem Zusammenhang fiel auch immer wieder der Begriff der Standeswürde/ehre, die abhängig von der Sicht der Gesellschaft auf den Stand sei: „*Die Würde eines Standes bedeutet doch schliesslich nicht seine Bewertung durch die eigenen Mitglieder, sondern die Repräsentation nach aussen hin. Die Standeswürde ist also abhängig vom Urteil des Laienpublikums.*"; Breitner: „Primum nil nocere", DÄBl. (1956), S. 443. Ärztliches Handeln sollte zudem fehlerfrei, präzise und auf dem neuesten Stand der Wissenschaft sein und den höchsten ethisch-moralisch Ansprüchen genügen: „*Wir sollen entweder beste Ärzte sein oder wir sollen umsatteln auf Schildkrötenzüchtung.*"; Dinges: Aufstieg und Fall des ‚Halbgottes in Weiß'?, S. 150–156.

der Gesellschaft zu etablieren.[15] Der an Hypertonie leidende Facharzt für Tuberkulose und Lungenkrankheiten, George G. Ornstein, verdeutlicht diese Haltung, die fest im Bewusstsein der Ärzte verankert war:

> Man empfahl mir, nicht weiter über die Erhöhung meines Blutdrucks nachzudenken, allen Aufregungen aus dem Weg zu gehen und nicht allzuviel zu arbeiten. Das letztere war gleichbedeutend mit dem Ende meiner Karriere.[16]

Dieses Selbstverständnis hat sich innerhalb der Ärzteschaft bis heute erhalten. Der Präsident der „Verbindung der Schweizer Ärztinnen und Ärzte", Jürg Schlup, berichtet in diesem Zusammenhang: *„Viele arbeiten zu viel und betrachten es als persönliches Versagen, wenn sie nicht ein 60-Stunden-Pensum leisten können."*[17]

Im ausgehenden 19. und beginnenden 20. Jahrhundert herrschte innerhalb der Ärzteschaft die Meinung vor, dass die Medizin *„einen klaren Kopf und eine für stetigen Arbeitseinsatz gerüstete psychische Konstitution erfordere."*[18] In Kombination mit den hohen beruflichen Belastungen und der ständigen Nähe zu Patienten sowie ansteckenden Krankheiten entstand innerhalb der Profession ein paternalistisches Rollenverständnis, das im sozialen Feld der Medizin bis heute ein großes Beharrungsvermögen besitzt[19]: Ärzte opfern sich im Kampf gegen Krankheiten und Tod für ihre Patienten auf und fordern dafür die Anerkennung ihrer Führungsrolle[20] innerhalb der Medizin, aber auch als Stand in der Gesellschaft.[21] Diese Haltung findet sich vermehrt auch in Alfred Grotjahns 1929 veröffentlichter Sammlung ärztlicher Fallgeschichten. So berichtet beispielsweise der schwer an Grippe erkrankte HNO-Arzt Otto Körner über sein heroisches Krankheitsverhalten:

> Am ersten Weihnachtsfeiertage spät abends erhielt ich die Nachricht, daß nun auch der letzte der Kollegen, die mich vertreten hatten, erkrankt sei. So mußte ich denn am nächsten Morgen schon um 7 Uhr bei noch völliger Dunkelheit direkt vom Krankenlager wie-

---

15   Schäfer: Hilflose Helfer?, DMW (2015), S. 1917.
16   Pinner; Miller: Was Ärzte als Patienten erlebten, S. 346.
17   Lüthi: Kranke Ärztin, kranker Arzt, S. 852.
18   Enke; Anschlag: Der kranke Nobelpreisträger, S. 18.
19   Reimann: Die medizinische Sozialisation, S. 279 f.; vgl. hierzu Bollinger; Hohl: Auf dem Weg von der Profession zum Beruf, S. 451 f.
20   Zum Anspruch der Ärzte auf eine Führungsrolle im Bereich der Medizin und in der Gesellschaft vgl. V.: Der Arzt im öffentlichen Leben, DÄBl. (1918), S. 21: *„Wir wollen keineswegs die Bedeutung dieser Gruppen [Juristen, Lehrer, Beamte etc., S. W.] für Staat und Volksleben unterschätzen, können sie aber wirklich nicht über diejenige stellen, die dem Aerztestand zukommt.";* Kötschau: Der neue deutsche Arzt, DÄBl. (1942), S. 64: *„Der neue deutsche Arzt ist somit in erster Linie Gesundheitsführer, Erzieher des deutschen Menschen zu gesunder Lebensführung.";* Anonym: Möglichkeiten und Verantwortung des Arztes im Weltgeschehen, DÄBl. (1954), S. 862: *„Jetzt, im Zeitalter der bekannten, vielseitigen medizinischen und wissenschaftlichen Fortschritte ist die Gelegenheit für Ärzte gekommen, auch auf öffentlichen Gebieten eine führende Stellung zu übernehmen. Es gab eine Zeit, in der sie sowohl bürgerliche Führer als Ärzte waren. Die Ärzte können aber diese führende Stellung nicht zurückgewinnen, wenn sie nur innerhalb der Grenzen ihrer ärztlichen Pflichten beharren und blind und eng nur begrenzten Dingen nachgehen. Natürlich müssen sie zuerst ihre oberste Pflicht erfüllen, Kranke zu heilen, aber sie müssen ihr Augenmerk darüber hinaus richten."*
21   Schäfer: Hilflose Helfer?, DMW (2015), S. 1916.

der auf die Praxis fahren, obwohl ich noch so schwach war, daß ich mich beim Treppensteigen mit den Händen am Geländer hochzog, um den Beinen einen Teil ihrer Arbeit
abzunehmen. Um 8 Uhr operierte ich eine Mastoiditis [Komplikation der akuten Mittel-
ohrentzündung, S. W.]; mit Mühe hielt ich mich dabei aufrecht, und als ich eben den Verband angelegt hatte, sank ich um. Mit einem tüchtigen Schlucke Kognak wurde ich wieder
in die Höhe gebracht und mußte dann noch die ganze schwere Tagesarbeit verrichten.[22]

Weitere solche Beispiele finden sich über den gesamten Untersuchungszeitraum, wenn auch mit Schwerpunkt auf dem 19. und beginnenden 20. Jahrhundert.[23] Unter diesem Eindruck entstanden professionsspezifische Omni-
potenzphantasien sowie „elitäre Machtattitüden des Lebensretters"[24], mit denen Ärzte bereits in einer frühen Phase der Ausbildung konfrontiert wurden
und die bis heute immer noch vorhanden sind[25]: *„Der weiße Kittel scheint geradezu Symbol für eine Wesensveränderung zu sein: vom Menschen zum Arzt."*[26] Innerhalb dieses ärztlichen Selbstverständnisses sind die Dominanz der Berufsrolle
und die damit einhergehende Vernachlässigung anderer Lebensbereiche, sowie die Missachtung eigener (Belastungs-) Grenzen innerhalb der Rahmenbedingungen ärztlicher Tätigkeit von zentraler Bedeutung[27]:

> Ärzte haben eben zu funktionieren. Mit diesem Axiom leben seit vielen Jahren berufstätige
> Mediziner, aber auch die meisten Patienten, die daran glauben und die Vorstellung des
> vollkommenen, in jeder Situation souveränen Arztes wieder auf diesen zurückprojizieren.[28]

Dieses Rollenverständnis führte dazu, dass sich bis heute *„ärztliches oder medizi-
nisches Handeln fast jedweder Art [...] in plausibler Weise durch den (allgemein als
bedeutend anerkannten) Wert der Gesundheit, den die Profession Medizin ‚verkörpert',
[rechtfertigt]."*[29]

---

22 Grotjahn: Ärzte als Patienten, S. 28.
23 Vgl. dazu Brugsch: Der Arzt als Patient, DÄBl. (1929), S. 543: Der Internist Theodor
    Brugsch beschreibt das Bild des Arztes, das bis heute zumindest teilweise seine Gültigkeit
    innerhalb der Profession und der Gesellschaft besitzt, in einem Aufsatz aus dem Jahr
    1929 mit dem Titel der Arzt als Patient wie folgt: *„Er gönnt sich keine Ruhe, ist nicht ans Bett
    zu fesseln. Kein Berufsmensch kann angeblich sich so wenig schonen wie der Arzt, wenn er krank
    ist."* Vgl. hierzu auch Adolf Lorenz, der im Alter von 68 Jahren an einer Prostatahyper-
    trophie litt: *„Ich wollte zunächst nicht heran [an eine Operation, S. W.] und bin zur Stunde viel-
    leicht der einzige Arzt, der mit dem Katheter im Leibe anstrengende orthopädische Operationen
    durchgeführt hat."* In: Grotjahn: Ärzte als Patienten, S. 84 sowie das Beispiel einer nament-
    lich nicht erwähnten Anstaltsärztin, die an einer Plexusneuritis litt: *„Ich gehe lieber mit einer
    Fieberhöhe von 38,5 oder mehr und elendem Befinden meiner Arbeit nach oder spiele mit einer sehr
    schmerzhaften, wochenlang anhaltenden Plexusneuritis nach außen hin den Unbeteiligten, als mich
    einer Behandlung anzubequemen."* In ebd. S. 223.
24 Lüth: Medizin in unserer Gesellschaft, S. 158: *„Wohlgemerkt handelt es sich um eine **selbster-
    nannte** [herv. im Original] Elite."*
25 von Troschke: Die Kunst, ein guter Arzt zu werden, S. 83: Als Beispiele hierfür wären das
    WHO-Programm: Gesundheit für alle bis zum Jahr 2000 oder beispielsweise die Hu-
    mangenetik zu nennen.
26 Schönberger: Patient Arzt, S. 65.
27 Kesebom: Guter Arzt – kranker Arzt, S. 122 f.
28 Schönberger: Patient Arzt, S. 64 f.
29 Reimann: Die medizinische Sozialisation, S. 279 f.; vgl. hierzu Thieding: Der Arzt im Fe-
    gefeuer der Massen, S. 62 f.

4.1.3.2 Die eigene Gesundheit als Teil ärztlicher Professionalität

„Für Ärzte ist es noch belastender als für andere Menschen, wenn sie krank werden.“[30] Thomas Ripke, Facharzt für Allgemeinmedizin, führte in einem Artikel mit dem Titel „Der kranke Arzt“ im Deutschen Ärzteblatt aus dem Jahr 2000 aus, dass v. a. die professionelle Sozialisation den Umgang der Ärzte mit der eigenen Krankheit prägt. Bereits während des Studiums werde Ärzten vermittelt, dass die eigene Gesundheit Teil ärztlicher Professionalität sei, sie Vorbilder für ihre Patienten seien, *„also Gesundheit und Lebenskraft ausstrahlen“*[31] sollen.

In der Vergangenheit, aber auch noch heute, wiesen angehende Ärzte innerhalb der Ausbildung häufig Anzeichen einer Hypochondrie, sozusagen als erste Reaktion auf den Kontakt mit den Patienten in den klinischen Fächern, auf.[32] Dies war dem Internisten Theodor Brugsch bereits in den ausgehenden 1920er Jahren bekannt. Er ging davon aus, dass diese Angstzustände eine gewisse Zeit andauern, bis die jungen Mediziner die *„psychische Ansteckung“* verlieren.[33] Die Bekanntgabe einer Krankheit ging u. a. auch mit einer Stigmatisierung[34] von Seiten der Kommilitonen oder Kollegen einher. Dies zeigt das Beispiel des Chirurgen und Anatomen Nikolai J. Pirogow, der als Student in Dorpat einen roten Fleck auf seiner Wange für ein Anzeichen eines starken Fiebers hielt und anschließend bei Bekanntgabe seiner Theorie dem Spott seiner Kommilitonen ausgesetzt war: *„M. und diejenigen meiner Kommilitonen, welche meine Bedenken kannten, machten sich über mich lustig.“*[35] Über die Phase der „psychischen Abhärtung“, die ein fester Bestandteil professioneller Sozialisation war und jeder angehende Arzt im Zuge seines Studiums und in der Assistenzzeit zu durchlaufen hatte, berichtet auch ein Internist, unter dem Pseudonym[36] Paul Williams. Dieser praktizierte zu Beginn der 1950er Jahre in einem Krankenhaus in den USA:

> Ein Arzt muß während seines Studiums und später in der Praxis ein Stadium durchmachen, in dem er sein Gefühl abhärtet. Er sieht schlimme und unbarmherzige Krankheiten. Er sieht, wie sich die Kranken im Kampf mit Schwäche, Schmerz und Lähmungen abmühen. Durch dieses große Maß an Leiden geht er täglich seinen Weg. Auf der Universität hat er sich vielleicht noch mit jedem Patienten identifiziert und sich vorgestellt, daß auch er selbst ja dem Zugriff jeder Krankheit ausgesetzt sei. Während seiner Assis-

---

30 von Troschke: Die Kunst, ein guter Arzt zu werden, S. 179.
31 Ripke: Der kranke Arzt, DÄBl. (2000), S. 237.
32 Ebd., vgl. hierzu auch Pinner; Miller: Was Ärzte als Patienten erlebten, S. 265: *„Ich argumentierte meinen leichten Husten aus der Welt, als sei es in Wahrheit gar kein richtiger Husten, sondern nur ein Kratzen im Hals. Einmal ertappte mich die Schwester dabei, wie ich mein Thermometer zwischen den leicht geöffneten Lippen hielt. Ich muß wohl unbewußt Angst davor gehabt haben, daß meine Temperatur sonst zu hoch würde.“*
33 Brugsch: Der Arzt als Patient, DÄBl. (1929), S. 541–544 sowie Brugsch: Der Arzt als Patient, DMW (1929), S. 27–29.
34 Zum Stigma-Begriff vgl. Goffman: Stigma, S. 9 ff.
35 Grotjahn: Ärzte als Patienten, S. 39.
36 Zur Stigmatisierung psychischer Störungen bei Ärzten vgl. Kapitel 4.3 in dieser Arbeit.

tentenzeit setzt sich dann oft bei ihm der Glaube durch (häufig geschieht das ganz unbewußt), ihm könne keine Krankheit etwas anhaben.[37]

Paul Williams litt bereits während des Studiums und der Assistentenzeit unter
Hypochondrie. Diese verstärkte sich in der Folgezeit und es entstanden zunächst nur während der Arbeit mit den Kranken, bald darauf jedoch auch in
der Freizeit, akute Angstzustände, woraufhin Williams einen Psychiater konsultierte. Dieser war über seinen Zustand nicht überrascht und bestätigte ihm,
*„daß bei vielen Kollegen dieselben Reaktionen wie bei mir aufträten, wenn sie ihre ers-
ten Übungen in der Analyse machten."*[38] An diesem Beispiel zeigt sich, dass solche Symptome innerhalb der Ärzteschaft als normal betrachtet und nur selten
ernst genommen wurden und werden. Eine Folge davon war und ist, dass angehende Ärzte *„ab sofort gesund [sind], egal wie stark der Körper sich bemerkbar
macht […]. Die Hypochondrie ist verboten, die Warnsignale bei beginnenden Krankheiten sind es leider auch."*[39] Diese Phase ärztlicher Ausbildung stellt daher einen
entscheidenden Moment für den weiteren Umgang der Ärzte mit zukünftigen
Erkrankungen dar. Nach der Approbation und zu Beginn der täglichen Arbeit
gilt für Ärzte das Dogma der Gesundheit, d.h., dass *„Patienten krank und Ärzte
gesund zu sein haben."*[40] Das Gesundheits- und Krankheitsverhalten der Ärzte
ist fortan davon bestimmt, eigene Krankheiten zu unterdrücken, zu tabuisieren und die Fassade der Unverwundbarkeit aufrechtzuerhalten.[41]

4.1.3.3 Die Tabuisierung der eigenen Krankheit

Die ärztlichen Verhaltensweisen und Handlungsmuster äußern und manifes-
tieren sich in einem durch die professionelle Sozialisation erworbenen und bis
heute relativ stabilen ärztlichen Habitus: *„Wer Medizin studiert, tritt also in eine
besondere geistige Welt ein, muß sich, abgesehen von der Aufnahme des Wissensstoffes,
auch bestimmte kulturelle Orientierungen und Muster aneignen."*[42] Ein zentraler Aspekt dieses Habitus ist die eigene Gesundheit. Sie wird innerhalb der Ärzteschaft, des sozialen Feldes der Medizin sowie von den Patienten als Teil ärztlicher Professionalität gedeutet und verstanden. Dies verdeutlicht sich in einem
bei Ärzten und in der Gesellschaft tief verwurzelten Rollenverständnis, in welchem sich der Arzt u. a. vom Patienten durch sein Nicht-Leiden unterscheidet.
Dies hat zur Folge, dass der Arzt durch eine Krankheit oder besser gesagt,

---

37 Pinner; Miller: Was Ärzte als Patienten erlebten, S. 209.
38 Ebd., S. 211 f.
39 Ripke: Der kranke Arzt, DÄBl. (2000), S. 237.
40 Ebd.: *„Beispielsweise teilt ihm sein Chef mit, dass er in 30 Berufsjahren nicht einen Tag gefehlt
     habe. Er lernt auch, noch mit 38,4 Grad Celsius hochkonzentriert am Operationstisch zu stehen.
     Und falls doch einmal ein Arzt krank sein sollte, dann ist er alt gewesen."*
41 Ebd., S. 238 sowie Gathmann; Semrau-Lininger: Der verwundete Arzt, S. 166: *„In einem
     Komplott zwischen Arzt in der Ausbildung und fertigem Arzt, der Gesellschaft, aus der er erwächst,
     und den Patienten, die er behandelt, hat der Arzt eine Maske, eine Persona der unerschütterlichen
     Gesundheit, höheren Kompetenz und Makellosigkeit zu tragen."*
42 Lüth: Medizin in unserer Gesellschaft, S. 3.

durch die Offenbarung seiner Krankheit, zum Patienten wird und somit in einen Rollenkonflikt gerät, der in letzter Konsequenz zu der Frage nach ärztlicher Kompetenz[43] führt.[44] Das ärztliche Rollenverständnis vom gesunden und damit kompetenten Arzt wird in den meisten Fällen auf den biblischen Vers „Arzt, hilf Dir selbst!"[45] zurückgeführt. Dieser wird von Professionsvertretern zumeist so gedeutet, dass ein guter Arzt sich zu helfen wissen muss. An seiner eigenen Person sollte deutlich werden, dass er heilen kann:

> Wenn sogar Ärzte keine adäquate Behandlung finden, dann muss es doch besonders ernst um diese oder jene Krankheit – oder gar um die medizinische Kunst insgesamt – bestellt sein. Und auch das Arzt-Patient-Verhältnis erscheint gefährdet: ‚Zu einem kranken Arzt hat man kein Vertrauen.'[46]

Bei einem Eingeständnis der eigenen Krankheit fürchten viele Ärzte bis heute um ihren guten Ruf. Einer Krankheit trotz der Kenntnisse von Prävention und Prophylaxe zu unterliegen, deutet darauf hin, dass der Arzt kein Wissen zur Selbsthilfe besitzt, um wenigstens seiner Arbeit nachzukommen.[47] Die Patienten bringen einem kranken Arzt ebenfalls nur wenig Verständnis entgegen, da auch bei ihnen die Vorstellung vorherrscht, dass ein guter Arzt ein Vorbild im Bereich der Gesundheit ist und *„seine salutogenen Kompetenzen"* entwickelt.[48] Die Folge davon ist, dass innerhalb der Ärzteschaft bezüglich der Leiden von Kollegen ein verabredetes Stillschweigen, eine Art Komplizenschaft, vorherrscht, die den Schein wahren soll, dass Ärzte nicht von Krankheiten betroffen sind: *„Peer referral for help usually reveals an entrenchend ,conspiracy of silence'. Physicians strongly resist recognition of the fact that any of their number can become ill."*[49] Die Tabuisierung von Krankheiten äußert sich auch im Umgang mit erkrankten Kollegen. So berichtet ein Arzt unter dem Pseudonym Quitus West, der im Jahr 1941, im Alter von 30 Jahren, die Diagnose Lungentuberkulose gestellt bekam:

> Es schien, als ob mir die Ärzte nun, da meine Diagnose feststand, aus dem Wege gingen. Vielleicht waren sie nur verwirrt, vielleicht nahmen sie auch an, ich brauchte ihre Hilfe nicht, weil ich selber Arzt war. Vielleicht aber wußten sie nur nicht, was sie mir sagen sollten.[50]

Es zeigt sich also, dass die Einhaltung der ärztlichen Rolle innerhalb des sozialen Feldes der Medizin, das durch die Interaktion von Ärzten mit Vorgesetz-

---

43 Ebd., S. 11: „*Seine [des Arztes, S. W.] **fachliche Kompetenz** [herv. im Original] ist die Basis für seine Rolle in der Gesellschaft.*"
44 Schäfer: Hilflose Helfer?, DMW (2015), S. 1913.
45 Lk 4, 23.
46 Schäfer: Medice cura te ipsum, S. 24. Vgl. hierzu auch Schäfer: Hilflose Helfer?, DMW (2015), S. 1913 f.
47 von Troschke: Die Kunst, ein guter Arzt zu werden, S. 179.
48 Ebd., S. 70.
49 Anonym: The Sick Physician, S. 687.
50 Pinner; Miller: Was Ärzte als Patienten erlebten, S. 263.

ten, Kollegen und Patienten gekennzeichnet ist, von großer (symbolischer) Bedeutung war und weiterhin ist.[51]

4.1.3.4 Die Aufrechterhaltung der Fassade der eigenen Unverwundbarkeit

Ärztliche Kompetenz manifestiert sich v.a. symbolisch und *„ist sozusagen die institutionalisierte Abwehr von (unterstellter) Problemlösungs-Inkompetenz. Professionell ist nur das Verhalten, das als kompetent **legitimiert** (hervorh. im Original) ist.“*[52] Kompetenz ist somit einerseits ein Indikator für die Professionalität, andererseits ein strategisches Mittel zur Abgrenzung und Distinktion gegenüber Nichtprofessionellen und anderen Professionen.[53] Der Eindruck ärztlicher Kompetenz wird dabei *„durch eine Vielzahl symbolischer Markierungen erzeugt, wie durch die Routinen alltäglicher Interaktion zwischen Professionellen und Klienten.“*[54]

In der professionellen Sozialisation wird Ärzten vermittelt, wie wichtig es ist, in ihrem Beruf eigene Unsicherheiten sowie das Fehlen von Wissen und Können zu überspielen und stattdessen ärztlichen Sachverstand vorzutäuschen: *„Derjenige kommt am Besten durch, der sich selbst als kompetenter darstellen kann, als er ist.“* Im Beruf stehen Ärzte in einem Spannungsverhältnis zwischen den Erwartungen der Patienten und dem eigenen Wissen über die begrenzten Handlungsmöglichkeiten. Das ärztliche Selbstverständnis besteht darin, Krankheiten nicht zu akzeptieren, Hoffnung und Zuversicht auch bei unheilbaren Krankheiten auszustrahlen und zu vermitteln:

> Ein Arzt, der seine berufliche Aufgabe darin sieht, Krankheiten zu bekämpfen, muss das Ausbleiben von Heilungserfolgen, medizinische Rückschläge und schließlich den Tod als persönliches Versagen, als Niederlage erleben.[55]

Diese Haltung trifft auch auf den Umgang mit eigenen Krankheiten zu: Bereits in der Aus- und Weiterbildung, der professionellen Sozialisation, wurde und wird den angehenden Ärzten vermittelt, dass *„ÄrztInnen nicht krank werden“*, da man dies innerhalb des Feldes nicht akzeptiere und dadurch Heilserwartungen der Patienten nicht erfüllt würden.[56] Physische und psychische Schwächen, und in diesem Zusammenhang v.a. die eigene Krankheit, waren und sind somit kein Teil des Bildes, das ein Gros der Ärzte von sich selbst zeichnete und das die Gesellschaft sowie die Patienten bereitwillig übernahmen. Im Krankheitsfall versuchten die Ärzte im Kontakt mit Patienten, Vorgesetzten und Kollegen eine dauerhafte körperliche Präsenz zu inszenieren, die auf die durch den Habitus inkorporierte *„Fähigkeit zur Mimikry, zum Fassaden-*

51　Pfadenhauer: Professioneller Stil und Kompetenz, S. 12, vgl. hierzu Rudolf: Aerztetag in den USA, S. 1387.
52　Pfadenhauer: Professioneller Stil und Kompetenz, S. 12.
53　Ebd., S. 11.
54　Ebd., S. 12.
55　von Troschke: Die Kunst, ein guter Arzt zu werden, S. 177 f.
56　Fuchs: Burnout bei niedergelassenen Human- und ZahnmedizinerInnen, S. 179.

bau, zum Eindruck (von situativer Überlegenheit) schinden etc." zurückzuführen war.[57] Wiederum unter einem Pseudonym – dies zeigt, welche Bedeutung und welche Folgen die Offenbarung der eigenen, insbesondere psychischen, Krankheit für die betroffenen Ärzte hatte – schildert ein praktischer Arzt wie er seine Narkolepsie zunächst vor den Kollegen verborgen hielt und anschließend ab 1936 seine Praxis so einrichtete, dass die Patienten nichts von seiner Krankheit mitbekamen:

> Ein Privatarzt, der seine Sprechstunden im eigenen Haus abhält, hat ja die günstige Gelegenheit, seinen Tag nach sonderbaren Gesichtspunkten einzuteilen. Sobald ich müde wurde, legte ich mich zu einem Schläfchen hin, und gelegentlich auch zu einem ‚vorbeugenden' Extraschlaf – d. h. wenn ich einen störenden Anfall vor anderen Menschen vermeiden wollte.[58]

Der Sohn Alfred Grotjahns, der Psychoanalytiker Martin Grotjahn, der unter einem Nierenstein litt und während der Behandlung einer Patientin eine Kolik bekam, berichtet ebenfalls über die Aufrechterhaltung der Fassade der Unverwundbarkeit bei eigenen Leiden:

> Trotz meiner Schmerzen konnte ich die Behandlung zu Ende führen, ohne sie zu beunruhigen. Sie war nur ein wenig erstaunt, als sie fortging und ich nicht aufstand. Später bestätigten mir mehrere Kollegen, daß sie ähnliche Erfahrungen gemacht hätten. Sie konnten ihre Sprechstunde beendigen, ohne ihre Patienten merken zu lassen, daß sie akute Schmerzen gehabt hatten.[59]

Neben der Inszenierung von absoluter Gesundheit gegenüber dem beruflichen und privaten Umfeld stellt die Selbst-Stigmatisierung – die *„ÄrztInnen hatten das Gefühl versagt zu haben"* – das größte Problem der Ärzte im Umgang mit eigenen Leiden dar.[60] Diese Haltung zur eigenen Krankheit hatte auch der Neurochirurg Leo M. Davidoff, der unter schweren Migräneanfällen litt, verinnerlicht. Trotz starker Anfälle operierte er seine Patienten. Die Krankheit sah er als Akteur, als Widersacher des Arztes. Diesen galt es zu bekämpfen und zu besiegen. Das Eingestehen der eigenen Krankheit stellte für ihn eine Niederlage dar:

> Gewöhnlich beginnt die Operation mittags um 1.30 Uhr. Wenn sich an solchen Tagen ein Anfall ankündigt, ziehe ich das Schweißband, das ich bei der Operation um den Kopf trage, fester an als sonst. Dann spanne ich die Backenmuskeln an und kann so die drei oder vier Stunden der Operation überstehen. Dabei werden die zahlreichen, peinlich genauen Handgriffe der ‚besonders hochentwickelten Technik, die die sichere und zugleich zarte Behandlung des Zentralnervensystems erfordert' (Harvey Cushing), noch sorgfältiger und genauer, als ob ich dem Dämon der Migräne zeigen wollte, wer hier der Herr ist.[61]

---

57 Pfadenhauer: Professioneller Stil und Kompetenz, S. 12, vgl. hierzu Stern: Ende eines Traumberufs?, S. 50.

58 Pinner; Miller: Was Ärzte als Patienten erlebten, S. 321.

59 Ebd., S. 116.

60 von Troschke: Die Kunst, ein guter Arzt zu werden, S. 177 f.

61 Pinner; Miller: Was Ärzte als Patienten erlebten, S. 121 f.

Um die Fassade der Unverwundbarkeit und Leistungsfähigkeit aufrechtzuerhalten griffen Ärzte oftmals *„zu absonderlichen und extremen Mitteln [...], die sie ihren Patienten kaum verordnen würden.“*[62]

4.1.3.5 Selbstbehandlung und -medikation

Eines der wichtigsten Mittel zur Aufrechterhaltung der Fassade des gesunden und leistungsfähigen Arztes ist die Selbstbehandlung und -medikation.[63] So spritzte sich beispielsweise eine an einer Plexusneuritis[64] leidende Anstaltsärztin zur Erhaltung ihrer Arbeitsfähigkeit und zur Linderung ihrer Schmerzen in den 1920er Jahren Morphium:

> Da ich nach meiner Gewohnheit gleichwohl, und ohne mich über meinen Zustand gegen irgendwen zu äußern, der Arbeit nachging, sah ich mich nach 2–3 Wochen genötigt, zum Morphium zu greifen. Die erste Spritze, die ich mir mit Hast einjagte, führte dann gleich zur Entstehung eines Hautabszesses.[65]

Bezüglich einer Selbstbehandlung und/oder -medikation wird anhand der Quellen deutlich, dass Ärzte zumeist ihre eigene Krankheit unter- oder überschätzten.[66] Hierüber berichtet auch der Psychiater und Schriftsteller Alfred Döblin: *„Meine Zähne fingen an zu klappern, meine Beine zitterten, die Arme schüttelten. Ach, es war ein Schüttelfrost. Meine medizinischen Kenntnisse waren ganz hin, kamen nicht auf.“*[67]

Zur Linderung ihrer physischen und psychischen Leiden nutzten Ärzte häufig Betäubungsmittel oder andere Suchtmittel: *„... tritt Schlaflosigkeit ein, so liegt die Versuchung nahe, durch Alkohol oder Morphium nachzuhelfen; manche Ärzte*

---

62 Grotjahn: Ärzte als Patienten, S. 44.
63 Ripke: Der kranke Arzt, DÄBl. (2000), S. 237 f.
64 Vgl. hierzu http://www.lexikon-orthopaedie.com/pdx.pl?dv=0&id=01769, letzter Zugriff 15.05.2019: *„Nach Serumgaben, Impfungen und Infektionskrankheiten auftretende entzündliche Reaktion des peripheren Nervensystems, am häufigsten im Bereich des Schultergürtels.“*
65 Grotjahn: Ärzte als Patienten, S. 225, vgl. hierzu auch Pinner; Miller: Was Ärzte als Patienten erlebten, S. 50 f.: Pinner, ehemaliger Chefarzt der Abteilung für Lungenkrankheiten am Montefiore-Hospital in New York, verordnete sich selbst aufgrund seines chronischen Herzleidens Nitroglyzerin und Morphin, ehe er Ärzte konsultierte.
66 Brugsch: Der Arzt als Patient, DÄBl. (1929), S. 543.
67 Grotjahn: Ärzte als Patienten, S. 142, vgl. hierzu auch S. 209: Ein Arzt, der unter einem Nierenleiden litt, berichtet ebenfalls über seine mangelnde Urteilsfähigkeit bezüglich der eigenen Krankheit, obwohl er selbst Experte in Gesundheitsfragen ist: *„Es ist für mich von besonderem Interesse, daß ich, der ich sonst gewöhnt bin, systematisch zu denken und die Dinge unter dem Gesichtspunkt der Einheit anzusehen, in bezug auf meine eigenen Krankheitserscheinungen völlig additiv und unkritisch war, und da ich später bei Behandlung von Kollegen dies ebenfalls nicht selten bei ihnen fand, glaube ich, daß natürlich nicht in der Regel, aber sehr oft, niemand so leicht über die wahre Bedeutung seines Leidens in Unklarheit gelassen werden kann, wie der Arzt, wenn man nur für die diagnostischen Assoziationen, die er aus den einzelnen Symptomen herleitet, ihm andere, glaubhafte anbietet.“*

glauben auch ihre körperliche Leistungsfähigkeit durch Alkohol zu erhöhen."[68] Dies führte nicht selten zu einer Abhängigkeit.[69] So galt beispielsweise die Einnahme von Morphium zur Linderung der Schmerzen und zur Erhaltung der Leistungsfähigkeit unter Ärzten bereits in den 1880er Jahren als normal und weitestgehend akzeptiert.[70]

Die Selbstbehandlung und -medikation war innerhalb der Ärzteschaft über den gesamten Untersuchungszeitraumes hinweg somit nicht nur eine bewährte Behandlungsform, sondern auch eine gängige Praxis zur Verheimlichung eigener Leiden und Schwächen vor den Kollegen, den Patienten, wie auch der Familie. In einer Langzeitstudie zu norwegischen Ärzten wurde deutlich, dass sich im Zeitraum von 1997 bis 2007 75 % der Befragten in den letzten drei Jahren selbst behandelten. Diejenigen, die verschreibungspflichtige Medikamente einnahmen, verschrieben sie sich zumeist selbst (73 %).[71] Nicht selten griffen sie hierbei auf Ärztemuster zurück, die auf Krankenhausstationen wie in der Praxis bis heute für Ärzte frei zugänglich sind.[72]

4.1.4 Der Arzt als Patient

„Der Arzt, wenn er krank ist, kommt erst zum Arzt, wenn der völlige Zusammenbruch da ist, teils aus Rücksichtnahme, teils aus einem falschen Schamgefühl heraus, teils aus einer Verkennung der gegebenen Lage."[73] Diese von Theodor Brugsch beschriebene ärztliche Haltung zur eigenen Krankheit lässt sich für den gesamten Untersuchungszeitraum beobachten. Konsultierten Ärzte einen Kollegen, so suchten sie häufig nicht nur einen, sondern mehrere, teils befreundete, teils verwandte Ärzte oder auch ausgewiesene Spezialisten auf. Diese wurden anschließend nacheinander oder zum Teil auch gleichzeitig konsultiert.[74] So ließ sich beispielsweise Max Pinner, der lange Zeit Angst davor hatte, sein chronisches Herzleiden vor seinen Kollegen zu offenbaren – dies kam für ihn einer persönlichen Niederlage gleich – von einem befreundeten Arzt behan-

---

68 Weinberg: Sterblichkeit, Lebensdauer und Todesursachen der württembergischen Ärzte, S. 165.
69 Ripke: Der kranke Arzt, DÄBl. (2000), S. 238.
70 Vgl. hierzu Kapitel 4.4 in dieser Arbeit.
71 Vgl. hierzu Tyssen: Health Problems and the Use of Health Services among Physicians, S. 602: *„Seventy-five per cent had performed self-treatment during the preceding three years. Among those who were on prescription medication 73 % had self-prescribed.*"
72 Ripke: Der kranke Arzt, DÄBl. (2000), S. 238.
73 Brugsch: Der Arzt als Patient, DÄBl. (1929), S. 541 ff.
74 Vgl. hierzu Grotjahn: Ärzte als Patienten, S. 44: *„Auch die von ihnen [den Ärzten, S. W.] viel beklagte Unart der Laien, sich nicht vertrauensvoll mit der Ansicht eines einzigen Arztes zu begnügen, ist ihnen nicht fremd. Man kann sogar beobachten, daß die Befragung mehrerer bei erkrankten Ärzten besonders auffällig im Schwange ist und sie sich kaum jemals mit der Beratung und Behandlung seitens eines Arztes begnügen.*" Sowie ebd., S. 175: *„Wird aber ein Arzt selber krank, so begeht er oft den – in psycho-therapeutischer Hinsicht verhängnisvollen – ‚Fehler', allzu viele, unabhängig voneinander urteilende Ärzte zu befragen.*"

deln.[75] Insgesamt war Pinner während seiner Leidenszeit bei zehn verschiedenen Kollegen. In seinem Krankheitsbericht schildert er die Schwierigkeiten des Arzt-Patienten-Verhältnisses:

> Weil ich selbst ein Arzt bin, war mit einer oder zwei Ausnahmen keiner meiner Ärzte imstande (ja, sie machten nicht einmal den geringsten Versuch dazu), zu vermeiden, ,meinen Fall' mit mir zu besprechen, als ob ich zur Beratung herbeigezogen worden wäre. Sie gaben mir keine genauen Verordnungen und Ratschläge und sagten nur jedesmal mehr oder weniger deutlich, ,Sie wissen ja, was zu tun ist!' Aber selbst wenn ich es gewußt hätte, vermißte ich doch bei diesem Verhalten die seelische Erleichterung, die jeder Patient von seinem Arzt erwartet. Die Annahme, daß ,ich es wußte', ging einmal so weit, daß der Chirurg im Ordinationsbuch der Schwester vermerkte, ich würde mir meine eigenen Verordnungen machen, und das war unmittelbar nach einer größeren Operation, wo ich dazu zeitweilig noch nicht ganz klar war.[76]

Pinner wurde während der Konsultation, wie es viele andere Ärzte in ihren Krankheitsberichten auch schildern, von den behandelnden Ärzten als Kollege und nicht als Patient angesehen.[77] Dies zeigt sich auch am Beispiel eines Medizinalpraktikanten, der in den ausgehenden 1920er Jahren unter einer „Furunkulose" litt:

> Die Ratschläge und Erklärungen der Kollegen waren größtenteils so allgemeiner Art und so leicht von mir, dem Patienten, zu wiederlegen, daß ich, immer hoffnungsloser werdend, mich ganz in meine eigene Behandlung begab. Es waren etwa 4 Ärzte, denen ich mein Leid klagte und jeder schwor auf seine unbedingt erfolgreiche Therapie.[78]

Auf diese Problematik im Umgang mit erkrankten Kollegen ging auch der bereits mehrfach erwähnte Internist Theodor Brugsch 1929 ein und forderte von seinen Kollegen, *„daß jeder kranke Arzt genau so behandelt werden soll wie jeder Laienkranke."*[79] Aktuelle Studien weisen jedoch darauf hin, dass die Schwierigkeiten im Arzt-Patienten-Verhältnis bis heute nicht behoben sind; im Krankheitsfall bauen Ärzte keine Vertrauen[80] zu ihren behandelnden Kollegen auf und fühlen sich mit ihren Leiden noch immer allein gelassen.[81]

Bei akuten Schmerzen und in Notsituationen, in denen kein Arzt zu Rate gezogen werden konnte, nutzten die Erkrankten auch das von ihrer Seite viel gescholtene alternative Heilangebot. So vertraute sich beispielsweise der Internist Adolf Kußmaul, der im ausgehenden 19. Jahrhundert an einer akuten Rückenmarksentzündung litt, nachdem er alle Möglichkeiten ärztlicher Hilfe

---

75 Pinner; Miller: Was Ärzte als Patienten erlebten, S. 44.
76 Ebd., S. 49 f.
77 Ebd., S. 49: „Weil ich selbst ein Arzt bin, war mit einer oder zwei Ausnahmen keiner meiner Ärzte imstande […], zu vermeiden, ,meinen Fall' mit mir zu besprechen, als ob ich zur Beratung herbeigezogen worden wäre. Sie gaben mir keine genauen Verordnungen und Ratschläge und sagten nur jedesmal mehr oder weniger deutlich, ,Sie wissen ja, was zu tun ist!'"
78 Grotjahn: Ärzte als Patienten, S. 207.
79 Brugsch: Der Arzt als Patient, DÄBl. (1929), S. 544.
80 Vgl. hierzu auch Brugsch: Der Arzt als Patient, DMW (1929), S. 28: „Wir dürfen uns das aber nicht gegenseitig übelnehmen, vielleicht schon darum nicht, weil ein Arzt vom anderen denkt, er wolle ihn nur beruhigen und verschweige ihm darum die Wahrheit."
81 Ripke: Der kranke Arzt, DÄBl. (2000), S. 239.

ausgeschöpft hatte, *„doch dem Bader"* an.[82] Weitaus häufiger war innerhalb der Ärzteschaft jedoch die Konsultation eines ausgewiesenen Spezialisten und/ oder prominenten Vertreters der jeweiligen Fachdisziplin verbreitet.

4.1.4.1 Die Konsultation von Spezialisten

Im 19. und in der ersten Hälfte des 20. Jahrhunderts war die Konsultation eines ausgewiesenen Spezialisten und/oder prominenten Vertreter seines Fachs bei Ärzten sehr beliebt und wurde zumeist in den Berichten über das eigene Krankheitsverhalten festgehalten. Neben der bestmöglichen Behandlung sollte hierbei auch gezeigt werden, in welchen Kreisen sich der erkrankte Arzt bewegte und damit sein Prestige erhöht werden. Der Augenarzt Arthur Brückner notierte beispielsweise in seinen „Lebenserinnerungen", dass er sich aufgrund einer mehrere Wochen andauernden Dysenterie im Winter 1916/17 von *„dem bekannten Blutforscher Naegeli, (der später in Zürich war) untersuchen"*[83] ließ.

Der Internist Adolf Kußmaul litt als junger Mediziner in Heidelberg unter Gelenkrheumatismus. Auch er konsultierte einen bekannten Spezialisten, Karl Sebastian von Pfeufer, Professor der Arzneimittellehre, und hielt dies in seiner Autobiographie fest. Hierin finden sich auch Hinweise zu Kußmauls Behandlung, zum Arzt-Patienten-Verhältnis sowie zur Adhärenz Kußmauls: *„Ich wagte sogar Pfeufer bei seinem Morgenbesuche meine Vermutung anzusprechen, wurde aber mit kurzen Bemerkungen abgefertigt."*[84] Im weiteren Krankheitsverlauf konnte sich Kußmaul nicht dazu entschließen, das von Pfeufer verordnete Colchium einzunehmen.[85] Dies deutet darauf hin, dass auch die Konsultation von und anschließende Behandlung durch einen Spezialisten und/oder prominenten Vertreters des Fachs nicht gleichbedeutend mit der Adhärenz der Ärzte-Patienten war.

4.1.4.2 Die Adhärenz von Ärzte-Patienten

Eine gute Adhärenz findet sich bei Ärzte-Patienten nur selten. Dies verdeutlicht das Beispiel des Chirurgen Georg Friedrich Louis Stromeyers, aus der zweiten Hälfte des 19. Jahrhunderts. Dieser litt unter einer Gallensteinkolik und rief infolgedessen

> Professor Griesinger[86] zur Hilfe, der mich dann täglich besuchte. [...] Aus den häufigen
> Untersuchungen schloß ich, daß die Diagnose nicht ganz klar sein möge; da ich außer-

---

82 Grotjahn: Ärzte als Patienten, S. S. 62.
83 Arthur B., Dta Em 726,3, S. 366 f.
84 Grotjahn: Ärzte als Patienten, S. 24.
85 Ebd., S. 25.
86 Vgl. hierzu https://www.deutsche-biographie.de/sfz23751.html#ndbcontent, letzter Zugriff 06.06.2019.

dem Griesingers Heilmethoden nicht kannte, so wurde ich mißtrauisch gegen Arzneigebrauch und nahm nur wenig von dem, was mir verschrieben wurde.[87]

Die Therapietreue der Ärzte-Patienten hing von Faktoren wie Rang, Alter und Geschlecht der behandelnden Ärzte ab. Hierzu bemerkte der Internist Albert Mueller-Deham: *„Jede Generation zieht es vor, von ihren Altersgenossen behandelt zu werden.“*[88] Am Beispiel einer schwangeren Ärztin, die in den 1920er Jahren an Beschwerden in der Magen- und Lebergegend litt, zeigte sich, dass diese sich lieber von einer Ärztin, als von ihrem Mann, der als Arzt bislang die Schwangerschaft überwachte, behandeln ließ, da sie bei einer Frau auf mehr Verständnis hoffte.[89] Ein weiterer wichtiger Faktor die Adhärenz von Ärzte-Patienten betreffend, war der Rangunterschied zwischen Patient und behandelndem Arzt. In den 1980er Jahren ließ sich beispielsweise ein anonym bleibender, angesehener Arzt, aus Scham nicht von einem seiner ehemaligen Studenten untersuchen, da er vor ihm nicht *„zugeben wollte, in diesem Zustand der Hilfe anderer zu bedürfen. Er verließ sich auf seine eigene, wies jede Untersuchung zurück und vermeinte sich unheilbar krank.“*[90]

4.1.4.3 Skepsis und Kritik gegenüber behandelnden Ärzten

Innerhalb der Profession herrschte bezüglich einer Behandlung durch einen Kollegen zumeist Zweifel und Misstrauen vor, da Ärzte-Patienten genau wissen, dass *„überall nur mit Wasser gekocht wird.“*[91] Diese Skepsis wird *„eigentlich erst in der ganzen Schwere einer tief ins Lebensmark gehenden Erkrankung gebrochen“*[92], d. h. wenn der Arzt weniger als Gesundheitsexperte und mehr als Leidender auftritt.[93] Theodor Brugsch wies diesbezüglich bereits in den ausgehenden 1920er Jahren darauf hin, dass die Behandlung von Kollegen immer anders ist als bei Laien. *„So kommt es, daß jeder Arzt zwar von Herzen gern, aber nicht ohne diese Bedenken, die Behandlung des erkrankten Kollegen übernimmt.“*[94] Dies verdeutlicht sich auch am Beispiel eines anonym bleibenden Arztes, der zu Beginn der 1980er Jahre aufgrund von Augenbeschwerden von einem jungen Kollegen in eine Klinik überwiesen wurde und anschließend kurz vor der Operation seine Bedenken bezüglich des verantwortlichen Arztes äußerte:

---

87 Grotjahn: Ärzte als Patienten, S. 40.
88 Pinner; Miller: Was Ärzte als Patienten erlebten, S. 389, vgl. hierzu auch Brugsch: Der Arzt als Patient, DÄBl. (1929), S. 543 f.: *„Es kommt natürlich auch da auf das Altersverhältnis an, ob der jüngere Arzt der Patient oder der Behandler ist. Wie schwierig ist es für den jüngeren Arzt, den Aelteren über seine Krankheit zu belehren, d. h. den kranken Arzt von den falschen Ansichten zu überzeugen!“*
89 Grotjahn: Ärzte als Patienten, S. 178 ff.
90 Rummer: Ärzte, die schwierigsten Patienten, DÄBl. (1986), S. 498.
91 Ripke: Der kranke Arzt, DÄBl. (2000), S. 238, vgl. hierzu auch Brugsch: Der Arzt als Patient, DÄBl. (1929), S. 543.
92 Brugsch: Der Arzt als Patient, DÄBl. (1929), S. 544.
93 Ripke: Der kranke Arzt, DÄBl. (2000), S. 238.
94 Brugsch: Der Arzt als Patient, DÄBl. (1929), S. 543.

> Im Aufzug frage ich vorsichtig: ‚Hat der Chef denn überhaupt Mittagspause gemacht?‘
> ‚Wir haben den ganzen Tag gearbeitet und zusammen eine halbe Stunde in der Kantine
> gesessen‘, ist die knappe Antwort. Das hatte mir gerade noch gefehlt, ein nervöser, über-
> arbeiteter Mann, der mich mit Laserstrahlen beschießt![95]

Ein weiteres Zeichen für die Skepsis, mit denen Ärzte-Patienten ihren Kollegen gegenübertraten, ist die bereits beschriebene Konsultation mehrerer
Ärzte. Diese schlug nicht selten in Kritik über.[96] Letztere bezog sich zumeist
auf den groben, unpersönlichen und oberflächlichen Umgang der behandelnden Ärzte mit ihren erkrankten Kollegen. Ein anonym bleibender Arzt berichtet in diesem Zusammenhang von seinen Magenbeschwerden und der schrof-
fen Behandlung durch einen Assistenzarzt:

> So, so, schnell hinsetzen, Mund auf, tief atmen, Zunge herunter, Herr Doktor müssen die
> Speischale mit der linken Hand selbst halten (man sorgte für Beschäftigung!), tief atmen,
> Mund weit auf, ruuhig (sic!) atmen! – Ich muß sagen, diese Mischung von Kommandotö-
> nen, Stoßseufzern und Trostgebeten war ganz wirksam, sie hielt mich im Bann. Es war
> einmal ‚etwas anders‘, selbst als Patient so behandelt zu werden und die hochprozentige
> Wirksamkeit des Behandlungs-Drumherums selbst zu spüren.[97]

Krankenhausärzte, v. a. Chirurgen, standen bereits im ersten Drittel des 20.
Jahrhunderts diesbezüglich in der Kritik. Hierbei bedienten sich die Ärzte-
Patienten vorwiegend des zu dieser Zeit unter niedergelassenen (praktischen)
Ärzten populären Narrativs des Krankenhauses als Fabrik. Hierbei monierten
sie v. a. das menschlich oberflächliche Verhalten der Klinikärzte: *Das, was mir
als größter ärztlicher Fehler im gesamten Verlauf der Krankheit fast überall auffiel, war
das unpersönliche, fabrikbetriebmäßige und dadurch menschlich so oberflächliche Verhalten der Ärzte.*[98]

---

95   H. W.: Grübeleien im Dunkeln, DÄBl. (1981), S. 1930.
96   Brugsch: Der Arzt als Patient, DÄBl. (1929), S. 543.
97   Grotjahn: Ärzte als Patienten, S. 177.
98   Ebd., S. 194 sowie S. 199: Grotjahn geht in diesem Zusammenhang sogar noch weiter
     und wirft den Krankenhausärzten aufgrund der Überforderung der Ärzte Gewalt an ih-
     ren Patienten vor: „*Gut beobachtet ist auch die nicht allgemein bekannte und deshalb auch nicht
     allgemein vermiedene Gefahr, daß manche Krankenhausärzte bei Unsicherheit der Diagnose und
     einem Zweifel an Richtigkeit der getroffenen Verordnung ihre begreifliche Nervosität unbewußt am
     Kranken selbst abreagieren.*" Sowie ebd. S. 262: „*Den besten Operateuren fehlt in der Regel am
     meisten die Kunst des Einfühlens in die Seele des Kranken. Die verzeihliche Rücksichtslosigkeit des
     Meisters überträgt sich dann namentlich in den großen chirurgischen Kliniken leicht auf das ärztli-
     che und pflegerische Personal. Das gilt namentlich für das Verhalten der jungen Ärzte, die in Kran-
     kenanstalten die Patienten mit unbewußter Rücksichtslosigkeit als ‚Material‘ für ihre Ausbildung zu
     betrachten und dementsprechend zu behandeln pflegen […]. Das gilt endlich auch für den erlauchten
     Chef, der beflügelten Schrittes mit großem Gefolge durch die Krankensäle eilt, um sich die interes-
     santen Fälle vorstellen zu lassen und dann alle Einzelheiten gar zu sehr den untergeordneten Kräften
     zu überantworten.*" Zur Behandlung durch Chirurgen vgl. auch https://www.springer
     medizin.de/orthopaedie-und-unfallchirurgie/aerzte-legen-patienten-eher-unters-messer-
     als-sich-selbst/9956844, letzter Zugriff 28.08.2019: Eine aktuellen Studie unter 254 Ärz-
     ten aus den USA, Australien, Asien und Europa ergab, dass Chirurgen bei einer Thera-
     pieentscheidung dazu neigen, „*sich selbst einen operativen Eingriff zu ersparen, obwohl sie die
     entsprechende Maßnahme für einen Mitmenschen mit gleicher Diagnose, gleichen Alters und Ge-
     schlechts als durchaus geeignet erachten würden.*"

Die Schwierigkeiten im Arzt-Patienten-Verhältnis lassen sich jedoch nicht allein auf die behandelnden Ärzte zurückführen. Die Ärzte-Patienten hatten ebenfalls einen Anteil daran, da es ihnen aufgrund ihres ärztlichen Habitus besonders schwer fiel, Schwächen zuzugeben und die Erfahrungen von Schmerzen und Leiden anderen mitzuteilen.[99] So heißt es in einem im Deutschen Ärzteblatt 1986 erschienenen Artikel: *„Durch alle Spitäler geistert die Sage, daß es keine schlimmeren Patienten gibt als Ärzte. Sie, die über andere Bescheid wissen und entscheiden, kommen mit sich selbst schwerlich zurecht."*[100]

Ein weiterer Punkt, der die Behandlung des Arzt-Patienten durch einen Kollegen erschwerte, war die unentgeltliche Behandlung von Professionsmitgliedern und deren Angehörigen. Max Pinner sah in dieser Tradition bereits in den 1940er Jahren Nachteile:

> Da er nichts bezahlen darf, zögert er, ärztliche Hilfe in Anspruch zu nehmen. Er fühlt sich gehemmt, weil er in der Lage eines Bettlers statt in der eines Käufers ist. Selbst wenn diese unnormale Situation die Diagnose und Behandlung nicht erheblich hinausschiebt (wie es so häufig der Fall ist), so ist der Patient dadurch doch seelisch belastet. Und die Seele eines Patienten ist verletzbar.[101]

Die unentgeltliche Behandlung von Kollegen und deren Angehörigen ist jedoch bis zum heutigen Zeitpunkt innerhalb der Ärzteschaft als Ethos fest verankert. So heißt es in § 12 Absatz 2 der ärztlichen Berufsordnung: *„Ärztinnen und Ärzte können Verwandten, Kolleginnen und Kollegen, deren Angehörigen und mittellosen Patientinnen und Patienten das Honorar ganz oder teilweise erlassen."*[102]

4.1.5 Kontinuität oder Wandel? – Ärztliches Selbstverständnis seit den 1970er Jahren

Innerhalb des Untersuchungszeitraums wurde von ärztlicher Seite immer wieder vereinzelt Kritik an den ärztlichen Leit- und Selbstbildern der Unverwundbarkeit, dem Dogma der Gesundheit und der damit verbundenen Tabuisierung der eigenen Schwächen geäußert.[103] Ein sukzessiver Wandel dieses ärztlichen Selbstverständnisses vollzieht sich jedoch erst seit den 1970er Jahren.[104] Dieser stand in engem Zusammenhang mit dem Strukturwandel inner-

---

99 Rummer: Ärzte, die schwierigsten Patienten, DÄBl. (1986), S. 498.
100 Ebd.
101 Pinner; Miller: Was Ärzte als Patienten erlebten, S. 49 f.
102 (Muster-)Berufsordnung für die in Deutschland tätigen Ärztinnen und Ärzte – MBO-Ä 1997 – in der Fassung der Beschlüsse des 114. Deutschen Ärztetages 2011 in Kiel. In: https://www.bundesaerztekammer.de/fileadmin/user_upload/downloads/MBO_08_20112.pdf, letzter Zugriff 10.01.2019.
103 Vgl. hierzu u. a. Brugsch: Der Arzt als Patient, DÄBl. (1929), S. 543.
104 Dinges: Aufstieg und Fall des ‚Halbgottes in Weiß‘, S. 147, vgl. hierzu auch Laib: Das Bild des Arztes, S. 146.

halb des Berufes (Deprofessionalisierung[105]/Umprofessionalisierung[106]), der Generationenlage[107] sowie der Position der Ärzte im Gesundheitssystem: In dieser sehen sich Ärzte aufgrund einer zunehmend arbeitsteiligen High-Tech-Medizin, gegenüber einer gestärkten Administration, die ökonomisches Handeln einfordert, und besser informierten und selbstbewussteren Patienten sowie zu den Medien in eine defensivere Position gedrängt.[108] So konstatierte der Medizinhistoriker Daniel Schäfer im Jahr 2015: *„Das (Selbst-)Bild vom kraftstrotzenden, viel arbeitenden, aber auch gut verdienenden Halbgott in Weiß, der bis in die 1970er Jahr hinein in Krankenhaus und Praxis autonom regiert, ist teilweise zerfallen.“*[109]

Seit den beginnenden 1990er Jahren bestehen von Seiten der Landesärztekammern spezifische Behandlungsangebote für suchtkranke Ärzte, im Jahr 2014 wurde eine Stiftung Arztgesundheit[110] gegründet und auf der 68. Generalversammlung des Weltärztebundes in Chicago im Oktober 2017 fügten die Vertreter der Ärzteschaft dem ärztlichen Gelöbnis in der Deklaration von Genf einen weiteren Zusatz hinzu, der sich dieser Thematik widmet und die Gesundheit des Arztes in die grundlegende Formulierung ärztlicher Ethik aufnahm: *„Ich werde auf meine eigene Gesundheit, mein Wohlergehen und meine Fähigkeiten achten, um eine Behandlung auf höchstem Niveau leisten zu können.“*[111] Im Umgang der Ärzte mit der eigenen Krankheit zeigten sich ebenfalls positive Veränderungen. So war beispielsweise bei suchtkranken Ärzte-Patienten in der Oberbergklinik Berlin/Brandenburg eine hohe Behandlungsmotivation zu erkennen. Der Wechsel von der Arzt- zur Patientenrolle fiel den Ärzten jedoch noch immer schwer, da dieser mit Unsicherheiten verbunden wurde und die *„bisherige Lebensrealität auf den Kopf“* stellte.[112]

Das alles sind deutliche Anzeichen für eine offenere Auseinandersetzung mit dem Themenkomplex Ärztegesundheit.[113] Jedoch wird auch deutlich, dass der ärztliche Habitus mit seinen Leitbildern der Unverwundbarkeit, Leis-

---

105 Bollinger; Hohl: Auf dem Weg von der Profession zum Beruf, S. 443: Für Bollinger und Hohl bedeutet Deprofessionalisierung *„den historischen Übergang von der Profession zum Beruf, das heißt den allmählichen Verlust jener Momente, in denen die Profession über den ‚gewöhnlichen‘ Beruf hinausgeht; Deprofessionalisierung in diesem Sinne ist also ein Prozeß der ‚Verberuflichung‘ vormals professioneller Arbeitsprozesse.“*

106 Vgl. hierzu Peppler: Medizin und Migration, S. 61: Peppler versteht Professionalisierung *„als einen unabgeschlossenen Prozess, der im Bezug zu konkreten und historisch expliziten gesellschaftlichen Verhältnissen steht.“*

107 Vgl. hierzu auch Winefield; Anstey: Job stress in general practice, S. 143 f.

108 Vgl. hierzu Bollinger; Hohl: Auf dem Weg von der Profession zum Beruf, S. 461 ff. sowie Stehr: Der Arzt im „Spiegel“, S. 146 f.

109 Schäfer: Hilflose Helfer?, DMW (2015), S. 1917.

110 https://arztgesundheit.de/wp/, letzter Zugriff 27.04.2019.

111 https://www.bundesaerztekammer.de/fileadmin/user_upload/downloads/pdf-Ordner/International/Deklaration_von_Genf_DE_2017.pdf, Zugriff 02.10.2018.

112 Bühring: Suchtkranke Ärzte, DÄBl. (2017), S. 769.

113 Vgl. dazu Mäulen: Ärztegesundheit, S. 8 f.: Allein die relativ junge Geschichte des Begriffs Ärztegesundheit, der aus dem englischen „physicians health“ entlehnt und erst zu Beginn der 2000er Jahre von Bernhard Mäulen in Deutschland etabliert wurde, zeigt,

tungsfähigkeit, Aufopferungsbereitschaft und der Vorstellung von der eigenen Gesundheit als Teil ärztlicher Professionalität – diese manifestierten sich seit dem 19. Jahrhundert und teilweise sogar noch länger im kollektiven Gedächtnis der Ärzte und wurden anschließend von Generation zu Generation während der (professionellen) Sozialisation weitergegeben – bis heute von angehenden Ärzten verinnerlicht und danach gehandelt wird.[114] Noch immer haben Ärzte einen *„erschwerten Zugang zum eigenen Krankheitserleben.“*[115] Die einzelnen, in den letzten Jahrzehnten stattfindenden Veränderungen und Maßnahmen hinsichtlich des Umgangs der Ärzteschaft mit kranken Kollegen stellen dabei erst den Anfang eines Umdenkens innerhalb der Profession, aber auch der Gesellschaft, dar. Die Ärztin Andrée Rochfort bemerkte im Jahr 2016 hierzu: *„Es braucht möglicherweise eine Generation, bis ein Arzt ganz selbstverständlich sagt, ich war gerade beim Arzt.“*[116]

4.1.6 Fazit

Das ärztliche Gesundheits- und Krankheitsverhalten ist maßgeblich vom ärztlichen Habitus und dessen Leitbildern sowie der innerhalb der Profession weitverbreiteten Vorstellung von der eigenen Gesundheit als Teil ärztlicher Professionalität geprägt. Die Gesundheit der Ärzte gilt dabei nicht nur als Zeichen der Kompetenz und Professionalität, sondern auch als Distinktionsmerkmal: Ärzte unterscheiden sich von ihren Patienten v. a. durch ihr Nicht-Leiden. Im Zuge der professionellen Sozialisation verinnerlichen Ärzte bereits, dass Schwächen und Krankheiten innerhalb des sozialen Feldes der Medizin ein Tabu darstellen. Die aus dieser Haltung resultierenden ärztlichen Verhaltensweisen und Handlungsmuster im Krankheitsfall zielen somit darauf ab, das eigene Leiden zu leugnen, dieses vor Kollegen, Vorgesetzten und Patienten zu verheimlichen und damit die Fassade des gesunden, unverwundbaren, leistungsfähigen, aufopferungsbereiten Gesundheitsexperten aufrechtzuerahlten.

Ein Rollenwechsel vom Arzt zum Patienten fällt Ärzten zumeist schwer. Die Selbstbehandlung und -medikation ist daher ein wesentlicher Bestandteil ärztlichen Gesundheits- und Krankheitsverhaltens. Entschieden sich Ärzte dennoch einen Kollegen zu konsultieren, so blieb es aus Misstrauen des Arzt-Patienten zumeist nicht nur bei einem behandelnden Arzt. Häufig wurden mehrere Kollegen, darunter ausgewiesene Spezialisten sowie prominente Vertreter ihres Fachs, konsultiert. Bei der Behandlung zeigte sich, dass Ärzte-Patienten keine besonders gute Adhärenz aufwiesen, sich oftmals nicht an die An-

---

dass die Ärzteschaft erst am Anfang einer intensiven Auseinandersetzung mit diesem Thema steht.

114 Vgl. hierzu u. a. Ruebsam-Simon: Veränderung beginnt im Kopf, DÄBl. (2002), S. 284 ff.
115 Schäfer: Medice cura te ipsum, S. 30 f.
116 Lüthi: Kranke Ärztin, kranker Arzt, S. 853.

weisungen ihres behandelnden Arztes hielten und in vielen Fällen Kritik an der Behandlung äußerten.[117]

Der ärztliche Habitus und das daraus resultierende Gesundheits- und Krankheitsverhalten der Ärzte wurde innerhalb der Profession bis in die 1970er Jahre nur vereinzelt kritisiert. Im Zuge des Strukturwandels innerhalb der Ärzteschaft und der dadurch geschwächten Position der Ärzte innerhalb des Gesundheitssystems sowie gegenüber besser informierten und selbstbewussteren Patienten gerieten Ärzte in eine vergleichsweise defensive Position. Eine Folge der allmählichen „Entmythologisierung" des Arztberufes verdeutlichte sich in der ansatzweisen Umdefinierung des ärztlichen Habitus und in einem damit zusammenhängenden offeneren Umgang der Ärzte mit eigenen Schwächen und Leiden. Dennoch zeigt sich, dass der ärztliche Habitus mit seinen traditionellen Leitbildern sowie dem innerhalb des Berufsstandes weit verbreiteten Dogma der Gesundheit innerhalb der Ärzteschaft noch immer weit verbreitet ist. Die in den letzten Jahrzehnten stattfindenden sukzessiven Veränderungen sowie die vereinzelten Maßnahmen hinsichtlich eines offeneren Umgangs der Ärzteschaft mit kranken Kollegen stellen somit erst den Anfang eines Umdenkens innerhalb der Profession, aber auch der Gesellschaft, dar.

4.2 Die Berufskrankheiten der Ärzte

Die ärztliche Tätigkeit und deren Auswirkungen auf die Gesundheit der Ärzte rückte bereits in der Frühen Neuzeit in den Fokus des Berufsstandes. Der Begründer der Arbeitsmedizin, Bernardino Ramazzini, ging von einem guten Gesundheitszustand der Ärzte aus, trotz grassierender Epidemien und geringer Vorsichtsmaßnahmen bei der Behandlung von Patienten.[118] Diese Meinung teilten nicht alle im Berufsstand. Christoph Wilhelm Hufeland nahm an, dass Ärzte früher als andere Berufsgruppen sterben würden, da sie nicht immer die Gesundheits- und Vorsichtsmaßregeln befolgen könnten und ihre Arbeit die Physis wie auch die Psyche beanspruche.[119] So entstanden seit dem 19. Jahrhundert vereinzelt Schriften, die die krankmachende Komponente des Arztberufes thematisierten und den Arzt als „Opfer" seiner Tätigkeit darstellten.[120] Hierbei standen zunächst Infektionskrankheiten wie Typhus, Tuberkulose, Grippe und spätestens nach Ende des Zweiten Weltkriegs die infektiöse Hepatitis im Mittelpunkt. Strahlenkrankheiten, die durch die Einwirkung von Röntgenstrahlung entstanden, bereicherten seit dem beginnenden 20. Jahrhundert den ärztlichen Diskurs über spezifische Berufskrankheiten.[121] In diesem Zusammenhang lässt

---

117 Vgl. hierzu Waring: Psychiatric Illness in Physicians, S. 525 f.
118 Jütte: Leben Ärzte länger?, DMW (2013), S. 2666.
119 Vgl. hierzu ebd., S. 2670.
120 Ebd.
121 Vgl. hierzu die Definition des Bundesamtes für Arbeit und Soziales: „*Berufskrankheiten sind Erkrankungen, die Versicherte durch ihre berufliche Tätigkeit erleiden und die in der Berufskrankheiten-Verordnung aufgeführt sind.*" Die erste Liste wurde im Jahr 1925 erstellt und wird seitdem

sich für den Untersuchungszeitraum fragen, inwieweit Ärzte durch ihren Beruf als besonders gefährdet galten. Unterlagen gewisse Arztgruppen häufiger als andere bestimmten Berufskrankheiten? Welche Schutzvorschriften/-maßnahmen gab es für Ärzte und inwieweit wurden diese von den jeweiligen Akteuren beachtet? Für die Beantwortung dieser Fragen soll im Folgenden zunächst auf das Infektionsrisiko der Ärzte bei der Ausübung ihrer Tätigkeit eingegangen, ehe anschließend die Strahlenbelastungen in Form von Röntgenstrahlen und deren gesundheitliche Auswirkungen auf die Radiologen näher beschrieben werden.

4.2.1 Infektionskrankheiten

Seit der zweiten Hälfte des 19. Jahrhunderts nahm die Sterblichkeit aufgrund von Epidemien innerhalb der Gesellschaft sowie in besonderem Maße bei den Ärzten ab.[122] Hierbei fielen aus ärztlicher Sicht das größere Wissen über Infektionskrankheiten und die damit verbundenen wirkungsvollen Präventionsmaßnahmen stärker ins Gewicht, als der negative Einfluss, infolge der Nähe zu den Patienten und des häufigen Kontaktes mit Infektionskrankheiten.[123] So konstatierte der Mediziner Wilhelm Weinberg, dass Letztere *„heutzutage nur ausnahmsweise zu der Bedeutung, welche sie früher für die Lebensdauer der Ärzte hatten"* gelangten.[124] Die Annahme Hufelands, dass Ärzte während ihrer Tätigkeit einer besonderen Infektionsgefahr unterlagen, bestand innerhalb des Berufsstandes jedoch auch weiterhin.[125]

4.2.1.1 Typhus und Grippe

In seiner Untersuchung zur Sterblichkeit und Lebensdauer württembergischer Ärzte differenzierte Weinberg zwischen den verschiedenen Infektionskrankheiten und deren Auswirkung auf die Gesundheit der Ärzte: Während er aufgrund der Impfung eine geringe Gefahr einer Pockenerkrankung sah, so beobachtete er innerhalb des 19. Jahrhunderts unter den württembergischen Ärz-

entsprechend dem wissenschaftlichen Erkenntnisfortschritt ergänzt. In: https://www.bmas.de/DE/Themen/Soziale-Sicherung/Gesetzliche-Unfallversicherung/Was-sind-Berufskrankheiten.html, letzter Zugriff 09.04.2019, vgl. hierzu auch Anonym: Deutsches Reich. Zweite Verordnung des Reichsarbeitsministers über Ausdehnung der Unfallversicherung auf Berufskrankheiten, RGESBl. (1929), S. 234 f.

122 Weinberg: Sterblichkeit, Lebensdauer und Todesursachen der württembergischen Ärzte, S. 157.

123 Karup; Gollmer: Die Mortalitätsverhältnisse des ärztlichen Standes, S. 417, vgl. hierzu auch Anonym: Sterblichkeits-Statistik der Aerzte, DÄBl. (1884), S. 24: *„Die mit der Ausübung des Berufs in engstem Zusammenhang stehenden Todesursachen (Leichenvergiftung, Ansteckung mit Contagien, namentlich Pocken) sind in verschwindend kleiner Anzahl aufgeführt."*

124 Weinberg: Sterblichkeit, Lebensdauer und Todesursachen der württembergischen Ärzte, S. 163.

125 Freudenberg: Die Sterblichkeit der Aerzte in Deutschland, S. 491.

ten, im Vergleich mit anderen Professionen (Lehrern, Geistlichen, Juristen, Beamten), ein besonderes hohes Risiko für Typhuserkrankungen.[126] Eine Mortalitätsstatistik der Einwohner und Professionsmitglieder Frankfurts sowie die Untersuchung von Karup und Gollmer zur Sterblichkeit der bei der Gothaer versicherten Ärzte bestätigen Weinbergs Ergebnisse.[127]

In seinen Memoiren berichtet der Internist Wilhelm Ebstein von der Typhusepidemie im Winter 1868/1869 in Breslau, bei der sich neben ihm auch viele weitere Kollegen bei den Typhuskranken im Allerheiligenhospital infiziert hatten:

> Ich sagte sofort, dass ich mich wohl an Typhus infiziert habe. Nichtsdestoweniger tat ich meinen Dienst und reiste sogar am dritten Weihnachtstage in meine Heimatstadt zu einem Ball. […] Am 2. dieses Monats [Januar 1869, S. W.] blieb ich liegen. Am ersten Krankheitstage stieg die Temperatur bis auf 38°. Mein behandelnder Arzt war Viktor Friedländer, der am 20. Januar selbst an schwerem Flecktyphus erkrankte. […] Am 30. Januar erkrankte der 52 Jahre alte Hospitalinspektor Hübner am Flecktyphus und erlag ihm leider.[128]

An diesem Beispiel zeigt sich, dass die Nähe zu Typhuskranken zwar ursächlich für die Ansteckung mit der Krankheit war, die Ärzte jedoch selbst, aufgrund ihres Habitus, dazu beitrugen, den Typhus innerhalb des Kollegiums zu verbreiten. Auch Karup und Gollmer wiesen in ihrer 1886 erschienen Untersuchung auf dieses Phänomen hin:

> … daß vielmehr eine gewisse Sorglosigkeit um das eigene Wohl, ein übergroßes Pflichtgefühl und das Bestreben, erst dann die Berufsthätigkeit einzustellen, wenn die Körperkräfte ihren Dienst versagen, die wichtigsten Momente sind, welche hier die Widerstandsfähigkeit der Ärzte herabsetzen und so aus ihren Reihen so viele dem Typhus zum Opfer fallen.[129]

Zu Beginn des 20. Jahrhunderts verringerte sich die Infektionsgefahr für Ärzte um ein Vielfaches. Die Ursachen hierfür waren neben dem allgemeinen Rückgang der Epidemien, die seit dem ausgehenden 19. Jahrhundert bestehende Möglichkeit der Schutzimpfung, eine praxisnähere Aus- und Weiterbildung der Ärzte, die bessere Hygiene sowie der aufkommende Arbeitsschutz[130] innerhalb

---

126 Weinberg: Sterblichkeit, Lebensdauer und Todesursachen der württembergischen Ärzte, S. 163.

127 De Neufville: Lebensdauer und Todesursachen, S. 29 ff.; Karup; Gollmer: Die Mortalitätsverhältnisse des ärztlichen Standes, S. 416 f.

128 Ebstein: Ein Leben für die Medizin, S. 65.

129 Karup; Gollmer: Die Mortalitätsverhältnisse des ärztlichen Standes, S. 417.

130 Vgl. RGBl. 1896, S. 300: *„Der Dienstberechtigte hat Räume, Vorrichtungen oder Geräthschaften, die er zur Verrichtung der Dienste zu beschaffen hat, so einzurichten und zu unterhalten und Dienstleistungen, die unter seiner Anordnung oder seiner Leitung vorzunehmen sind, so zu regeln, daß der Verpflichtete gegen Gefahr für Leben und Gesundheit soweit geschützt ist, als die Natur der Dienstleistung es gestattet. Ist der Verpflichtete in die häusliche Gemeinschaft aufgenommen, so hat der Dienstberechtigte in Ansehung des Wohn- und Schlafraums, der Verpflegung sowie der Arbeits- und Erholungszeit diejenigen Einrichtungen und Anordnungen zu treffen, welche mit Rücksicht auf die Gesundheit, die Sittlichkeit und die Religion des Verpflichteten erforderlich sind."* Vgl. dazu auch Schläger: Schädigung des Arztes im Beruf, DMW (1935), S. 103.

der Kliniken und Praxen.[131] In den ausgehenden 1920er Jahren erkannte die Regierung zudem Infektionskrankheiten als Berufskrankheiten der in Gesundheitsdienst und Wohlfahrtspflege Tätigen an.[132] Somit wurden infolge der zweiten Berufskrankheitenverordnung vom 11. Februar 1929 *„die Infektionskrankheiten des Krankenpflegepersonals als melde- und versicherungspflichtige Berufserkrankungen erklärt"* und damit ein Personenkreis[133], der bislang nicht der gesetzlichen Unfallversicherungspflicht unterstand, in diese eingegliedert.[134] Der Begriff des Pflegepersonals definierte hierbei neben den Krankenschwestern und -pflegern v. a. in versicherungspflichtigen Betrieben wie Krankenhäusern, Pflegeanstalten etc. angestellte Ärzte.[135] Diesen war es fortan möglich, bei Infektionserkrankungen ihren Anspruch gegenüber dem Versicherungsträger geltend zu machen.[136] Letztere setzten sich dabei aus Reich, Ländern und zu einem Großteil den Gemeinden zusammen. Für die restlichen Betriebe wurde am 17. Mai 1929 die Berufsgenossenschaft für Gesundheitsdienst und Wohlfahrtspflege (BGW) gegründet.[137] Die Anzeigepflicht von Berufskrankheiten oblag den Ärzten vor Ort oder den Leitern der versicherungspflichtigen Betriebe. Die Beurteilung wiederum, ob eine Berufskrankheit vorlag, fand durch einen „neutralen" Arzt statt. Bei Infektionskrankheiten war jedoch zumeist schwer nachzuvollziehen, ob diese im Beruf entstanden sind.[138] Letzteres galt auch für die Grippe. Am Beispiel Berlins zeigte sich, dass während der Epidemie im Jahr 1933 auch weiterhin eine besondere Infektionsgefahr für Ärzte bestand. So hatten sich am 3. Februar *„bei den Groß-Berliner Ambulatorien […] am gleichen Tage zwölf Ärzte als krank gemeldet".*[139] Gingen nichtärztliche Beobachter wie der Versicherungsmathematiker Johannes Karup bereits im ausgehenden 19. Jahrhundert davon aus, dass Ärzte, aufgrund ihres Habitus einen großen Anteil daran hatten, dass sich eine bestimmte Infektionskrankheit innerhalb des Berufsstandes verbreitete, so zeigte sich am Beispiel der Grippe, dass Ärzte die Ausbreitung der

---

131 Wundt: Infektion als Berufsrisiko, DMW (1964), S. 1578.

132 Anonym: Deutsches Reich. Zweite Verordnung des Reichsarbeitsministers über Ausdehnung der Unfallversicherung auf Berufskrankheiten, RGESBl. (1929), S. 234f.

133 Berufsgenossenschaft für Gesundheitsdienst und Wohlfahrtspflege (Hg.): Für ein gesundes Berufsleben, S. 26; vgl. hierzu auch Niederland: Die Grippe als Berufskrankheit, DÄBl. (1933), S. 103: *„Es ist eine der bedeutsamen Leistungen der deutschen Sozialversicherung, daß diesen durch ihre Berufsausübung in ihrer Gesundheit bedrohten Personen heute der staatliche Versicherungsschutz zu Seite steht, dessen sie nicht vor wenigen Jahren entbehrten."*

134 Niederland: Anzeigepflichtige Berufskrankheiten im Gesundheitsdienst, DÄBl. (1931), S. 454.

135 Ebd., vgl. hierzu auch Schneider: Die neue Berufsgenossenschaft für ärztliche Betriebe, DÄBl. (1929), S. 55: *„Die zwangsweise Einbeziehung der freien Aerzteschaft ist, wie auf eine Anfrage ausdrücklich bestätigt wurde, nicht beabsichtigt."*

136 Schläger: Schädigung des Arztes im Beruf, DMW (1935), S. 104.

137 Krohn: Unfallversicherung ärztlicher Betriebe, DÄBl. (1929), S. 292, vgl. hierzu auch Berufsgenossenschaft für Gesundheitsdienst und Wohlfahrtspflege (Hg.): Für ein gesundes Berufsleben, S. 29.

138 Wundt: Infektionen als Berufsrisiko, DMW (1964), S. 1577, vgl. hierzu auch Niederland: Anzeigepflichtige Berufskrankheiten im Gesundheitsdienst, DÄBl. (1931), S. 454.

139 Niederland: Die Grippe als Berufskrankheit, DÄBl. (1933), S. 102.

Krankheit innerhalb der an den Berliner Ambulatorien beschäftigten Kollegen auf die Rahmenbedingungen ärztlicher Tätigkeit sowie die Folgen der Arbeitsverdichtung in Praxis und Klinik zurückführten:

> Namentlich durch häufige Nachtarbeit, ungenügende Erholungszeiten, mancherorts auch durch wenig ausgiebige oder nicht genügend abwechslungsreiche Kost wird die Widerstandskraft des gesamten Organismus nicht unerheblich geschwächt. Bei übermüdeten Menschen ist erfahrungsgemäß die Empfänglichkeit für Ansteckungen gesteigert. Ferner vermag der ermüdete und geschwächte Organismus den Maßnahmen der persönlichen Hygiene und Gefahrenverhütung bei weitem nicht die Aufmerksamkeit entgegenzubringen wie im ausgeruhten Zustande.[140]

Während der Typhus bereits zu Beginn des 20. Jahrhunderts und die Grippe in den 1930er Jahren aus dem Diskurs über Gesundheitsgefahren und Berufskrankheiten der Ärzte verschwanden, so wird deutlich, dass die Tuberkulose im ausgehenden 19. und in der ersten Hälfte des 20. Jahrhunderts eine wichtige Rolle innerhalb dieses Diskurses spielte, ehe sie in der Zeit nach dem Ende des Zweiten Weltkriegs von der infektiösen Hepatitis abgelöst wurde.[141]

4.2.1.2 Tuberkulose

Im ausgehenden 19. Jahrhundert wiesen Statistiken und Untersuchungen auf die geringe Gefährdung der Ärzte bei der Ausübung ihres Berufes an Tuberkulose zu erkranken hin.[142] Weinberg hob für Württemberg hervor, dass *„keine besondere Gefährdung der Ärzte durch Tuberkulose infolge des Berufs besteht, respektive daß sie in der Lage sind, sich gegen die Gefahr der Ansteckung wirksam zu schützen.“*[143] Dennoch stand die Tuberkulose in der ersten Hälfte des 20. Jahrhunderts im Fokus des Diskurses über ärztliche Berufskrankheiten.[144] Dieser beschränkte sich jedoch beinahe ausschließlich auf angestellte Ärzte in Krankenhäusern.

Geringe Infektionsgefahr für den ärztlichen Stand?

Im Zuge des ärztlichen Diskurses über Berufskrankheiten fand im Jahr 1913 die erste reichsweite Untersuchung zur Tuberkuloseerkrankungen bei angestellten Ärzten statt. Diese basierte auf der Annahme, dass in Spezialanstalten für tuberkulöse Lungenkranke Ansteckungen des ärztlichen Personals kaum oder gar nicht zustande kamen, während hingegen in allgemeinen Krankenhäusern des Öfteren Tuberkuloseerkrankungen der Ärzte festgestellt wurden.

---

140 Ebd., S. 103.
141 Wundt: Infektion als Berufsrisiko, DMW (1964), S. 1578 f.
142 Anonym: Ueber die Lebensdauer der Aerzte, DÄBl. (1890), S. 184 f.
143 Weinberg: Sterblichkeit, Lebensdauer und Todesursachen der württembergischen Ärzte, 164.
144 Zur Sozialgeschichte der Tuberkulose in Württemberg, Deutschland und Österreich vgl. u. a. Hähner-Rombach: Sozialgeschichte der Tuberkulose sowie Dietrich-Daum: Die „Wiener Krankheit“.

Unter der Leitung des Regierungsrates und späteren Reichsgesundheitsrates Karl Hamel wurde im kaiserlichen Gesundheitsamt ein Fragebogen entworfen, der die Ansteckungsgefahr des ärztlichen und pflegerischen Heilpersonals mit Tuberkulose untersuchen sollte. Dieser wurde in drei Kategorien von Krankenanstalten – allgemeine Krankenhäuser, medizinische Universitätskliniken und Spezialanstalten für tuberkulöse Lungenkranke – verschickt und deckte einen vierjährigen Zeitraum von 1906 bis 1910 ab. Insgesamt konnten Fragebögen aus 549 Krankenanstalten ausgewertet werden, wovon ein Großteil aus allgemeinen Krankenhäusern stammte.[145] Die Zahl der in allen Krankenanstalten an Tuberkulose erkrankten Ärzte war auffallend niedrig, zumal aus knapp 94 % aller Krankenhäuser keine Tuberkuloseerkrankungen gemeldet wurden. Auf Hamels gesamten Untersuchungszeitraum übertragen, gab es lediglich 34 gemeldete tuberkulöse Ärzte. Den Hauptteil dieser Gruppe bildeten die Assistenten mit 23 Erkrankten, gefolgt von acht Medizinalpraktikanten und drei leitenden Ärzten. Bei 13 Ärzten konnte die Tuberkuloseerkrankung nicht auf eine Ansteckung im Beruf zurückgeführt werden, da eine Infektion in den meisten Fällen vor Eintritt in die Krankenanstalt stattfand.[146] Eine Ansteckung mit Tuberkulose bei der Ausübung ihrer Tätigkeit wurde für 21 Ärzte angenommen. Über die Ursachen der Erkrankung lässt sich jedoch nur relativ wenig aussagen, da lediglich sechs Ärzte die Gründe für eine Ansteckung mit Tuberkulose angaben. In diesen Fällen wurde die Infektion zum einen auf die verminderte Widerstandsfähigkeit durch vorangegangene Erkrankungen und zum anderen auf die Arbeitsverdichtung in den Krankenhäusern und eine damit verbundene Überbelastung zurückgeführt.[147] Hamel wies in diesem Zusammenhang auch auf die Rahmenbedingungen ärztlicher Tätigkeit, insbesondere den Zustand der Krankenhäuser, hin und zeigte auf, dass in Krankenhäusern neueren Ursprungs weniger an Tuberkulose erkrankte Ärzte arbeiteten, als in älteren Anstalten.[148]

Die größte Zahl der Infizierten war in Universitätskliniken beschäftigt, die niedrigste in Tuberkuloseheilstätten. In Letzteren erkrankte im Zeitraum von vier Jahren lediglich ein Assistenzarzt an Tuberkulose. Hamel wies diesbezüglich jedoch darauf hin, dass in Tuberkuloseheilstätten häufig Ärzte arbeiteten, die bereits an Tuberkulose erkrankt waren. Dieser Personenkreis wurde im Fragebogen nicht erfasst und so ging Hamel von einer großen Dunkelziffer tuberkulöser Anstaltsärzte aus.[149] Dem positiven Ergebnis im Bereich der be-

---

145 Hamel: Tuberkuloseerkrankungen unter dem Ärzte- und Krankenpflegepersonal in Krankenanstalten, S. 221. An der Umfrage nahmen insgesamt 402 allgemeine Krankenhäuser, 22 Universitätskliniken und 125 Spezialkliniken teil.

146 Ebd., S. 251.

147 Ebd., S. 250.

148 Ebd., S. 254.

149 Vgl. hierzu Roer: Berufserkrankungen durch Tuberkulose, Der Tuberkulosearzt (1948), S. 677: „Zu unserem Vergleich Zahlen von Tuberkulosestationen und Tuberkuloseheilanstalten heranzuziehen, schien uns ungeeignet, weil ein hoher Prozentsatz des ärztlichen wie Pflegepersonals dieser Kliniken eine aktive Lungentuberkulose durchgemacht hat und eben aus diesem Grund dort arbeitet."

ruflichen Ansteckungsgefahr mit Tuberkulose bei Ärzten stand er kritisch gegenüber und wies dabei auf die mangelnde Zuverlässigkeit des erhobenen
Materials hin, da die Fragebögen in den meisten Fällen von leitenden Ärzten
ausgefüllt wurden und die Annahme einer beruflichen Ansteckung immer nur
unter Vorbehalt erfolgte. Aus diesem Grund plädierte Hamel dafür, dass die
Zahl der infizierten Ärzte als Mindestzahl angesehen werde. Von einem besonders hohen Infektionsrisiko für Ärzte ging er jedoch nicht aus.[150]

Ärzte in Tuberkuloseheilstätten und -abteilungen

Im Zuge der Anerkennung von Infektionskrankheiten als Berufskrankheiten
der in Gesundheitsdienst und Wohlfahrtspflege Tätigen[151] und anknüpfend an
die Ergebnisse und offen gebliebenen Fragestellungen Hamels erschien 1931
eine Untersuchung des Reichsgesundheitsamtes, die in den Jahren zwischen
1928 und 1931 sämtliches ärztliches und pflegerisches Personal in über 2.000
Krankenanstalten und etwa 700 Tuberkulosefürsorgestellen untersuchte. Die
Begutachtung der angestellten Ärzte und Pflegekräfte wurde in diesen Fällen
entweder durch Fachärzte, mithilfe von Röntgengeräten, oder durch das bestehende ärztliche Personal der jeweiligen Klinik durchgeführt.[152] Dies löste
bereits zu Beginn heftige Widerstände bei Ärzten und Pflegern aus, da v.a.
Erstere „*durch etwa erhobene krankhafte Befunde Dienstentlassungen oder anderwei-
tige berufliche Nachteile*" befürchteten.[153] Eine Folge davon war, dass ein großer
Teil der Ärzte bei der Tuberkuloseuntersuchung nicht zugegen war und somit
nicht in die Studie aufgenommen werden konnte.[154] Dennoch zeigte sich, dass
die Tuberkuloseneuerkrankungen bei Ärzten in Lungenheilstätten deutlich
höher waren als bisher angenommen.[155] Eine Korrelation zwischen der Berufserfahrung und der Krankheitshäufigkeit konnte ebenfalls hergestellt werden, da die Zahl der in Ausübung ihres Berufes erkrankten Ärzte mit zunehm-
dem Dienstalter sank.[156] Die Ursachen für eine Infektion mit Tuberkulose lagen vorrangig in der Nähe zu Kranken, der Unerfahrenheit der behandelnden
Ärzte und der daraus resultierenden mangelnden Vorsicht sowie einer immer
wieder von den erkrankten Ärzten angeführten Überbelastung infolge der Ar-

---

150 Hamel: Tuberkuloseerkrankungen unter dem Ärzte- und Krankenpflegepersonal in
    Krankenanstalten, S. 250.
151 Anonym: Deutsches Reich. Zweite Verordnung des Reichsarbeitsministers über Ausdeh-
    nung der Unfallversicherung auf Berufskrankheiten, RGESBl. (1929), S. 234f.
152 Dornedden: Die Tuberkuloseerkrankungen des Heil- und Pflegepersonals, S. 37: Hierbei
    wurde in drei Kategorien von Untersuchungen unterteilt: 1.) ausführliche, fachärztliche,
    radiologische Untersuchung, 2.) Untersuchung von Fachärzten ohne Zuhilfenahme des
    Röntgengerätes oder Untersuchung mit Röntgengerät, aber nicht von einem Facharzt aus-
    geführt und 3.) Untersuchung nicht nach den Maßstäben der Kategorien eins und zwei.
153 Ebd., S. 37.
154 Ebd., S. 39.
155 Ebd., S. 58.
156 Ebd., S. 56.

beitsverdichtung im Krankenhaus.[157] Die Verbreitung der Tuberkulose unter den angestellten Ärzten der Kliniken wurde hingegen nun auch von der Ärzteschaft auf die Akteure selbst und deren Habitus zurückgeführt. Dieser äußerte sich darin, dass Ärzte *„vielfach sich selbst bei Erkrankungen vernachlässigen und ohne Rücksicht auf gesundheitliche Störungen weiterarbeiten"*.[158] Insgesamt konnte in der Untersuchung des Reichsgesundheitsamtes jedoch nachgewiesen werden, dass spätestens seit den 1930er Jahren für angestellte Ärzte *„keinerlei sicherer Anhalt für eine statistisch ausschlaggebende Berufsgefährdung durch tuberkulöse Infektionen"* bestand.[159] Dies hing u.a. auch mit den in den 1930 Jahren erlassenen, besonderen Schutzmaßnahmen für Tuberkuloseabteilungen zusammen:

> Das Personal der Tuberkuloseabteilung muß während des Dienstes eine abschließende, waschbare Schutzkleidung tragen. Sie ist von der Anstalt zu liefern und wie Krankenwäsche zu behandeln.[160]

Die Wäsche und Bettwäsche der Ärzte sowie des Pflegepersonals hatte dabei besonders gekennzeichnet zu sein und musste von der Wäsche der Kranken getrennt gereinigt werden.[161] Die Berufsgenossenschaft für Gesundheitsdienst und Wohlfahrtspflege wies in diesem Zusammenhang in einer Vielzahl von Unfallverhütungsvorschriften immer wieder auf Maßnahmen zum Selbstschutz des medizinischen Personals hin. Diese bezogen sich jedoch zum größten Teil auf Berufs- und Schutzkleidung im Krankenhaus und vorrangig auf die Arbeitskleidung der Krankenschwestern, da diese als besonders gefährdet galten. Hans Harmsen, Arzt bei der BGW, bemängelte diesen Zustand, der u.a. auch durch die Vernachlässigung dieses Themas von Seiten der Ärzteschaft entstanden war.[162] Harmsen hob bezüglich der Arbeitskleidung von Pflegekräften und Ärzten noch einen weiteren, wichtigen Punkt hervor:

> Für den Arzt und die Schwester schafft die Berufskleidung und Tracht jene innere Distanz, die viele Handreichungen und Eingriffe am Pflegebefohlenen überhaupt erst ohne seelische Verletzung ermöglicht.[163]

Die Arbeitskleidung nahm somit eine doppelte Funktion ein und sollte die Ärzte nicht nur vor Infektionskrankheiten und Verletzungen schützen.[164]

---

157 Vgl. hierzu auch Gruber: Über das Vorkommen tuberkulöser Erkrankungen bei Gefolgschaftsmitgliedern pathologischer Institute, RGESBl. (1943), S. 674 ff.
158 Niederland: Anzeigepflichtige Berufskrankheiten im Gesundheitsdienst, DÄBl. (1931), S. 455.
159 Dornedden: Die Tuberkuloseerkrankungen des Heil- und Pflegepersonals, S. 57, vgl. hierzu auch Prinzing: Handbuch der medizinischen Statistik I, S. 609 ff.: Prinzing wies in seinem Handbuch der medizinischen Statistik aus dem Jahre 1930 darauf hin, dass Ärzte zwar eine allgemein hohe Sterblichkeit besäßen, sie jedoch als Angehörige der ersten sozialen Klassen wenig von der Tuberkulose der Lungen betroffen sind.
160 Harmsen: Berufs- und Schutzkleidung in Krankenanstalten, DÄBl. (1938), S. 790.
161 Ebd.
162 Ebd., S. 791.
163 Ebd., S. 789.
164 Ebd.

Sinkendes Infektionsrisiko für Ärzte

Nach dem Ende des Zweiten Weltkrieges kamen Tuberkuloseerkrankungen bei angestellten Ärzten nur noch vereinzelt vor. Junge, unerfahrene Ärzte, wie das Beispiel Erika Greulichs, spätere Franken, zeigt, unterlagen jedoch noch immer einer besonderen Infektionsgefahr. Während einer einmonatigen Famulatur auf der Tuberkulosestation der Freiburger medizinischen Universitätsklinik in den ausgehenden 1940er Jahren infizierte sie sich bei der täglichen Arbeit mit Tuberkelbakterien und litt infolgedessen unter Knochentuberkulose.[165] Ein hohes Infektionsrisiko bestand auch weiterhin für Ärzte in pathologischen Abteilungen.[166] So zeigte sich in einer Untersuchung des medizinischen Personals in Hamburger Krankenhäusern, dass im Zeitraum von 1940 bis 1947 jeder vierte bis fünfte Arzt an aktiver Lungentuberkulose erkrankte.[167] In der Folgezeit wurde innerhalb der Ärzteschaft wiederholt auf die hohe Zahl unerkannter Tuberkulose im Sektionsgut – der Anteil lag zwischen 24 % und 75 % – und die damit einhergehende Gefährdung des Sektionspersonals aufmerksam gemacht.[168]

In den 1970er Jahren entwickelte sich die Bundesrepublik von einem Hoch- zu einem Niedriginzidenzland. Für Ärzte in bestimmten Arbeitsbereichen, beispielsweise in Lungenfachkliniken oder in der Pathologie, bestand jedoch auch weiterhin ein hohes Infektionsrisiko.[169] Im Zuge dessen fand bereits zu Beginn der 1980er Jahre innerhalb des ärztlichen Diskurses über die Tuberkulose als Berufskrankheit ein Umdenken statt. Die Annahme, dass mit dem stetigen Rückgang der Neuerkrankungszahlen an Tuberkulose innerhalb der Gesellschaft auch das berufliche Infektionsrisiko abnahm, wurde neu verhandelt.[170] Die globale Entwicklung und deren Auswirkungen auf die Bundesrepublik infolge der „Einfuhr" komplizierter Tuberkulose, resistenter Erreger und die schwierige Therapie aidskranker Tuberkulose-Patienten erforderten eine neue Bewertung der beruflichen Gefährdung durch Tuberkulose. Denn obwohl sich das absolute Infektionsrisiko für Gesundheitsberufe stetig verringerte, war die Tuberkulose noch zu Beginn der 2000er Jahre die dritthäufigste angezeigte Infektionskrankheit bei der BGW; lediglich Hepati-

165 Franken: Auf schmalem Grat, S. 253 f.
166 Roer: Berufserkrankungen durch Tuberkulose, Der Tuberkulosearzt (1948), S. 680: „*Die Tuberkulosehäufigkeit der in der Pathologie beschäftigten Ärzte war in Hamburg von 1940–47 gut 6mal größer als bei den Internisten und knapp 40mal größer als bei den Chirurgen.*" Vgl. hierzu auch Gruber: Über das Vorkommen tuberkulöser Erkrankungen bei Gefolgschaftsmitgliedern pathologischer Institute, RGESBl. (1943), S. 674 ff.
167 Roer: Berufserkrankungen durch Tuberkulose, Der Tuberkulosearzt (1948), S. 678, vgl. hierzu auch Kropp et al.: Die Tuberkulose als Berufskrankheit, S. 38.
168 Kropp et al.: Die Tuberkulose als Berufskrankheit, S. 39.
169 Vgl. hierzu auch Kropp et al.: Die Tuberkulose als Berufskrankheit, S. 39 f. sowie Barret-Connor: The Epidemiology of Tuberculosis in Physicians, JAMA (1979), S. 37 f. sowie Anonym: Tuberkulose bei amerikanischen Ärzten, DMW (1979), S. 962 f. und Liebknecht: Tuberkulosegefährdung beim ärztlichen Personal, DMW (1978), S. 1237 ff.
170 Brodhun; Hauer: Die Bedeutung der Tuberkulose, S. 65 f.

tis B und C kamen öfters beim medizinischen Personal vor. Als besonders gefährdet gelten bis heute Beschäftigte in Aufnahmeambulanzen sowie auf Infektionsstationen, pathologischen Abteilungen, beim Notarzteinsatz und jeder Form der Notfallbehandlung, da sich gerade bei der Erstversorgung nicht genau einschätzen lässt, mit welchen Erkrankungen die Patienten eingeliefert werden.[171]

4.2.1.3 Infektiöse Hepatitis

Nach dem Ende des Zweiten Weltkrieges geriet die infektiöse Hepatitis in den Fokus der Ärzteschaft und sollte fortan den Diskurs über Berufskrankheiten prägen. Das Hauptaugenmerk lag hierbei auf der Erkrankungshäufigkeit der Ärzte sowie der Anerkennung der infektiösen Hepatitis[172] als Berufskrankheit durch den Unfallversicherungsträger. So berichtete Franz Hermann Franken beispielsweise, dass er sich Ende der 1940er Jahre eine Hepatitis Erkrankung zuzog, die *„ohne bürokratischen Aufwand als Berufserkrankung anerkannt"* wurde.[173]

Gefährdungspotenzial für Internisten und Chirurgen

In den ausgehenden 1950er Jahren kam es im Zuge von Gerichtsverfahren über die Anerkennung der durch Viren übertragbaren Form der Hepatitis als typischen Berufskrankheit zu ärztlichen Gutachten, die von einer besonderen Gefährdung der Ärzte ausgingen. Darin hieß es: *„Naturgemäß seien Internisten und Chirurgen der Infektionsgefahr am stärksten ausgesetzt."*[174] Die Frage, ob es sich bei der Hepatitis um eine typische Berufskrankheit handele, konnte in diesem

---

171   Vgl. hierzu auch Kropp et al.: Die Tuberkulose als Berufskrankheit, S. 38 ff. sowie Nienhaus; Brandenburg; Teschler (Hg.): Tuberkulose als Berufskrankheit, S. 336.

172   Remé; Selmair: Die Bedeutung der Hepatitis als Berufskrankheit, S. 13: Im Jahr 1947 postulierte Peter MacCullum zwei Formen der Hepatitis: Hepatitis A, fäkal-oral übertragen und Hepatitis B, parenteral übertragen. Im Jahr 1973 wurden die von MacCullum vorgeschlagenen Terminologien von der WHO übernommen. Erst 1989 wurde das Hepatitis-C-Virus isoliert. Bis dato wurde diese Art der infektiösen Hepatitis als Non-A-non-B-Hepatitis bezeichnet. Diese wird vorrangig parenteral übertragen.

173   Franken: Auf schmalem Grat, S. 332. Franken hatte keinen Krankenhausaufenthalt zu verzeichnen und zudem behandelte ihn ein Kollege unentgeltlich, was dazu führte, dass er der Unfallversicherung lediglich die Kosten für ein Abführmittel im Wert von 7, 50 DM in Rechnung stellte. Vgl. hierzu Remé; Selmair: Die Bedeutung der Hepatitis als Berufskrankheit, S. 14, sowie Gerhard u. Gudrun H., Dta Em 1157,1, S. 322 und M. A.: Was gilt als typische Berufskrankheit?, DÄBl. (1942), S. 304: Eine „typische Berufskrankheit" ist dadurch definiert, dass *„ganz allgemein bestimmte Personen, z. B. Ärzte, in einer bestimmten Stellung häufiger sich die gleiche Krankheit zuzuziehen pflegen. Nicht verlangt wird dagegen die Feststellung, daß gerade in dem einzelnen in Frage kommenden Betrieb häufig derartige Erkrankungen vorgekommen seien."*

174   Zweck: Kosten, die ein Arzt infolge einer Krankheit zur Wiederherstellung seiner Gesundheit aufwendet, DÄBl. (1957), S. 988.

Zuge jedoch nicht geklärt werden, *„da hierfür die Unterlagen noch nicht ausreichen."*[175] Es folgten weitere Untersuchungen, die sich mit der infektiösen Hepatitis als Berufskrankheit der Ärzte auseinandersetzten. So ging der Mikrobiologe und Hygieniker Wilhelm Wolfgang Otto Wundt Mitte der 1960er Jahre auf der Grundlage österreichischer und schwedischer Untersuchungen sowie den Zahlen der BGW von einer *„eindeutig erhöhten Morbidität von Ärzten und Krankenhauspersonal"* aus.[176] In einer Untersuchung an den Kliniken der Medizinischen Fakultät der Universität des Saarlandes wurden in einem Zeitraum von knapp drei Jahren 23 Erkrankungen an infektiöser Hepatitis bei Ärzten und Pflegepersonal – eine weitere Differenzierung wurde nicht vorgenommen – beobachtet.[177] In einem Vergleich mit anderen, internationalen Untersuchungen zur infektiösen Hepatitis zeigte sich, dass das medizinische Personal *„etwa 20mal häufiger an Virushepatitis erkrankt[e] als die Durchschnittsbevölkerung."*[178] In diesem Zusammenhang muss jedoch zwischen einzelnen ärztlichen Fachdisziplinen unterschieden werden. So galten angestellte Chirurgen und Internisten in Krankenhäusern als besonders gefährdet. Niedergelassene Mediziner spielten innerhalb dieses Diskurses hingegen keine Rolle. Erst ein Rechtsstreit vor dem Finanzgericht Münster und anschließend vor dem Bundesfinanzhof richtete Mitte der 1960er Jahre den Fokus auf niedergelassene Ärzte.[179] Auch diesbezüglich musste zunächst geklärt werden, inwiefern die *„infektiöse Gelbsucht eine typische Berufskrankheit bei Ärzten außerhalb von Krankenhäusern usw. ist."* Hierbei kam es darauf an, festzustellen *„ob Ärzte durch ihren Beruf in ungewöhnlich hohem Maße der Gefahr einer infektiösen Gelbsucht ausgesetzt sind und daran erkranken."*[180] Diese Frage konnte vor Gericht nicht endgültig geklärt werden.[181]

Abteilungen für Pädiatrie, chronisch Kranke und Innere Medizin
als Hochrisikobereiche für Ärzte?

In den Jahren zwischen 1960 und 1965 löste die infektiöse Hepatitis die Tuberkulose auf dem Spitzenrang der Berufskrankheiten bei Ärzten und Pflegepersonal ab. Waren es im Jahr 1950 noch 684 Tuberkuloseerkrankungen im Vergleich zu 141 Erkrankungen an infektiöser Hepatitis, so sank das Risiko einer Ansteckung mit Tuberkulose und überschritt in den 1970er Jahren die Grenze von 300 Fällen pro Jahr nicht mehr. Die Zahlen der bei der BGW ge-

---

175 Ebd., S. 989, vgl. hierzu auch Reikowski.: Zur Frage der Anerkennung der Virushepatitis als Berufskrankheit, DMW (1965), S. 2100. Bis in das Jahr 1962 bestand in der Bundesrepublik keine Meldepflicht für die Hepatitis.
176 Wundt: Infektion als Berufsrisiko, DMW (1964), S. 1579.
177 Reikowski: Zur Frage der Anerkennung der Virushepatitis als Berufskrankheit, DMW (1965), S. 2100.
178 Ebd., S. 2103.
179 Zweck: Berufskrankheit des Arztes, DÄBl. (1966), S. 817.
180 Ebd., S. 818.
181 Ebd.

meldeten Infektionen mit Hepatitis stiegen hingegen im gleichen Zeitraum von 141 auf über 1.000 Fälle und pendelten sich zu Beginn der 1970er Jahre in etwa zwischen 1.000 und 1.200 Fällen pro Jahr ein.[182] Im Jahr 1976 lag die Zahl der bei der BGW gemeldeten Hepatitis Erkrankungen bei 1.257 Fällen. Hiervon wurden 858 ausgewertet und dabei nach Beschäftigten in ärztlichen und zahnärztlichen Praxen sowie in Krankenhäusern unterteilt. Eine weitere Differenzierung des medizinischen Personals fand nicht statt. Insgesamt wurde bei 76 % der als Berufskrankheit anerkannten Erkrankungsfälle der Hepatitis-B-Virus nachgewiesen. Davon waren besonders Angestellte auf den Abteilungen für Innere Medizin, für Kinderheilkunde und für Chirurgie betroffen, da diese häufig in unmittelbaren Kontakt mit Blut sowie den Ausscheidungen der Patienten kamen. In der Kombination mit unzulänglichen Vorsichtsmaßnahmen der einzelnen Akteure, v.a. in Form von unsachgemäßem Gebrauch von Einweghandschuhen, führte dies zur hohen Zahl der gemeldeten Erkrankungen an Hepatitis.[183] Die Zahl, der im Jahr 1976 an der infektiösen Hepatitis erkrankten, niedergelassenen Ärzte fiel dagegen gering aus und belief sich auf 13 von insgesamt 13.792 Praxisinhabern.[184]

Die infektiöse Hepatitis nahm auch in den 1980er Jahren eine besondere Stellung im Diskurs über Berufskrankheiten von Ärzten ein. Serologische Untersuchungen von insgesamt knapp 5.000 Angestellten aus den Kliniken Westberlins wiesen nach, dass Ärzte und Pflegepersonal in Kinderkliniken einer besonderen Gefährdung durch das Hepatitis A-Virus unterlagen.[185] Die Zahlen aus der Berliner Berufskrankheitenstatistik des Landesinstitutes für Arbeitsmedizin stützten diese Beobachtung. So stammten etwa 75 % aller anerkannten berufsbedingten Erkrankungen an Hepatitis A aus dem stationären Bereich von Kinderkliniken. Die große Zahl an Infektionen lässt sich v.a. durch den häufigen Kontakt mit Ausscheidungen stuhlinkontinenter Kinder erklären.[186] Auch die Gefahr einer Infektion mit dem Hepatitis-B-Virus bestand trotz des seit Ende der 1960er Jahre existierenden Impfstoffes[187] für Ärzte und Pflegepersonal auf Inneren Abteilungen und den Bereichen für chronisch Kranke weiterhin.[188] Insgesamt zeigte sich für das Westberliner Gesundheitswesen, dass niedergelassene Zahnärzte sowie angestellte Ärzte in Krankenhäusern das höchste Risiko einer Infektion mit Hepatitis trugen und dieses höher als beim Pflegepersonal war. Die Abteilungen für Innere Medizin sowie für chronisch Kranke gehörten zu den Hochrisikobereichen. Zudem wiesen die Zahlen aus Berlin darauf hin, dass die Gefahr *„eine berufsbedingte*

---

182 Clauss: Virushepatitiden und medizinische Berufe, BGESBl., (1979), S. 124, vgl. hierzu auch Kropp et al.: Die Tuberkulose als Berufskrankheit, S. 38.

183 Clauss: Virushepatitiden und medizinische Berufe, BGESBl., (1979), S. 126 f.

184 Ebd., S. 125.

185 Lange; Masihi: Durchseuchung mit Hepatitis A- und B-Virus, BGESBl., (1986), S. 183, vgl. hierzu auch Böhm; Jilg: Die Stabilität und Dauer der Infektiosität von Hepatitis A-Viren, S 147.

186 Lange; Masihi: Durchseuchung mit Hepatitis A- und B-Virus, BGESBl. (1986), S. 185 f.

187 Vgl. hierzu Remé; Selmair: Die Bedeutung der Hepatitis als Berufskrankheit, S. 13.

188 Lange; Masihi: Durchseuchung mit Hepatitis A- und B-Virus, BGESBl. (1986), S. 183.

Hepatitis zu erwerben [...] in den ersten 10 Berufsjahren am höchsten" war. Dies lässt darauf schließen, dass, wie bereits an anderer Stelle erwähnt, die Berufserfahrung einen bedeutenden Einfluss auf das Infektionsrisiko von Ärzten nahm.[189]

„Ära der HBV-Prophylaxe" und Anstieg der Hepatitis-C-Erkrankungen beim medizinischen Personal

Im Gesundheitsdienst begann in den 1980er Jahren infolge der auf den Markt kommenden, gentechnologisch hergestellten Impfstoffe die „Ära der HBV-Prophylaxe".[190] Die Impfung gegen Hepatitis B gehört seitdem zum Impfkalender in der Pädiatrie.[191] Im Gegensatz dazu wurde das Hepatitis-C-Virus erst im Jahr 1989 isoliert. Das medizinische und zahnmedizinische Personal wird jedoch bis heute bezüglich einer Infektion mit Hepatitis B und C als Risikogruppe eingestuft. In den letzten knapp 20 Jahren wurden diese beiden ansteckenden Erkrankungen häufiger als jede andere Infektionskrankheit bei der BGW als Berufskrankheit angezeigt, wenngleich die Hepatitis B als Berufskrankheit des medizinischen Personals seit den beginnenden 1990er Jahren an Bedeutung verlor.[192] Im Fall der Hepatitis C zeigt sich hingegen ein anderes Bild. So ist die Zahl der als Berufskrankheiten gemeldeten Erkrankungen seit den 1990er Jahren konstant gestiegen. Bei einem Vergleich der Ärzte mit Zahnärzten, Pflegekräften etc. zu Beginn der 2000er Jahre wurde jedoch deutlich, dass das Infektionsrisiko für Ärzte verhältnismäßig gering ausfiel.[193]

4.2.2 Strahlenerkrankungen durch Röntgenstrahlungen

In der ersten Hälfte des 20. Jahrhunderts bestimmten neben Infektionskrankheiten Strahlenbelastungen in Form von Röntgenstrahlen den Diskurs über ärztliche Berufskrankheiten. Der Gewerbemedizinalassessor Wilhelm Niederland nahm zu Beginn der 1930er Jahre sogar an, dass von Röntgenstrahlen größere Gesundheitsgefahren für das medizinische Personal ausgingen als von Infektionskrankheiten:

> Von viel größerer und sicherlich zunehmender Bedeutung sind dagegen die Erkrankungen von Ärzten, Schwestern und Laboranten durch ,Röntgenstrahlen oder andere strahlende Energie', die ebenfalls der gesetzlichen Anzeige- und Versicherungspflicht als Berufskrankheit unterliegen.[194]

---

189 Ebd., S. 186.
190 Vgl. hierzu Müller; Simon: Bedeutung und Durchführung prophylaktischer Hygienemaßnahmen, S. 161–171.
191 Remé; Selmair: Die Bedeutung der Hepatitis als Berufskrankheit, S. 13.
192 Kralj; Hofmann: Hepatitis B- und Hepatitis C-Epidemiologie bei Beschäftigten im Gesundheitsdienst, S. 104 ff.
193 Ebd., S. 115 ff.
194 Niederland: Anzeigepflichtige Berufskrankheiten im Gesundheitsdienst, DÄBl. (1931), S. 454 f.

Nach der Entdeckung der Röntgenstrahlen im Jahr 1895 wurden im ersten Drittel des 20. Jahrhunderts in beinahe allen Krankenhäusern Röntgenstationen für diagnostische und therapeutische Zwecke eingerichtet.[195] Hinzu kam, dass zahlreiche eigenständige Röntgeninstitute entstanden und *„viele Ärzte, auch mit allgemeiner Praxis [...] über Röntgeneinrichtungen verfüg[t]en"*.[196] Besonders im Bereich der Chirurgie und Inneren Medizin kam der Diagnose sowie der Behandlung von äußeren und inneren Krankheiten mit Hilfe von Röntgenstrahlen große Bedeutung zu.[197]

Mangelnde Kenntnisse und Erfahrung im Umgang mit Röntgenstrahlen

Im ausgehenden 19. und beginnenden 20. Jahrhundert kam es bei der Heilbehandlung von Patienten mit Röntgenstrahlen auch zu Erkrankungen des ausführenden medizinischen Personals, das v. a. aus Ärzten, Krankenpflegern und Laboratoriumsgehilfen bestand. Otto Hesse ging gerade in der Anfangsphase der Radiologie von einer besonderen Gesundheitsgefährdung der handelnden Akteure durch Röntgenstrahlen aus.[198] Insgesamt zählte Hesse im Jahr 1911, seit der Entdeckung der Röntgenstrahlen 1895, über 94 schwere Röntgenerkrankungen[199] weltweit (Deutschland, Schweiz, USA, England und Frankreich).[200] Verteilt auf die Personengruppen zeigte sich, dass die große Gruppe der Ärzte/Arzthelfer[201] die Spitzenposition mit 26 Fällen, vor den Röntgentechnikern (24) und den Patienten (4) einnahmen.[202] Am Beispiel eines 47-jährigen Arztes soll die Gesundheitsgefährdung durch Röntgenstrahlen in den Anfangsjahren verdeutlicht werden:

> Seit 1896, anfangs natürlich ohne alle Schutzvorrichtungen, mit Röntgenstrahlen beschäftigt. Nach ca. 1 ½ Jahren beobachtete Patient ein Weich- und Rissigwerden der Fingernä-

195 Zur Entdeckung der Röntgenstrahlen vgl. u. a. Dommann: Durchsicht, Einsicht, Vorsicht, S. 43 ff.

196 Hesse: Die gesundheitlichen Röntgenschädigungen, RGESBl. (1929), S. 245.

197 Ebd.

198 Hesse: Symptomatologie, Pathogenese und Therapie des Röntgenkarzinoms, S. 72.

199 Vgl. hierzu ebd., S. 71: Hesse spricht in den meisten Fällen vom Röntgenkarzinom und definiert dieses wie folgt: *„Ein Röntgenkarzinom liegt dann vor, wenn an einem Organ, das vorher tumorfrei war und keine zur Tumorbildung prädisponierenden Eigenschaften trug, nach Einwirkung von einer Röntgenstrahlenmenge, die erfahrungsgemäß schwerere biologische Wirkungen auszuüben vermag, innerhalb einer nicht unbegrenzten Zeit ein Krebs entsteht."*

200 Ebd., S. 71.

201 Ebd., S. 3–56: Mithilfe der Fallbeispiele auf diesen Seiten lassen sich 21 Fälle von Röntgenkarzinomen eindeutig auf Ärzte verteilen. Vgl. hierzu auch Dommann: Durchsicht, Einsicht, Vorsicht, S. 348. Dommann geht davon aus, dass es 26 Ärzte sind, vgl. hierzu auch Grotjahn: Ärzte als Patienten, S. 133: *„Schon im Jahre 1911 konnte O. Hesse in einer Monographie nicht weniger als 18 Fälle von an Ärzten beobachteten Röntgenkarzinomen beschreiben."*

202 Hesse: Symptomatologie, Pathogenese und Therapie des Röntgenkarzinoms, S. 71, vgl. hierzu auch Dommann: Durchsicht, Einsicht, Vorsicht, S. 348.

gel. Danach benutzte er Schutzvorrichtungen, wenn auch zunächst nicht ganz konsequent. Etwa um 1900 entstand eine chronische Dermatitis. Erst 1910 (Anfang) trat eine krebsverdächtige Stelle auf.[203]

Aufgrund des Karzinoms am linken Mittelfinger ließ er sich diesen noch im selben Jahr amputieren.[204] Ein weiterer Arzt, 32 Jahre alt, begann

> mit sehr leistungsfähigen Apparaten zu arbeiten. November 1896 trug er die erste schwere Dermatitis davon, die zwar unter Behandlung abheilte, der aber im April 1897 eine neue sehr heftige und ausgedehnte Entzündung folgte, mit unsagbaren Schmerzen. Alle Arten von Bädern, Salben und Puders wurden verwandt, auch Orthoform zur Linderung der Schmerzen. Schon am 10. Juli 1897 wurde die erste Transplantation vorgenommen, an der Spitze des linken Zeigefingers.[205]

Bis zum Jahr 1902 musste er sieben weitere Operationen über sich ergehen lassen und zuletzt wurden beide Ringfinger aufgrund von *„schlecht aussehenden Ulzera"* amputiert. Im Jahr 1907, nach zehn Jahren Behandlung und 25 Operationen in *„Äthernarkose"*, fehlten ihm Teilabschnitte und ganze Finger.[206] Anhand der beiden Beispiele wird deutlich, dass die fehlende Erfahrung im Umgang mit Röntgenstrahlen sowie die mangelnde Vorsicht ursächlich für die Strahlenerkrankungen waren. Diese zogen sich über mehrere Jahre hin und hatten oftmals die Amputation der befallenen Körperteile zur Folge. Hierbei griff man auf ärztliche Praktiken zurück, die die zu dieser Zeit vorherrschenden Meinungen zum Umgang mit Strahlenschädigungen – zumeist auf der Haut – widerspiegelten. Eine *„Behandlung mit flüssiger Kohlensäure zur Linderung der unerträglichen Schmerzen"* wurde ebenfalls vorgeschlagen.[207]

Im Jahr 1905 gründete sich auf Initiative des Protoröntgenologen Heinrich Albers-Schönberg auf dem Gebiet der Radiologie ein eigener Verband, die Deutsche Röntgengesellschaft, die sich in ihrer ersten Phase vorrangig für den Schutz der Ärzte gegen Röntgenschädigungen einsetzte.[208] In dieser Zeit verfügten die Physiker und Mediziner jedoch noch über kein exaktes Wissen zu gesundheitsschädigenden Auswirkungen von Röntgenstrahlen. Die Strahlenschutzmaßnahmen beinhalteten jedoch bereits *„Bleiwände, Bleischürzen, Bleihandschuhe und Blenden zur Bündelung der Strahlen, um gefährliche Sekundärstrahlung zu verhindern."*[209] Hinzu kam, dass Röntgenologen als Prävention vor Strahlenerkrankungen herkömmliche hygienische Maßnahmen wie regelmäßiges Händewaschen, Einfetten der Hände, Lüften und Spaziergänge vorschlugen. Auf einen dosimetrischen Standard und eine darin beinhaltete Toleranzdosis einigten sich die Mitglieder verschiedener Fachdisziplinen erst im Zuge der ersten Forschungen zur Strahlenwirkung sowie zur Messung von Strahlendosen Mitte der 1920er Jahre.[210]

---

203 Hesse: Symptomatologie, Pathogenese und Therapie des Röntgenkarzinoms, S. 23.
204 Ebd., S. 23.
205 Ebd., S. 35.
206 Ebd.
207 Dommann: Durchsicht, Einsicht, Vorsicht, S. 350.
208 Ebd., S. 346.
209 Ebd., S. 347, vgl. dazu auch S. 350.
210 Ebd., S. 347.

Strahlenforschung, Schutzvorschriften und mangelnde Vorsicht

In den ausgehenden 1920er Jahren wurde die moderne Strahlenforschung begründet. In diesem Zusammenhang fand eine technische Weiterentwicklung der
Röntgenapparate statt, wodurch der ungewollte Austritt von Strahlen in den
Praxisraum verhindert werden sollte. Dennoch fanden sich auch in dieser Zeit
noch einige Einrichtungen, in denen eine veraltete Technik zum Einsatz kam
und so wurden nach Gründung der BGW im Jahr 1929 eine Reihe wirksamer
Richtlinien zum Schutz des Personals vor krankmachender Strahlung aufge-
stellt. Diese zielten v. a. auf das Tragen einer entsprechenden Schutzkleidung in
Form von „*dicke[n] Schürzen und Handschuhe[n] aus Bleigummi*" sowie einer Blei-
glasbrille zum Schutz der Augen ab.[211] Diese Vorschriften hielten Ärzte, Pflegepersonal sowie Gehilfen aber nur selten ein. Der Ober-Regierungsrat Erich
Hesse berichtet in diesem Zusammenhang über die Schwierigkeit

> das Personal zum ständigen Einhalten selbst bequemster persönlicher Schutzmaßnah-
> men zu veranlassen, da ferner erfahrungsgemäß die Benutzung vorhandener Schutzvor-
> richtungen manchmal sogar grundsätzlich abgelehnt wird.[212]

In den ausgehenden 1920er Jahren wies die Deutsche Röntgengesellschaft immer wieder auf eine Zunahme von Röntgenschädigungen des medizinischen
Personals hin.[213] Eine Untersuchung des Reichsgesundheitsamtes aus dem
Jahr 1929 kam zu dem Ergebnis, dass ein erheblicher Nachholbedarf bei den
Schutzmaßnahmen in Krankenanstalten bestand. Ausgewertet wurden Fragebögen aus 125 Krankenanstalten, von acht Sachverständigen und 14 industriellen Unternehmen. Insgesamt kam es seit dem Beginn des 20. Jahrhunderts
bei 51 Personen zu äußeren Schädigungen – „*Verbrennungen, Ekzembildungen,
krebsartige Entartungen mit notwendig werdenden Amputationen*"[214]–, zu Beein-
trächtigungen des Blutbildes (37), zu Menstruationsstörungen bei Frauen (27)
und zu Schädigungen im Bereich der Hoden bei Männern (9). Hinzu kamen
vorübergehende Störungen des Wohlbefindens, die als Röntgenkater bezeichnet wurden. Bei einem Vergleich des Personals in den Gesundheitsbetrieben
mit den Arbeitern in industriellen Betrieben fällt auf, dass

> die berichteten Gesundheitsschäden zu etwa 94 % in Krankenhäusern und Röntgeninsti-
> tuten, und zwar fast ausschließlich beim Bedienungspersonal, beobachtet worden sind;
> nur etwa 6 % entfallen auf industrielle Betriebe, und es handelt sich hier auch meist nur
> um Gesundheitsstörungen leichterer Art.[215]

---

211 Hesse: Die gesundheitlichen Röntgenschädigungen und deren Verhütung, RGESBl.
   (1929), S. 247.
212 Ebd., S. 246 f.
213 Ebd., S. 247.
214 Ebd.
215 Ebd.

Hesse führt dieses Ergebnis auf die guten Kenntnisse der Arbeiter im Umgang mit den Apparaten zurück, während er diesbezüglich bei Ärzten und medizinischem Personal einen Mangel ausmachte[216]:

> Nicht unerhebliche Verbesserungen des Schutzes gegen Röntgenschäden sind aber für die Ärzte und deren Hilfspersonal namentlich nach der Richtung hin noch nötig, daß die Belehrungen über die Gefahren der Röntgenstrahlen, über die sachgemäße Anwendung derselben und die richtige Bedienung der Apparate vertieft werden.[217]

Bezüglich des sachgemäßen Umgangs mit Röntgenapparaten forderte Hesse eine Professionalisierung der Radiologen: Bereits im Medizinstudium sollten die angehenden Ärzte durch theoretische und praktische Pflichteinheiten einen Einblick in den Umgang mit Röntgengeräten bekommen und über einen wirksamen Strahlenschutz informiert werden. Zusätzlich sollte eine Lizenzpflicht für Ärzte und Röntgeninstitute eingeführt und alle Einrichtungen mit Röntgengeräten einer behördlichen Abnahme sowie laufenden Kontrollen unterworfen werden. Auch die Möglichkeit, dass nur Ärzte Röntgengeräte bedienen durften, wie man sie bereits zu diesem Zeitpunkt im Staat New York praktizierte, wurde als wirksamer Schutz des Personals vor Röntgenstrahlen diskutiert.[218]

Radiologie als Disziplin und effektiver Strahlenschutz

In den 1930er Jahren unternahmen Radiologen, wie sich Röntgenologen fortan bezeichneten, große Bemühungen für die Anerkennung ihres Berufsstandes und für die Integration der Radiologie in das Curriculum des Universitätssystems. Dabei versuchten sie mit wissenschaftlichem Anspruch das Thema Strahlenschutz zu besetzen und warben für eine Selbstregulation, um staatlichen Interventionen vorzugreifen. Um ihren Forderungen Nachdruck zu verleihen inszenierten sie ihre Aufopferungsbereitschaft für die Patienten und stilisierten ihre verstorbenen Kollegen als Märtyrer, wie die Eröffnung des Ehrenmals der Radiologie 1936 in Hamburg verdeutlicht. Die ersten Lehrstühle für Radiologie, Röntgeninstitute an Kliniken sowie eine internationale Strahlenschutzkommission entstanden. Letztere hatte die Aufgabe Probleme der Strahlenschädigung auf internationaler Basis zu regeln und zu lösen.[219]

---

216 Vgl. hierzu: Anonym: Die Unfall- und Krankheitsgefahren des medizinischen Berufes, DMW (1934), S. 232. Eine Untersuchung zu Unfall- und Krankheitsgefahren des medizinischen Personals wies darauf hin, dass *die Mehrzahl der Schadenfälle [...] nicht auf der Mangelhaftigkeit der technischen Einrichtungen, sondern auf die Leichtfertigkeit und die Unkenntnis der damit umgehenden zurückzuführen ist.*"

217 Hesse: Die gesundheitlichen Röntgenschädigungen und deren Verhütung, RGESBl. (1929), S. 248.

218 Ebd.

219 Dommann: Durchsicht, Einsicht, Vorsicht, S. 353.

Die gesundheitlichen Gefahren, die von Röntgenstrahlen auf Personal und Patienten ausgingen, wurden jedoch auch in den ausgehenden 1930er Jahren innerhalb der Ärzteschaft diskutiert, da weiterhin nicht genau bekannt war, ob die damaligen Schutzmaßnahmen ausreichten. Innerhalb dieses Diskurses nahm die Röntgenschutzkleidung die wichtigste Rolle ein. Hans Harmsen, BGW, plädierte im Jahr 1938 für eine Weiterentwicklung der Schutzkleidung, da die Schwere der Bleigummischürzen ein Anlass dafür war, *„diese Monstren nicht zu tragen"*, und die Bleistulphandschuhe nicht die nötige Dicke für einen umfassenden Schutz vor direkter Strahlung besaßen.[220] Neben der Einhaltung der Schutzvorschriften und der Weiterentwicklung der Schutzkleidung hing die Vermeidung von Röntgenschäden an Haut, Organen, Blut etc. nach Meinung Harmsen auch von *„der Erfahrung und der Technik des Strahlenarztes ab."*[221]

Zu Beginn der 1940er Jahre galt der Schutz des medizinischen Personals vor Röntgenschäden bei Einhaltung der Schutzvorschriften bereits als ausreichend.[222] Nach dem Ende des Zweiten Weltkrieges bestand für Praktische Ärzte, Radiologen, Zahnärzte und Krankenschwestern nur noch ein äußerst geringes Risiko einer Strahlenschädigung.[223] Eine gewisse Unsicherheit über die Auswirkungen von Röntgenstrahlen auf die Gesundheit des behandelnden Arztes bestand jedoch bis in die 1960er Jahre hinein. So fragte ein Leser in der DMW im Jahr 1962: *„Wird ein Arzt, der monatlich 45 Lungendurchleuchtungen vornimmt, merkbar durch die Röntgenstrahlen geschädigt?"* Die Antwort Hans-Joachim Melchings aus dem Radiologischen Institut der Universität Freiburg verdeutlicht, dass für Ärzte, bei Einhaltung der Schutzvorschriften, lediglich ein marginales Risiko für eine Strahlenschädigung bestand.[224]

Diese Annahme bestätigte auch eine Langzeitstudie aus dem Jahr 2016. Amy Berrington de González und ihr Team vom National Cancer Institute in Bethesda/Maryland untersuchten in einem Zeitraum von 1916 bis 2006 die Mortalität aufgrund strahlenbedingter Erkrankungen von etwa 44.000 Radiologen und kamen zu dem Ergebnis, dass spätestens seit den 1940er Jahren ein effektiver Strahlenschutz für Ärzte bestand. Für Radiologen, die im ersten Drittel des 20. Jahrhunderts ohne effektiven Strahlenschutz ihre Tätigkeit ausübten, bestand jedoch ein erhöhtes Krebssterberisiko. Im Vergleich mit Psychiatern – diese kamen aufgrund ihres Berufes relativ selten in Kontakt mit Röntgenstrahlen – war das Risiko an Hautkrebs zu sterben ungefähr um das Sechsfache erhöht. Auch Todesfälle aufgrund von myeloischen Leukämien, Lymphomen und hier insbesondere Non-Hodgkin-Lymphomen waren bei Radiologen, die bereits vor 1940 beruflich tätig waren, signifikant häufiger. Hinzu kam eine erhöhte Zahl von tödlichen zerebrovaskulären Erkrankungen. Letztere fielen in früheren Untersuchungen bei Radiologen nicht auf,

---

220 Harmsen: Berufs- und Schutzkleidung in Krankenanstalten, DÄBl (1938), S. 791.
221 Neeff: Gefahren und Schutz bei Röntgen- und Radiumstrahlen, DÄBl (1941), S. 300.
222 Ebd., S. 301.
223 Anonym: Verantwortung der Ärzteschaft, DÄBl (1957), S. 1073.
224 Melching: Strahlenschädigung des durchleuchtenden Arztes, DMW (1962), S. 213.

wurden unter Überlebenden von Atembombenangriffen jedoch ebenfalls beobachtet.[225]

4.2.3 Fazit

Innerhalb des Untersuchungszeitraums zeigte sich, dass eine Gefährdung der
Gesundheit der Ärzte im Beruf durch Infektionskrankheiten und Strahlenex-
positionen lediglich dann untersucht wurde, wenn die Inzidenz einer bestimmten Krankheit unter ihnen unnatürlich zunahm oder eine bestimmte
Gruppe von Ärzten als besonders gefährdet galt. Bis zur Mitte des 20. Jahrhunderts bestimmten die Tuberkulose sowie Strahlenerkrankungen aufgrund
von Röntgenstrahlen den ärztlichen Diskurs über Berufskrankheiten. Diese
wurden nach dem Ende des Zweiten Weltkrieges von der infektiösen Hepatitis
abgelöst.

   Anhand der Quellen zeigte sich, dass Infektions- sowie Strahlenkrankheiten im ausgehenden 19. und in der ersten Hälfte des 20. Jahrhunderts nur
dann ein Risiko für Ärzte in Ausübung ihrer Tätigkeit darstellten, wenn mehrere Faktoren ineinandergriffen: Erkrankungen, die bereits vor Eintritt in den
Beruf bestanden, die Nähe zu ansteckenden Patienten, ein Mangel an Erfahrung, Kenntnissen und Vorsicht im Umgang mit Krankheiten, Patienten und
Apparaten, die Nichtbeachtung der spätestens seit dem ersten Drittel des 20.
Jahrhunderts bestehenden Schutz- und Hygienevorschriften und eine Überbelastung der Ärzte aufgrund von Arbeitsverdichtungen. Der ärztliche Habitus,
der auf den Erhalt des Status qou und damit auf die Erfüllung ärztlicher Leit-
und Selbstbilder abzielte, trug dazu bei, dass die Akteure, trotz einer Erkrankung weiterarbeiteten und so die jeweiligen Infektionskrankheiten innerhalb
ihres Umfeldes verbreiteten.

   In der zweiten Hälfte des 20. Jahrhunderts bestand ein effektiver Strahlenschutz und Infektionen als Berufskrankheiten der Ärzte nahmen immer weiter
ab.[226] Dies war v. a. eine Folge des allgemeinen Rückgangs von Epidemien.
Die Erweiterung und Verbesserung der Schutzmaßnahmen für Ärzte innerhalb des Berufes, wie beispielsweise die Immunisierung, die Meldepflicht bei
übertragbaren Krankheiten, Händedesinfektion, Schutzkleidung, das Erstel-
len eines Hygieneplans, Reinigungsvorschriften sowie die Abfallbehandlung
führten ebenfalls dazu, dass ein wirksamer Schutz für Ärzte im Beruf bestand.[227] Eine Gesundheitsgefährdung bestand somit nur noch für einzelne
Arztgruppen, die in Ausübung ihrer Tätigkeit in die Nähe infektiöser Kranker
und/oder Krankheiten kamen sowie bei Nichteinhaltung der Schutzvorschriften und unvorsichtiger Arbeitsweise. Am Beispiel der Virushepatitis zeigte
sich, dass Ärzte auf den Abteilungen für Pädiatrie, chronisch Kranke sowie für
Innere Medizin bis heute einem besonderen Infektionsrisiko ausgesetzt sind.

---

225 Berrington de González: Long-term Mortality, Radiology (2016), S. 852 f.
226 Vgl. hierzu Sperling: Krankheit und Beruf, DÄBl (1965), S. 145.
227 Schreiber: „Betriebshygiene" in der ärztlichen Praxis, DÄBl (1982), S. 43 ff.

4.3 Psychische Störungen bei Ärzten

Aktuellen Studien zur Folge besitzen Ärzte eine Prävalenz für psychische Störungen.[228] Bereits im ausgehenden 19. und beginnenden 20. Jahrhundert bestanden innerhalb der Ärzteschaft Hinweise darauf, dass Mediziner einer besonderen Gefährdung bezüglich derartiger Erkrankungen unterlagen.[229] Dennoch sollte erst nach Ende des Zweiten Weltkrieges die psychische Gesundheit der Ärzte verstärkt in den Fokus geraten. Im Zuge der Mental-Health-Bewegung, der aufkommenden Stressforschung[230] sowie der Fortführung des Diskurses über Arbeitsbelastungen[231] in den 1950er und 1960er Jahren wurden auch die psychischen Störungen der Mediziner erstmalig innerhalb des Berufsstandes diskutiert[232] und fanden Eingang in den US-amerikanischen Diskurs über Ärztegesundheit. Eine Folge davon war, dass die Ärzteschaft in allen Staaten des Landes Programme – „sick doctor programmes" – einrichtete, die sich mit den Risiken des Arztberufes auseinandersetzten und das Thema Ärztegesundheit in den folgenden Jahren innerhalb der Berufsgruppe etablierten.[233]

In Deutschland führte der Psychoanalytiker Wolfang Schmidbauer in den ausgehenden 1970er Jahren im Zuge des Postulats vom „Helfersyndrom" in diese Thematik ein.[234] Von einem erhöhten Interesse der deutschen Ärzteschaft an psychischen Störungen innerhalb des Berufsstandes lässt sich jedoch erst ab den 2000er Jahren sprechen.[235] Im Zuge des aufkommenden Ärztegesundheitsdiskurses kritisierte Bernhard Mäulen die bisherige Tabuisierung derartiger Erkrankungen innerhalb der deutschen Ärzteschaft und wies auf die damit einhergehenden Probleme für Ärzte mit psychischen Störungen hin:

> Es mutet wie ein Irrwitz an, ist aber tägliche Versorgungsmisere: Trotz eindeutiger Fortschritte in der Behandlung depressiver und manischer Zustände leiden viele betroffene Ärzte und Ärztinnen mit affektiven Störungen viel zu lange, bekommen zu einem erheblichen Teil keine adäquate Behandlung und verschleppen mit unzureichender Selbstmedikation die Krankheit. Dies ist nicht nur individuelles Versäumnis, es spiegelt eine überholte Doktrin ärztlicher Unverwundbarkeit in der Ärzteschaft wider und es zeigt Mängel in der medizinischen Sozialisation sowie universitären Ausbildung. Es dokumentiert zudem, wie schlecht sich unsere Standesorganisationen – im internationalen Vergleich – um die Thematik affektiv erkrankter Kollegen/Kolleginnen kümmern.[236]

---

228 Vgl. hierzu die einschlägigen Untersuchungen in Schwartz; Angerer (Hg.): Arbeitsbedingungen und Befinden von Ärztinnen und Ärzten.

229 Weinberg: Sterblichkeit, Lebensdauer und Todesursachen der württembergischen Ärzte, S. 165; Grotjahn: Ärzte als Patienten, S. 37, vgl. hierzu auch Schäfer: Medice cura te ipsum, S. 29

230 Vgl. hierzu Faltermaier: Gesundheitspsychologie, S. 87; 91 f.; 100 ff.

231 Ebd., S. 117 ff.

232 Vgl. hierzu: Haisch: Die geistige Gesundheit geht alle an, DÄBl. (1962), S. 950 ff.

233 Coombs et al.: Inside Doctoring, S. 199. Vgl. hierzu Haggett: A History of Male Psychological Disorders in Britain, S. 125.

234 Vgl. hierzu Schmidbauer: Die hilflosen Helfer.

235 Braun et al.: Burnout, Depressivität und Substanzgebrauch, S. 338 f.

236 Mäulen: Ärztegesundheit, S. 45.

Mäulen fand im Zuge seiner Recherchen zu Beginn der 2000er Jahre heraus, dass affektive Störungen neben einer Substanzabhängigkeit an der Spitze der Gründe stehen, die für eine stationäre Behandlung von Ärzten verantwortlich zeichneten. Hiervon betroffen waren alle Facharztgruppen, in der Klinik tätige sowie niedergelassene Mediziner, wobei Ärztinnen häufiger als ihre männlichen Kollegen unter depressiven Symptomen litten.[237] Ein besonders hohes Erkrankungsrisiko bestand zudem für Ärzte, die sich im ersten Jahr der Weiterbildung zum Facharzt befanden.[238]

4.3.1 Die Ursachen psychischer Störungen

Die (US-amerikanische) Ärzteschaft ging bei der Erforschung der Ursachen für psychische Störungen bei Professionsmitgliedern Ende der 1950er Jahre zunächst von der Annahme aus, dass ein Tabu innerhalb des Berufsstandes sowie der Gesellschaft bestand, psychische Störungen zu offenbaren. Obwohl die Zahl der Ärzte, die unter derartigen Erkrankungen litten, nicht genau beziffert werden konnte, stellte sich in einer der ersten Untersuchungen zu dieser Thematik von Pearson und Strecker Ende der 1950er Jahre heraus, dass psychiatrische Praxen eine besondere Bedeutung in der Behandlung von Ärzten mit psychischen Störungen einnahmen, da nur wenige Ärzte bei derartigen Erkrankungen in ein Krankenhaus gingen. So war am Pennsylvania Hospital for Nervous and Mental Diseases im Jahr 1958 beispielsweise nur ein Arzt unter 2.000 Neuaufnahmen. Der sozio-kulturelle Faktor spielte in diesem Zusammenhang eine entscheidende Rolle: So bestanden die erkrankten Ärzte zumeist auf eine Privatversorgung bei einem Arzt ihrer Wahl. Hinzu kam, dass Ärzte in Sorge um ihren professionellen Status in ihrer Heimatstadt häufig eine Behandlung an einem anderen Ort in Anspruch nahmen.[239] Pearson und Strecker beobachteten zudem, dass Ärzte zwar relativ zügig ihre psychischen Störungen erkannten, diese aber lange Zeit verheimlichten, um ihren Status als Gesundheitsexperte zu wahren.[240] Hierbei ging es neben der Aufrechterhaltung der Fassade der Unverwundbarkeit, der Leistungsfähigkeit und des ärztlichen Dogmas der Gesundheit in letzter Konsequenz auch um den Verlust der Approbation.[241] So entwickelten die untersuchten Ärzte Verhaltensweisen und Handlungsmuster, die es ihnen ermöglichten, ihre psychischen Probleme vor den Kollegen, den Patienten und der Familie zu verheimlichen: Zum einen gingen sie gegen ihre anfänglichen Angstzustände mit Alkohol, Betäu-

---

237 Vgl. hierzu Fuchs: Burnout bei niedergelassenen Human- und ZahnmedizinerInnen, S. 5.
238 Mäulen: Ärztegesundheit, S. 45 ff.
239 Vgl. hierzu Duffy; Litin: Psychiatric Morbidity of Physicians, S. 991: *„Many physicians come to our institution because the safe distance from home assures a measure of anonymity and because ours is not identified as primarily a psychiatric center."*
240 Pearson; Strecker.: Physicians as psychiatric patients, S. 915–919.
241 G.N.: Suspendierung geisteskranker Ärzte, DÄBl. (1971), S. 2582.

bungsmitteln und/oder Sedativa vor und zum anderen spiegelte sich eine Art von „Masochismus" im Ungleichgewicht der Work-Life-Balance wider. Die Flucht vor persönlichen Problemen in die ärztliche Tätigkeit, die von langen Arbeitszeiten, unzulänglicher Organisation und fehlender Pausen gekennzeichnet war, war hierbei ein zentrales Merkmal.[242] Hiermit lässt sich auch die Tatsache erklären, dass sich Ärzte bei Krankheiten im Allgemeinen, besonders jedoch bei psychischen Störungen, u. a. auch aufgrund des Drucks durch ihre soziales Umfeld (Kollegen und Familie), erst in einem späten Stadium (professionelle) Hilfe suchten.[243]

War die Arbeit von Pearson und Strecker noch eine von wenigen Untersuchungen zur psychischen Gesundheit von Ärzten, so konstatierten Duffy und Litin bereits fünf Jahre später im Journal of the American Medical Association 1964: „Physician health, both physical and mental, is an area of continuing interest and concern."[244] In ihrer Studie untersuchten sie im Zeitraum von 1956 bis 1963 93 Ärzte auf der psychiatrischen Abteilung eines allgemeinen Krankenhauses. Dabei stellten sie anhand der großen Zahl dieser Patienten, die gegen den Rat ihres behandelnden Arztes die Klinik verließen fest, welche Schwierigkeiten die Ärzte mit der Akzeptanz der eigenen Krankheit und ihrem Status als Patienten hatten.[245] Der bereits erwähnte Zusammenhang zwischen einer psychischen Störung und einer Alkohol- bzw. Betäubungsmittelabhängigkeit bestätigte sich auch in dieser Untersuchung.[246] Insgesamt bestand bei etwa 50 % der untersuchten Ärzte-Patienten eine aktive Alkohol- und/oder Betäubungsmittelabhängigkeit. Während die meisten Ärzte bereits in der Schulzeit mit dem Trinken von Alkohol begannen, so fand der Gebrauch von Betäubungsmitteln – aufgrund des leichteren Zugangs zu diesen Stoffen – frühestens nach Beginn des Medizinstudiums statt und wurde zumeist zur Unterdrückung von aufkommenden Angstzuständen genutzt.[247] Diese Entwicklung führten Duffy und Litin v. a. auf die Rahmenbedingungen ärztlicher Tätigkeit sowie auf die Belastungen, die im Zuge der Erfüllung der ärztlichen Rolle (Habitus der Unverwundbarkeit/Dogma der Gesundheit[248]/Erhalt des Status als

---

242 Pearson.; Strecker: Physicians as psychiatric patients, S. 915 f.
243 Ebd., S. 917: „His own resistance is common enough, but frequently it is the result of unwitting neglect by the family and colleagues who rationalize that he, as a doctor, ought to know when and how to take care of himself."
244 Duffy; Litin: Psychiatric Morbidity of Physicians, S. 989.
245 Ebd., S. 989 ff.
246 Vgl. hierzu Haggett: A History of Male Psychological Disorders in Britain, S. 142.
247 Duffy; Litin: Psychiatric Morbidity of Physicians, S. 991, vgl. hierzu auch Hunter et al.: Nosophobia and Hypochondriasis in medical students, S. 152: „Student nosophobia is seen as being largely occupationally determined [...] „Hypochondriasis does occur among the students but rarely and then only in a setting of severe emotional disorder." Sowie Ferris et al.: Psychiatric Syndromes, S. 339: Sechs von 40 befragten Medizinstudenten im zweiten Semester litten an psychischen Störungen. Siehe auch A'Brook et al.: Psychiatric Illness in the Medical Profession, S. 1019.
248 Vgl. hierzu Ringel: Der Arzt und seine Depressionen, S. 134: „Wir haben gelernt: Arzt heile dich selbst! Und wenn du das nicht kannst, bist du nichts wert." Zu Coping-Mechanismen von

professioneller Heiler) entstanden, zurück.[249] Innerhalb dieses nach außen abgeschlossenen, von Männern[250] und ihren Idealen der Härte und Stärke dominierten sozialen Feldes, entstanden für die jeweiligen Akteure nur wenige Möglichkeiten sich Gefühle oder Schwächen einzugestehen und diese zuzulassen:

> neophyte clinicians are expected to remain analytical and emotionally aloof. In their male-dominated milieu, such composure – machismo – is highly valued. To openly express personal feelings among scientifically oriented associates is to risk the appearance of being ‚soft‘ or ‚weak‘, in short, ‚nonprofessional‘.[251]

Der Psychiater Erwin Ringel wies in einer der wenigen deutschprachigen Untersuchungen zu psychischen Störungen bei Ärzten Mitte der 1980er Jahre auf die Multikausalität in deren Entstehung hin: Ringel sah v. a. den in der professionellen Sozialisation, innerhalb hierarchisch strukturierter Krankenhäuser[252], verinnerlichten ärztlichen Habitus mit seinen Leitbildern der Leistungsfähigkeit[253], Aufopferungsbereitschaft und Unverwundbarkeit[254] als einen der

Ärzten bei eigener Krankheit vgl. auch Vaillant.: When Doctors Fail to Care for Themselves, S. 242 ff.

249 Duffy; Litin: Psychiatric Morbidity of Physicians, S. 992: „*As mentioned earlier, we noted such factors as the pressing needs of their patients and the maintenance of professional skills as well as family responsibilities, social requirements, and civic commitments playing an important role in our patients' lives.*"

250 Sieverding: Die Bedeutung von Prototype-Matching, S. 287 f.: Die sozialen Regeln innerhalb des Feldes der Medizin gelten „*auch für Frauen, insbesondere für solche Frauen, die in traditionell männlich dominierten Gebieten tätig sind.*" Vgl. hierzu auch Ringel: Der Arzt und seine Depressionen, S. 126 f.: „*Nur einer steht in der Rangordnung noch eine Stufe tiefer als der praktische Arzt, besser gesagt eine: die Ärztin.*"

251 Coombs et al.: Inside Doctoring, S. 201.

252 Ringel: Der Arzt und seine Depressionen, S. 110 ff. Ringel beschreibt das Krankenhaus als Kaserne mit sinnlosen Ordnungsprinzipien und Vorschriften, in dem die Pflichterfüllung als oberstes Gebot gilt. Vgl. hierzu Schmidbauer: Helfersyndrom und Burnout-Gefahr, S. 39: Zu Beginn der 2000er Jahre geht Schmidbauer noch immer von einem „militärischen Denken" in Krankenhäusern aus – er spricht dabei von Kadergehorsam, rüden Kommandos und fragloser Unterwerfung. Vgl. hierzu auch Ruebsam-Simon: Veränderung beginnt im Kopf, DÄBl. (2002), S. 2840–2844.

253 Vgl. hierzu Coombs et al.: Inside Doctoring, S. 201: „*There is no gap between their expectations and the reality that hard work is required in order to master the material. They fully expect and are already ‚programmed' by their pre-med training to put in long hours. […] Excessive work results not only from faculty demands, but from their own competiteveness, thoroughness, and idealism.*"

254 Ringel: Der Arzt und seine Depressionen, S. 123: „*Bedenkt man […], dass man die Ärzte lange Zeit gelehrt hat, sie dürften nicht das geringste Zeichen von Unsicherheit zeigen, weil sonst der Glaube des Patienten erschüttert wird, dass sich der Patient ihnen unterordnen müsse, um gesund werden zu können (die berühmte Autoritäts-Subordinationsrelation nach Stransky), kurz und gut, dass man ihnen einen falschen Autoritätsbegriff vermittelt hat, dann wird man verstehen, warum bei so viel Ärzten ein Gefühl der eigenen ‚Grandiosität' besteht.*"

wesentlichen Faktoren, die zu einer Überarbeitung[255] und als Folge davon zu psychischen Störungen bei Ärzten führten.[256]

Bis heute weisen Ärzte verschiedener Fachrichtungen eine Prävalenz für psychische Störungen, v. a. Depressionen, auf.[257] Als mögliche Ursachen hierfür wird von Seiten der Ärzteschaft zum einen auf das hohe Maß der Arbeitsbelastung innerhalb der für Ärzte nachteiligen gesundheitspolitischen Strukturen[258] hingewiesen. Zum anderen kritisiert man *„die in der Medizin ausgeprägte Hierarchie und die Tendenz von vielen Ärztinnen und Ärzten, aufgrund ihrer ärztlichen Helferrolle Omnipotenzansprüche zu entwickeln."*[259] Das Leitbild der ärztlichen Unverwundbarkeit und die Vorstellung von der Gesundheit als Teil ärztlicher Professionalität scheinen noch immer innerhalb des Berufsstandes sowie in der Gesellschaft weit verbreitet zu sein:

> ‚Ein Arzt kann immer helfen, ist immer im Dienst, nimmt eigenes Leid nicht so wichtig‘. Leitbildpersonen, und gerade Ärztinnen und Ärzte, sind in unserer Gesellschaft immer von einer Aura unverletzlicher Stärke umgeben, müssen in unserer Vorstellung stark und von unerschütterlicher Gesundheit sein.[260]

Die von vielen Ärzten dargestellte positive Einschätzung des eigenen Gesundheitszustandes kann somit nicht nur als Erfüllung ärztlicher Leitbilder, sondern auch als *„sozial erwünschtes Antwortverhalten interpretiert werden"*.[261]

4.3.2 Kritik an ärztlichen Narrativen zur Entstehung psychischer Störungen bei Ärzten

Zu Beginn der 1970er Jahre ging die US-amerikanische Ärzteschaft von einer Prävalenz der Professionsmitglieder für psychische Störungen aus. Anders als seine Kollegen führte der Psychiater George Vaillant diesen Umstand jedoch auf die individuelle Entwicklung, die Verhältnisse der jeweiligen Akteure vor dem Medizinstudium[262] und dem Beginn der ärztlichen Tätigkeit, zurück:

> In the first place, medicine becomes a strain only when the physician asks himself to give more than he has been given. The long hours, the demanding patients, the ready access

---

255 Coombs et al.: Inside Doctoring, S. 202: Coombs wies in seiner Untersuchung auf Assistenten hin, die 120 Arbeitsstunden pro Woche ableisteten und infolgedessen über Schlafmangel klagten.

256 Ringel: Der Arzt und seine Depressionen, S. 119 ff. u. S. 127, vgl. hierzu Plewnia: Wandel der Arztideale, S. 27.

257 Braun et al.: Burnout, Depressivität und Substanzgebrauch, S. 339 f.

258 Jurkat: Lebensqualität von berufstätigen Medizinern, S. 196: „… *ständige Sparmaßnahmen, zu niedrige Gehälter für die Mehrzahl der deutschen Ärzte, zunehmende Bürokratie sowie Druck [führen] zu überlangen Arbeitszeiten und Nachtdiensten.*"

259 Ebd.

260 Schmid et al.: Erhöhte Burnout-Gefahr bei Klinikärzten?, S. 317.

261 Ebd.

262 Vgl. hierzu A'Brook et al.: Psychiatric Illness in the Medical Profession, S. 1018: *„Medical student selection procedures and the years of study for a medical degree act as a filter whereby some of the psychiatrically less stable are eliminated before qualification."*

to narcotics were not a problem to the doctor whose childhood had been happy and who appeared psychologically sound by the time he reached college.[263]

Damit erweiterte er den Diskurs über die Entstehung von und den Umgang mit psychischen Störungen innerhalb der Ärzteschaft um die individuelle Komponente und stellte dabei besonders die Entwicklung der Akteure in der Zeit vor dem Medizinstudium in den Mittelpunkt. Mitte der 1970er Jahre vertiefte Waring diesen Ansatz. Dabei maß er den Erfahrungen in der Kindheit und Jugend mehr Bedeutung in der Entstehung von psychischen Störungen bei, als den bislang immer wieder von ärztlicher Seite hervorgehobenen berufsbedingten Belastungen.[264] In diesem Zusammenhang kritisierte Waring die Ärzteschaft scharf:

> It is interesting to note that whenever emotional illness in physicians is discussed, invariably one hears one or all of the following pressures as being contributory: (1) the demands of the profession are enormous (i. e., medicine is a jealous mistress); (2) the availability of drugs is the reason for the high addiction rates; (3) overwork and physician responsibility in life-and-death situations is excessively stressfull; and (4) the long medical training is a stress in itself. On logical grounds these explanations seem somewhat superficial. First, many professions are equally demanding, and second, only a proportion of physicians experiencing the same professional pressures develop psychiatric illness. Finally, empirical research strongly suggests that the presence or absence of psychiatric illness in physicians is strongly correlated with life adjustment prior to medical school.[265]

Er folgerte daraus, dass die Medizin Personen anzog, die bereits vor dem Eintritt ins Studium Persönlichkeitsmerkmale aufwiesen, die als prädisponierend für psychische Erkrankungen galten.[266] In diesem Zusammenhang führte er die Prävalenz der Ärzte bezüglich psychischer Störungen, Betäubungsmittelabhängigkeit sowie Suizidalität weniger auf berufsbedingte Belastungen innerhalb nachteiliger Rahmenbedingungen ärztlicher Tätigkeit als vielmehr auf die innerhalb des Berufsstandes tradierten Narrative in der Entstehung psychischer Störungen bei Ärzten und den damit verbundenen Fehleinschätzungen der Ärzteschaft bei der Erkennung von und im Umgang mit ihren erkrankten Kollegen zurück.[267]

---

263 Vaillant et al.: Some psychologic vulnerabilities of physicians, S. 375.
264 Waring: Psychiatric Illness in Physicians, S. 519.
265 Ebd., S. 522, vgl. hierzu auch Beerwald: Aphorismen zur ärztlichen Notlage, DÄBl. (1905), S. 237. Bereits 1905 geht Beerwald auf Narrative der zu hohen Belastung infolge der ärztlichen Tätigkeit ein und widerspricht diesen vehement: *„Die Behauptung, dass der Beruf vollkommen die Zeit des Arztes in Anspruch nehme, ist ganz unhaltbar, da auch jeder andere Beruf an seine Mitglieder die gleichen Anfordrungen stellt; und wenn auch zugegeben werden soll, dass der ärztliche Beruf besonders ermüdet, weil er neben der geistigen auch die körperliche Leistung beansprucht, so darf doch nicht Bequemlichkeit mit Ermüdung verwechselt werden. Ausserdem sollten wir Aerzte am meisten die hygienische Forderung nach Abwechslung in der Arbeit betätigen, und daher dürfte es sogar in unserem gesundheitlichen Interesse geboten sein, dass wir neben der Berufsarbeit auch unseren grossen sozialen Aufgaben wieder Zeit widmen und an deren Lösung tatkräftig herantreten.“*
266 Haggett: A History of Male Psychological Disorders in Britain, S. 125.
267 Waring: Psychiatric Illness in Physicians, S. 524: *„The specific features of psychiatric illness in physicians, such as high rates of addiction and suicide, are the result of a failure to recognize and treat emotional illness in this group.“*

4.3.3 Sind junge Ärzte besonders gefährdet?

Im groß angelegten Projekt der Bundesärztekammer zur Ärztegesundheit, dessen Ergebnisse im „Report Versorgungsforschung: Arbeitsbedingungen und Befinden von Ärztinnen und Ärzten" aus dem Jahr 2010 verschriftlicht wurden, finden sich Studien zur Depression[268], psychischen Gefährdung[269], Burn-out[270], bei Klinikärzten[271], Notärzten[272], „jungen" Ärzten[273], Chirurgen[274] und Allgemeinärzten[275].

Innerhalb der Ärzteschaft wiesen Assistenzärzte während der Weiterbildung, darunter besonders junge Ärztinnen, eine Prävalenz für psychische Störungen wie Depressionen und Burn-out auf.[276] Diese Annahme bestätigt auch eine Metaanalyse von 31 internationalen Querschnitts- und 23 Langzeitstudien über Depressionen bei etwa 18.000 Assistenzärzten in Weiterbildung, die sich über mehr als 50 Jahre erstreckt (1963–2015).[277] Innerhalb dieser Studien rangierte die Häufigkeit von Depressionen oder depressiven Symptomen bei der untersuchten Arztgruppe zwischen 20,9 % und 43,2 %.[278] Das Autorenteam führte die große Zahl erkrankter Ärzte in der Weiterbildung v. a. auf die Probleme der jungen Ärzte bei der Anpassung an den ärztlichen Habitus zurück:

> ... the value system of the current training environment makes clear to residents the unacceptability of staying home when ill, of asking for coverage when a child or parent is in need, and in expressing vulnerability in the face of overwhelming emotional and physical demands.[279]

Die Akteure selbst wiesen bezüglich den Ursachen psychischer Störungen zumeist auf die mangelnde Berufserfahrung sowie die große Zahl zu betreuender, moribunder, Patienten innerhalb der sich stetig verschlechternden Rah-

---

268 Braun et al.: Burnout, Depressivität und Substanzgebrauch, S. 337 ff.

269 Jurkat: Lebensqualität von berufstätigen Medizinern, S. 185–198.

270 Geuenich: Arbeitsstress bei Ärzten, S. 291–299.

271 Schmid et al.: Erhöhte Burnout-Gefahr bei Klinikärzten?, S. 313 317.

272 Pajonk et al.: Psychische Belastung, S. 301–311.

273 Buddeberg-Fischer et al.: Angst und Depression bei jungen Ärztinnen und Ärzten, S. 325–336.

274 von dem Knesebeck et al.: Psychosoziale Arbeitsbelastungen bei chirurgisch tätigen Krankenhausärzten, DÄBl. Int. (2010), S. 218–223.

275 Unrath et al.: The Mental Health of Primary Care Physicians in Rhineland-Palatinate, DÄBl. Int. (2012), S. 201–207.

276 Vgl. hierzu u. a. Geuenich: Arbeitsstress bei Ärzten, S. 291: *„Die Entwicklung eines berufsbedingten Burn-out-Syndroms als Folge einer nicht geglückten Stressbewältigung bzw. als Reaktion auf eine Überbelastung ist gerade für jüngere Ärzte und Ärztinnen, welche ihre derzeitige Tätigkeit seit drei bis sechs Jahren ausüben, ein ernst zu nehmendes Thema"* sowie S. 294: *„Hinsichtlich der beruflichen Stressbelastung bei Ärzten wurde nachgewiesen, dass gerade junge Ärztinnen unter einer hohen beruflichen Belastung und deren negativen Auswirkungen leiden."*; Jurkat: Lebensqualität von berufstätigen Medizinern, S. 186.

277 Mata et al: Prevalence of Depression and Depressive Symptoms, JAMA (2015), S. 2373–2383.

278 Ebd., S. 2373.

279 Schwenk: Resident Depression, JAMA (2015), S. 2358.

menbedingungen ärztlicher Tätigkeit in der Klinik hin.[280] So wandten sich bereits im Jahr 1979, im Zuge des Diskurses über die Ableistung des Praktischen Jahres, Hamburger Medizinstudierende in einem Offenen Brief an die Hamburger Ärztekammer. Darin wiesen sie auf die gesundheitlichen Auswirkungen der enormen Belastungen, die infolge der Ableistung des Praktischen Jahres für die Studierenden entstanden waren, hin:

> ... starke Anspannung und Isolation; Angst, Unruhe und depressive Gefühle; erhöhten Zigaretten-, Alkohol- und Tablettenkonsum; durch Gereiztheit, Schwindel und Kopfschmerzen; verstärktes Konsumverhalten; geringe Frustrationstoleranz und verstärktes Konkurrenzverhalten; sowie durch ein Denken in Leistungs- und Geschwindigkeitskategorien, das zu verstärkten Konflikten in unseren Beziehungen zu anderen Menschen bis hin zu sexuellen Schwierigkeiten führt![281]

Der Beginn der ärztlichen Tätigkeit unter Aufsicht war beinahe bei allen angehenden Ärzten mit dem Gefühl der fachlichen Inkompetenz verbunden[282] und so lösten zumeist persönliche Auseinandersetzungen der Studierenden mit dem Krankenhauspersonal (anderen Studierenden, angestellten Ärzten, Vorgesetzten, Schwestern) oder den Patienten psychische Störungen aus.[283] In einer Schweizer Longitudinalstudie fanden sich bei 30 % der befragten Ärzte Hinweise auf Angstsymptome.[284] Diese reduzierten sich in den folgenden Jahren der fachärztlichen Weiterbildung um zehn Prozent. Symptome einer Depression wurden zunächst bei 15 % und später bei zehn Prozent der Ärzte beobachtet. Self-esteem (Selbstwert) und berufliche Selbstwirksamkeitserwartung erwiesen sich in diesem Zusammenhang als signifikante protektive Faktoren, die sich positiv auf das psychische Wohlbefinden der Akteure auswirkten und für die Bewältigung der vielfältigen Anforderungen ärztlicher Tätigkeit von großer Bedeutung waren:

> Angehende Ärztinnen und Ärzte, die ein hohes Interesse für die mit dem Beruf verbundenen Aufgaben haben, die überzeugt sind, dass sie die mit der ärztlichen Tätigkeit verbundenen Anforderungen erfüllen können und unvorhergesehene berufliche Situationen als Herausforderungen erleben, die sie bewältigen können, sind für die Entwicklung psychischer Symptome weniger gefährdet.[285]

---

280 Braun et al.: Burnout, Depressivität und Substanzgebrauch, S. 338, vgl. hierzu auch Geuenich: Arbeitsstress bei Ärzten, S. 294: „*Weitere Untersuchungen kamen zu dem Schluss, dass der Beruf des Arztes nach wie vor mit einer hohen Belastung und einem hohen Stresslevel einhergeht, wovon insbesondere junge Ärzte und Ärztinnen betroffen seien. Gerade Ärzte in Weiterbildung bedürfen einer Unterstützung (fachlich und menschlich) in ihrer Berufsausübung, um dem Risiko der ungünstigen Konstellation von hoher Anforderung, geringer Kontrolle und geringer Gratifikation nicht schutzlos ausgeliefert zu sein.*“

281 AdÄKH, Vorstandsprotokolle, 03.12.1979: Offener Brief an die Hamburger Ärztekammer.

282 Dimsdale: Stress During the Internship Year, S. 112.

283 Ebd., S. 115.

284 Vgl. hierzu auch Coombs et al: Inside Doctoring, S. 201.

285 Buddeberg-Fischer et al.: Angst und Depression bei jungen Ärztinnen und Ärzten, S. 333.

Im Gegensatz dazu kristallisierte sich die innerhalb der Ärzteschaft bestehende Tendenz zur Verausgabung in Zusammenhang mit langen Arbeitszeiten
als bedeutender Risikofaktor für die Entwicklung anhaltender Angst- und De-
pressionssymptome heraus. Ein weiterer Aspekt, der sich ungünstig auf den
Umgang mit belastenden Situationen auswirkte, war die Tatsache, dass psychosoziale und kommunikative Kompetenzen innerhalb der Aus- und Weiterbildung von Medizinern kaum vermittelt wurden.[286] Auffällig in diesem Zusammenhang war, dass es unter den angehenden, jungen Ärzten so gut wie
keine krankheitsbedingten Abwesenheiten gab. Dies zeigt, dass der ärztliche
Habitus und dessen stabiles Wertesystem in der Aus- und Weiterbildung bereits von einem großen Teil der Akteure verinnerlicht wurde. In diesem Zuge
fand eine emotionale Isolation der angehenden Ärzte statt, die sich auch auf
den Umgang der jeweiligen Akteure mit eigenen, v. a. psychischen, Leiden
auswirkte.[287]

4.3.4 Fazit

In Deutschland finden sich bis in die 2000er Jahre nur wenige Untersuchungen zu psychischen Störungen bei Ärzten. In den USA und später auch in
Großbritannien wurden derartige Erkrankungen innerhalb des Berufsstandes
bereits in den ausgehenden 1950er und beginnenden 1960er Jahren erforscht.
Spätestens seit den 1970er Jahren ging man davon aus, dass Ärzte eine Prävalenz für psychische Störungen aufwiesen. Hierbei zeigte sich, dass v. a. junge,
sich in der fachärztlichen Weiterbildung befindende Ärzte, einer besonderen
Gefährdung unterlagen. Dies führte dazu, dass die Ärzteschaft in den Vereini-
igten Staaten ab Mitte der 1970er Jahre Programme für erkrankte Kollegen
einrichtete, die langfristig auf einen anderen Umgang der Ärzte mit an psychischen Störungen leidenden Kollegen abzielten.[288]
    Die Ursachen psychischer Störungen bei Ärzten waren vielfältig und ver-
änderten sich aufgrund der Stabilität des medizinischen Wertesystems innerhalb des Untersuchungszeitraums nur geringfügig.[289] Der innerhalb der professionellen Sozialisation verinnerlichte ärztliche Habitus mit seinen Leitbildern und die daraus resultierenden Verhaltensweisen und Handlungsmuster
der jeweiligen Akteure führten in Kombination mit den Rahmenbedingungen
ärztlicher Tätigkeit dazu, dass Ärzte ihren Beruf als besonders belastend begriffen und als Folge davon psychische Störungen wie beispielsweise Angstzustände oder Depressionen entwickelten. In vielen Fällen verheimlichten Ärzte
aufgrund des eigenen, innerhalb der Berufsgruppe weit verbreiteten Selbstver-

---

286 Ebd., S. 334.
287 Dimsdale: Stress During the Internship Year, S. 109: „*Despite an ideology favoring early de-
    tection and treatment of illness, their attitude regarding themselves seemed to be one of denial of
    vulnerabilty to illness, a problem encountered in other physician groups.*"
288 Haggett: A History of Male Psychological Disorders in Britain, S. 124 f.
289 Vgl. hierzu Plewnia: Wandel der Arztideale, S. 34 f.

ständnisses sowie des Drucks durch das soziale Umfeld (Kollegen, Patienten, Familie) zunächst ihre Krankheit und hatten anschließend Schwierigkeiten sich mit der Patientenrolle zu arrangieren. Aus diesem Grund suchten sich diese Ärzte erst in einem späten Stadium ihrer Erkrankung (professionelle) Hilfe. Die Angst vor dem Verlust des Status als Gesundheitsexperten spielte dabei eine große Rolle. Dies hatte zur Folge, dass viele Ärzte gegen ihre anfänglichen Angstzustände mit Betäubungsmitteln und/oder Alkohol vorgingen, woraus sich häufig eine Abhängigkeit entwickelte.[290]

Während ein Großteil der Ärzteschaft psychische Erkrankungen innerhalb des Berufsstandes auf die spezifischen Merkmale ärztlicher Tätigkeit zurückführten, so äußerten einige Psychiater zu Beginn der 1970er Jahre Kritik an dieser Herangehensweise, maßen den Persönlichkeitsmerkmalen, die in der Kindheit und Jugend entwickelt wurden, eine stärkere Rolle bei der Entstehung derartiger Erkrankungen bei und erweiterten damit den Diskurs über psychische Störungen bei Ärzten, um die individuelle Komponente.

4.4 Betäubungsmittel- und Alkoholabhängigkeit

4.4.1 Betäubungsmittelabhängigkeit

Selbstmedikation mit Morphium – Ärzte: Opfer ihres Berufes?

Im 19. Jahrhundert entstand eine Abhängigkeit von Opiaten und Morphinderivaten zumeist als ein Ergebnis ärztlicher Verschreibungspraxis. Dies war eng verbunden mit dem seit den 1850er Jahren veränderten Verständnis von Krankheit als Abweichung von einem gewissen Normalzustand, den Ärzte durch Therapien wiederherzustellen versuchten.[291] Mediziner gingen in der Folgezeit dazu über, therapeutische Mittel zu nutzen, die weniger den Gesamtzustand des Patienten im Fokus hatten, sondern explizit auf bestimmte körperliche Leiden, wie bspw. Neuralgie, Rheuma, Migräne, Gallensteine etc. einwirkten und Schmerzen gezielt lindern konnten. Durch seine unmittelbar nach der Injektion auftretende schmerzstillende Wirkung erfreute sich Morphium bei Ärzten und Patienten bereits früh großer Beliebtheit und weiter Verbreitung.[292] Neben der Linderung körperlicher Leiden wurde das Rauschgift auch bei psychischen Erkrankungen, wie der Hysterie oder der Melancholie, bereits in den ausgehenden 1870er und beginnenden 1880er Jahren ver-

---

290 Haggett: A History of Male Psychological Disorders in Britain, S. 126 ff.
291 Black: Doctors on Drugs, S. 117.
292 Vgl. hierzu auch Kraepelin: Psychiatrie: ein Lehrbuch für Studierende und Ärzte, S. 558:
   „Die erschreckende Ausbreitung des Morphinismus, des Cocainismus und anderer ähnlicher Vergiftungen, welche uns die letzten Jahrzehnte gebracht haben, ist ausschließlich auf Rechnung des ärztlichen Standes zu setzen."

einzelt eingesetzt[293]: „*With morphine, doctors could offer their patients swift, efficient and effective relief for even the most agonising symptoms.*"[294]

In dieser Zeit fand auch die Morphiumabhängigkeit von Ärzten Eingang in den Diskurs über Betäubungsmittel. Bereits in den 1880er Jahren galt eine Sucht unter Kollegen als normal und akzeptiert[295]: „*medical professionals had normalised morphine addiction among themselves.*"[296] Georges Pichon, der selbst von diesem Rauschgift abhängig war, führte in seinem Werk „Le morphinisme"[297] dazu aus, dass Ärzte die Ersten und lange Zeit auch die Einzigen waren, die an dieser Art der Abhängigkeit litten.[298] Im Zuge dessen entstanden bereits im letzten Drittel des 19. Jahrhunderts die ersten französischen, amerikanischen, deutschen und österreichischen Untersuchungen, die sich mit der Morphiumabhängigkeit der Ärzte beschäftigten. Zunächst ging es auf statistischer Basis um die Frage, welche Bevölkerungsgruppe/Berufsgruppe am vulnerabelsten für diese Sucht ist. Eduard Levinstein fand 1879 heraus, dass unter 110 Fällen von Morphinismus 52 persönliche oder familiäre Beziehungen zu Ärzten pflegten.[299] Burkhart zeigte in einer Statistik aus dem Jahr 1883 auf, dass von 115 Morphinisten 45 den Arztberuf ausübten[300] und Obersteiner ging von einer noch höheren Zahl für Wien aus. Er machte unter 143 männlichen Süchtigen insgesamt 97 Ärzte aus.[301] Die hohe Zahl an Ärzten unter der Gesamtzahl der Abhängigen führten die Experten auf die Nähe, Verfügbarkeit und den einfachen Zugang zurück. In der Eigentümlichkeit des Berufes sowie im ärztlichen Selbstverständnis lagen nach ihrer Auffassung weitere Ursachen, die auf eine besondere Gefährdung der Ärzte hinwiesen: „*The stresses of a highly competitive career, their everyday interactions with morphine, and their purportedly ,natural' intellectual curiosity made doctors particulary vulnerable to morphinomanie.*"[302] Hinzu kam, dass Ärzten das Ansehen des Morphiums als beliebte Droge der Intellektuellen und freien Professionen bekannt war und Selbstversuche mit bewusstseinsverändernden Substanzen eine lange Tradition innerhalb der Profession hatten.[303] Neben dem Wissensdurst, den die Ärzte mit dieser Praktik stillen wollten, gab es v. a. handfeste Beweggründe für

---

293 Vgl. hierzu auch Leibrock: Die medikamentöse Therapie, S. 75 f. u. S. 85.

294 Black: Doctors on Drugs, S. 117.

295 Vgl. auch hierzu Rödszus: „Das Betäubungselend", S. 12.

296 Black: Doctors on Drugs, S. 129, vgl. hierzu auch Grotjahn: Ärzte als Patienten, S. 67 f.: Kommentar Grotjahns zur Verbreitung der Morphiumabhängigkeit unter Ärzten: „*Dieses Verfahren [sich Morphium aufgrund von körperlichen Leiden zu verabreichen, S. W.] wird man gewiß nicht billigen können. Aber es unterliegt kaum einem Zweifel, daß es auch heute noch von Ärzten angewandt wird und gewiß die Mitschuld daran trug, daß der Morphinismus gerade in jener Ärztegeneration, der L. Sonderegger angehörte, manchen Arzt zum Morphinisten gemacht hat.*"

297 Pichon: Le moprhinisme.

298 Black: Doctors on Drugs, S. 129 f.

299 Levinstein: Zur Pathologie, S. 73–88.

300 Burkhart: Zur Pathologie der chronischen Morphiumvergiftung, DMW (1883), S. 33 ff.

301 Obersteiner: Der chronische Morphinismus, S. 61–84.

302 Black: Doctors on Drugs, S. 130.

303 Ebd., S. 131, vgl. hierzu auch Grotjahn: Ärzte als Patienten, S. 67 f.; S. 112 ff.; S. 114 f.; S. 115 f.

eine Abhängigkeit. So begannen Ärzte zumeist mit der Selbstmedikation von
Morphium aufgrund körperlicher Schmerzen. Das Rauschgift galt im 19. Jahrhundert unter Ärzten als Allheilmittel und wurde in einer Zeit der Professionalisierung und der Auseinandersetzung mit alternativen Heilberufen als Distinktionsmerkmal in der Behandlung von Patienten häufig verschrieben.[304]

In ärztlichen Schilderungen über den Beginn der Sucht wurde zumeist auf
die berufliche Arbeits- und Leistungsfähigkeit rekurriert und dabei das ärztliche Leit- und Selbstbild der Aufopferung für den Patienten aufrechterhalten
und verbreitet. In Alfred Grotjahns Fallsammlung über „Ärzte als Patienten"
beschreibt Jakob Laurenz Sonderegger die Ursachen der Selbstmedikation
mit und die Wirkung von Morphium wie folgt:

> Ich litt oft schwer an Magenweh, so daß ich kaum atmen und stehen konnte. Nicht selten
> zerrte aber gerade dann ein Notfall an der Hausglocke. Bis zum nächsten Arzt war in
> Balgach 1 Stunde Weges. So viele Zeit durfte nicht verloren werden, und ich ging, nach-
> dem ich es mir mit einem Morphiumpulver, später mit Injektion überhaupt möglich ge-
> macht hatte. Alle Schmerzen schwanden; die Glieder wurden leicht, der Kopf hell, die
> Seele mit Gott und der Welt versöhnt, unsagbar glücklich. Aber wenn ich eben keine
> Schmerzen hatte oder bei solchen nicht funktionieren mußte, dann fiel es mir gar nicht
> ein, zum Morphium zu greifen.[305]

Hierbei spricht Sonderegger auch über die ärztliche und gesellschaftliche Beurteilung von Suchtkranken (Ärzten): „*War ich besser als die armen Menschen mit
unendlichem Durste nach dem stillen Glücke der Narkose? Man muß milde urteilen. Es
ist nicht alles Laster und nicht alles Tugend, was so scheint.*"[306]

Dass sich Ärzte Morphiuminjektionen[307] nicht nur selbst verabreichten,
sondern in Folge eines Leidens auch Kollegen diese Behandlung vornahmen,
zeigt das Beispiel eines Arztes, der in Grotjahns Fallgeschichten über die Ver-
abreichung von Morphiumspritzen durch einen Kollegen aufgrund eines Gallensteinleidens berichtet:

> Der zur Morphiuminjektion hergebetene Kollege wurde stets mit größter Ungeduld er-
> wartet. Trotz der heftigen Kolikschmerzen und der tröstlichen Aussicht, die ersehnte
> Spritze zu erhalten, empfand ich es als unangenehm, als einmal ein Kollege mit frosch-
> kalten Händen das Abdomen palpierte. […] Grundsätzlich habe ich sie mir niemals
> selbst gemacht, sondern trotz heftigster Schmerzen und entsprechender Ungeduld stets
> einen benachbarten Kollegen bitten lassen.[308]

---

304 Black: Doctors on Drugs, S. 115: „*Morphine was an invaluable addition to medicine's therapeu-
tic arsenal. By exercising their legally sanctioned control over patients' access to morphine through
prescription, French doctors aligned themselves with morphine's capacity to alleviate suffering and,
in so doing, boosted their own professional credibility in their patients' eyes.*"

305 Grotjahn: Ärzte als Patienten, S. 67 u. S. 225: Ein weiterer Bericht über eine Selbstmedikation mit Morphium in Folge eines Leidens findet sich bei einer Anstaltsärztin: „*Selbst
ein Nachtschlaf blieb so gut wie vollkommen aus. Ich ging meinen Pflichten als Anstaltsärztin [in
einer Psychiatrie, S. W.] treulich nach, führte auch meine Krankengeschichten weiter.*"

306 Ebd., S. 67f.

307 Vgl. hierzu Leibrock: Die medikamentöse Therapie, S. 91: In Klingenmünster finden sich
bei der Behandlung der an psychischen Störungen Leidenden in der Zeit nach 1880 keine
oralen Morphinabgaben mehr. Morphin wurde ausschließlich parenteral verabreicht.

308 Grotjahn: Ärzte als Patienten, S. 183.

Ein weiterer anonym bleibender Arzt berichtet: *„Da ich mich nicht entschließen konnte, mir selbst eine Morphiumspritze zu geben, so ließ ich unseren alten Hausarzt bitten, der mir die Dos. 0,02[309] verabfolgte.“*[310]

Bereits 1910 war sich das Reichsgesundheitsamt des Problems der Vielzahl der Ärzte und anderer Medizinalpersonen unter den Morphinisten bewusst. Deren Konsum ließ sich selbst durch schärfere Kontrollen nicht verhindern.[311] In der Folgezeit rückte diese Thematik immer weiter in den Fokus. Anhand zeitgenössischer Statistiken zeigte sich, dass die Zahl morphiumabhängiger Ärzte an der Gesamtzahl der von dieser Sucht Betroffenen, je nach Institution unterschiedlich hoch ausfiel. Hierbei muss jedoch berücksichtigt werden, dass die Zahl der untersuchten Patienten relativ klein war: *„In einer Anstalt z. B. wurden unter 10 Morphinisten 3 Aerzte gezählt, in einer anderen unter 52 Fällen in den Jahren 1919–1926 über 20 Aerzte, in einer dritten unter 10 Morphinisten 5 Aerzte, 1 Apotheker und eine Besitzerin einer Privat-Frauenklinik.“*[312]

Neben Morphium war es v. a. Kokain, welches innerhalb des Suchtdiskurses im ersten Drittel des 20. Jahrhunderts Erwähnung findet. In einer Umfrage an *„sämtliche[n] deutsche[n] Provinzial-Heil- und Pflegeanstalten und Psychiatrischen Universitätskliniken“*[313] weist Paul Wolff[314] darauf hin, dass der Anteil süchtiger Ärzte *„in Anstaltsstatistiken erschreckend hoch“* ist. Je nach Anstalt unterschied sich auch die Wahl des Suchtmittels:

> Nach verschiedenen Angaben finden sich mehr Aerzte unter den Morphinisten als unter den Kokainisten, andere dagegen teilen mit, daß die meisten oder fast alle von ihnen behandelten Kokainisten Aerzte gewesen seien. Bei der leichten Zugänglichkeit der Rauschgifte für diesen Berufskreis ist sein wiederholt hervorgehobener Anteil nicht gar so verwunderlich.[315]

Wolff nahm an, dass der Kokainismus unter den Ärzten in der Gruppe der Rhinologen häufig vorkam, da sie sich durch Kokainpinselung der geschwollenen Nasenschleimhaut sowie bei größeren Operationen an den oberen Luftwegen *„auf diesem Wege selbst zu Kokainisten gemacht“* hatten.[316] Der Neurologe und Psychiater Ernst Siemerling führte seit Beginn des 20. Jahrhunderts über einen Zeitraum von 25 Jahren eine Statistik zur Alkaloidsucht an der Univer-

---

309 Vgl. hierzu Dinkel: Über das Ausmaß der Rauschgiftsucht in Deutschland, S. 26 f.: Zur Mengenangabe zitiert Dinkel Studien für die 1920er Jahre, in denen von einer täglichen Dosis Morphium von zwei Gramm bis hin zu 14 g ausgegangen wird.

310 Grotjahn: Ärzte als Patienten, S. 174.

311 Hoffmann: Drogenkonsum und -kontrolle, S. 43.

312 Wolff: Zur Behandlung und Bekämpfung der Alkaloidsuchten, DMW (1928), S. 267.

313 Hoffmann: Drogenkonsum und -kontrolle, S. 7.

314 Zu Paul Wolff vgl. Hoffmann: Drogenkonsum und -kontrolle, S. 199.

315 Wolff: Zur Behandlung und Bekämpfung der Alkaloidsuchten, DMW (1928), 267, vgl. hierzu auch Hoffmann: Drogenkonsum und -kontrolle, S. 209: *„Auch Ärzte seien unter den Konsumenten [Kokain, S. W.], aber diese rechnete Gaupp [Robert Eugen Gaupp, S. W.] unabhängig von der eingenommenen Substanz einer Gruppe zu, die ,nach Lebensalter, geistiger und moralischer Struktur und nach der Art, mit der sie dem Mißbrauch frönen‘, von den eigentlichen Kokainkonsumenten verschieden seien.“*

316 Wolff: Zur Behandlung und Bekämpfung der Alkaloidsuchten, DMW (1928), S. 267.

sitätsklinik Kiel. Unter den insgesamt 146 Patienten mit einer Abhängigkeitsproblematik befanden sich 15 Ärzte und fünf Studierende der Medizin. Damit
stellten Ärzte und Medizinstudierende mit knapp 14 % die größte Gruppe dar.
Die Zahl der Apotheker belief sich auf knapp sieben Prozent und die Gruppe
der Lehrer und Kaufleute lag bei fünf Prozent.[317]

Zur Situation von und zum Umgang mit betäubungsmittelabhängigen
Ärzten im Ersten Weltkrieg ist bislang nur wenig bekannt. In der zeitgenössischen Literatur finden sich jedoch *„keine Mitteilungen, die für eine stärkere Koka-
inschädigung sprechen."*[318] Der Morphinismus nahm hingegen während des
Krieges zu. Dies lag v. a. an der häufigen Anwendung des Betäubungsmittels
bei Verwundeten sowie an *„der vermehrten Zahl der mit der Abgabe des Morphiums
befaßten Personen"*.[319]

Zum Umgang mit betäubungsmittelabhängigen Ärzten
seit den 1920er Jahren

In den 1920er Jahren rückte die Frage nach dem Umgang der Ärzteschaft mit
süchtigen Kollegen in den Fokus. Bereits im 19. Jahrhundert war der Erwerb
von Betäubungsmitteln in Apotheken durch Verordnungen der einzelnen Staaten an eine Rezeptpflicht gebunden. Diese Regelung wurde im Jahr 1891 aufgrund eines Bundesratsbeschlusses vereinheitlicht. Mit der Kaiserlichen Verordnung vom 22. Oktober 1901 wurde der Begriff des Heilmittels präzisiert
und im Zuge dessen Kokain und Opiate als stark wirkende Arzneimittel behandelt, ohne dass ein Strafmaß in dieser Regelung implementiert gewesen wäre.[320] Der Umgang mit Betäubungsmitteln rückte in den Vordergrund, wobei
weder der Missbrauch noch Suchtfragen den ärztlichen Diskurs prägten. So
gab es innerhalb des Berufsstandes und der Gesellschaft in Deutschland um das
Jahr 1910 *„noch kein Problemempfinden gegenüber Opium oder anderen Drogen."*[321]

In den 1920er Jahren, nicht zuletzt durch den Erlass des ersten Reichsopiumgesetzes, vollzog sich ein Problematisierungsprozess von Betäubungsmitteln – zentral beeinflusst von Medizinern – der einen Wahrnehmungswandel
zur Folge hatte. Galten gelegentliche Morphiuminjektionen, etwa zur Behandlung von Schmerzen aus ärztlicher Sicht als gesellschaftlich vertretbar, so wurde
der hedonistische Konsum von Drogen als *„moralische Abweichung von gesell-*

---

317 Ebd.
318 Bonhoeffer: Über die Bedeutung der Kriegserfahrungen, S. 23.
319 Ebd.
320 Hoffmann: Drogenkonsum und -kontrolle, S. 36.
321 Ebd., S. 39. Präsident des Reichsgesundheitsamtes, Dr. Bumm, im Reichstag im Jahr 1910:
     *„„Daß aber auf dem Wege des Großhandels erhebliche Mißbräuche in der Abgabe von Morphium und
     Kokain eingetreten wären, ist dem Gesundheitsamt bisher nicht bekannt geworden."* Vgl. hierzu
     auch Rödszus: „Das Betäubungselend", S. 19: *„Bis zur Implantation der ersten Suchtmittelge-
     setzgebung in Deutschland nach dem Kriege waren die Stoffe Heroin, Kokain und Morphium ledig-
     lich arzneimittelrechtlichen Normen unterworfen und hatten noch keinen gesetzlichen Sonderstatus."*

schaftlichen Normen"[322] definiert[323], die Konsumenten sowie der halb- und illegale Handel stigmatisiert.[324] So kam es in der ersten Hälfte der 1920er Jahre zu einer Reihe von Musterprozessen, in denen Ärzte vor Gericht standen. Hierbei sollte vorrangig die Frage geklärt werden, inwieweit gesetzliche Regelungen der Verschreibung von Betäubungsmitteln einen Verstoß gegen die ärztliche Behandlungsfreiheit darstellten. Im Fall des praktischen Arztes Bier, der innerhalb eines Jahres mehr als 3.000 Rezepte über etwa 3.000 g Kokain an seine Patienten ausgestellt hatte, entschied des Reichsgericht 1926, nach zweimaligem Freispruch, dass Bier sich strafbar gemacht hatte. Ausgehend von diesem Urteil entstand in der Folgezeit bezüglich der Verschreibungspraxis eine restriktivere Gesetzeslage.[325] Sollten Mitte der 1920er Jahre betäubungsmittelabhängige Ärzte ihre Approbation behalten dürfen, da die *„berufliche Leistungsfähigkeit bei einem betäubungsmittelabhängigen Arzt durchaus erhalten bleiben könne, ja sogar mitunter hervorragend sei*"[326], so forderte Wolff im Jahr 1928 zur Wahrung der Standesehre Gesetze, die es ermöglichen, gegen süchtige Kollegen vorzugehen und wenn nötig, ihnen die Approbation zu entziehen:

> Diese bemitleidenswerten Kollegen sind nicht so selten das Keimzentrum einer ganzen Kolonie von Morphinisten, Kokainisten usw. Es ist leider keine Frage, daß sie oft ihre Patienten schädigen. […] Wie der Arzt, der sich gern an einem Glase Wein erfreut, eher den Alkohol als therapeutisches Hilfsmittel wählt als der Abstinenzler, wie der rauchende Arzt mit dem Verbieten des Tabaks zurückhaltender ist als der Nichtraucher, so verordnet ganz zweifellos der süchtige Arzt eher Morphin, wenn er nicht gar Proselyten macht. Die nicht mehr neue Forderung muß auch hier wieder eindringlich wiederholt werden, daß wir […] nicht davor zurückschrecken soll[en] derartigen Aerzten und ebenso Apothekern in besonders krassen Fällen die Approbation bzw. Konzession zu entziehen.[327]

In diesem Zuge wurde auch die Einführung von Scheckbüchern zum Verschreiben von Rauschgiften diskutiert. Wolff war jedoch gegen die Einführung amtlicher Formulare, da er in ihnen einen Eingriff in die Freiheit und Unabhängigkeit des ärztlichen Standes sah. Aus diesem Grund forderte er ein striktes Vorgehen der Ärzteschaft gegen süchtige Kollegen:

> Der Arzt als Kulturträger, als der Vertreter eines Standes, der Jahrhunderte hindurch das größte Ansehen genossen hat und genießt, muß vor einem derartigen Mißtrauenszeichen in seine eigene Kraft, seine Verantwortungsbewußtheit und seine Verantwortungfreudigkeit (sic!) bewahrt bleiben. Man wird das um so eher können, wenn er selbst faule Zweige vom gesunden Stamme reißt, wenn eben erforderlichenfalls mit süchtigen Aerzten so verfahren wird, wie es dem öffentlichen Wohl entspricht.[328]

Zu Beginn der 1930er Jahre ermittelte der Psychiater Kurt Pohlisch auf Grundlage des Zahlenmaterials aus dem Reichsgesundheitsamt erstmalig das Ausmaß der Betäubungsmittelabhängigkeit in Deutschland. Hierbei fand er her-

---

322 Hoffmann: Drogenkonsum und -kontrolle, S. 297.
323 Briesen: Drogenkonsum und Drogenpolitik in Deutschland und den USA, S. 73.
324 Hoffmann: Drogenkonsum und -kontrolle, S. 297.
325 Briesen: Drogenkonsum und Drogenpolitik in Deutschland und den USA, S. 104 ff.
326 Rödszus: „Das Betäubungselend", S. 102.
327 Wolff: Zur Behandlung und Bekämpfung der Alkaloidsuchten, DMW (1928), S. 387.
328 Ebd., S. 388.

aus, dass Ärzte im Jahr 1931 mit insgesamt 523 Süchtigen (509 Ärzte und 14 Ärztinnen) die größte Zahl an Morphinisten darstellten. Nach Fachgebieten unterteilt, waren v. a. praktische Ärzte (375) von einer Sucht betroffen.[329] Mit weitem Abstand folgten nicht praktizierende Ärzte (41), Internisten (22) und Ärzte für Geistes- und Nervenkrankheiten (18). Die Altersstruktur dieser Ärzte zeigte auf, dass ein chronischer Opiatmissbrauch von den jüngsten Altersklassen (Approbation 1928) bis zu einem Maximum der Ärzte mit einem Durchschnittsalter von Mitte 40 anstieg und danach wieder absank.[330]

Ab der Mitte der 1930er Jahre weisen Statistiken aus dem Institut für gerichtliche Medizin auf eine weitere Zunahme der betäubungsmittelabhängigen Ärzte an der Gesamtzahl der Morphinisten hin. So befanden sich im Zeitraum von 1934 bis 1940 unter den insgesamt 613 Rauschgiftsüchtigen, die mit dem Gesetz in Konflikt gerieten, 289 Ärzte; in etwa 40 %.[331] Diese umfassten sowohl Nichtsüchtige mit Verstößen gegen die Opiatgesetzgebung[332] als auch straffällige Abhängige (155). Ein Großteil der abhängigen Ärzte war im Bereich der Ärztekammer Berlin ansässig. Insgesamt handelte es sich allein für Berlin um 132 morphiumsüchtige Ärzte und sechs Ärztinnen.[333] Auf die Opiatarten verteilt zeigte sich, dass 90 % Morphium einnahmen und jeweils fünf Prozent Kokain oder beide Betäubungsmittel zur gleichen Zeit. In Bezug auf die Kokainsucht und unter Berücksichtigung der medizinischen Fachdisziplinen bestätigt Matthies die Annahme von Wolff aus dem Jahr 1928 und zeigte auf, *„daß unter den kokainsüchtigen Ärzten vorwiegend Ärzte zu treffen sind, die wiederum durch ihr Fachgebiet zu diesem Rauschgift kommen, nämlich Hals-, Nasen-, Ohren-Spezialisten und Lungenfachärzte."*[334]

Bei der hohen Zahl an morphinsüchtigen Ärzten nahm Matthies ebenfalls eine berufliche Disposition an, *„wie sie bei den Suchtkrankheiten allgemein wohl bei keinem anderen Berufe in solch scharfer und klarer Ausprägung zu finden ist."*[335] In

---

329 Vgl. hierzu Briesen: Drogenkonsum und Drogenpolitik in Deutschland und den USA, S. 73: 1928 gab es in Deutschland 6.356 morphiumsüchtige Personen, davon 560 Ärzte, darunter auch 14 Ärztinnen.

330 Pohlisch: Die Verbreitung des chronischen Opiatmißbrauchs, S. 28 ff.

331 Matthies: Der morphiumsüchtige Arzt, S. 7.

332 Vgl. hierzu AdLÄKWL, Rundschreiben des Hauptamts für Volksgesundheit, 03.02.1941: o. Betr.: *„Mit zunehmender großer Sorge verfolge ich [Leonardo Conti, S. W.] den ungeheuren Mißbrauch, der in weitesten Kreisen der Bevölkerung noch immer mit Schlaf-, Schmerzlinderungs- und sogenannten ‚Aufputsch'-Mitteln getrieben wird. […] Wiederholt habe ich in den schärfsten Wendungen bei Ausführungen vor Ärzten, Apothekern und anderen Gesundheitsberufen, aber auch vor Vertretern der pharmazeutischen Industrie, diese Seuche angeprangert. […] Ich habe hier nicht zuletzt an die Ärzte appelliert, dass sie diesem ungeheuren Mißbrauch entgegentreten müssen, wenn und insoweit sie den Namen eines Trägers der Volksgesundheit verdienen wollen."*

333 Matthies: Der morphiumsüchtige Arzt, S. 8, vgl. hierzu auch die Zahlen für die 1930er Jahre aus Mach: Rauschgiftbekämpfung im Dritten Reich, S. 72 sowie Ohler: Der totale Rausch, S. 29: Berlin galt in der Weimarer Republik bereits als „Experimentierhauptstadt Europas", in der etwa 40 % aller Ärzte morphinsüchtig waren. Hieran hat sich auch nach der Machtübernahme der Nationalsozialisten nur wenig geändert.

334 Matthies: Der morphiumsüchtige Arzt, S. 20 f.

335 Ebd., S. 11.

einem Fallbeispiel einer 44-jährigen Ärztin, 1922 approbiert und seit 1932 als Rauschgiftsüchtige beim Institut für gerichtliche Medizin bekannt, führt Matthies die Suchterkrankung auf die katalysatorische Wirkung der ärztlichen Praxis zurück. Nach der Approbation war die Süchtige zunächst an Universitätskliniken und mit Praxisvertretungen beschäftigt. Seit ihrer Hochzeit arbeitete sie in der Frauenarztpraxis ihres Mannes. Wegen eines Gallensteinleidens injizierte sie sich zunächst gelegentlich Morphium. Nach einer Phase der schnellen Gewöhnung erhöhte sie im Jahr 1934 die Dosis auf bis zu 20 Ampullen. Anfangs bediente sie sich am Praxisvorrat ihres Mannes und stellte Rezepte auf ihren eigenen Namen, auf befreundete Personen und ihre Mutter aus. Innerhalb von zehn Monaten wurden nach Angaben der Rauschgiftzentrale 278 Rezepte dieser Ärztin beschlagnahmt. Eine erstmalige Einweisung in eine Heil- und Pflegeanstalt fand im September 1934 aufgrund einer Verurteilung nach § 42 b StGB statt. Nachdem sie im Dezember entlassen worden war, wurde die Ärztin rückfällig. In dieser Zeit ließ sie sich unter falschem Namen und unter Vorgabe von Beschwerden von einem Arzt Morphium verschreiben und knüpfte an Beziehungen aus der Anstalt an, ehe sie aufgrund ihrer Verstöße wieder in einer Heilstätte untergebracht wurde.[336]

Im Umgang mit suchtkranken Ärzten berief sich Matthies auf die Einhaltung ärztlicher Pflichten auf Grundlage der Reichsärzteordnung von 1935, die es ermöglichte suchtkranken Ärzten die Approbation zu entziehen. Im Zuge dessen forderte er, ähnlich wie Wolff, ein striktes Vorgehen und keine Sonderbehandlung der im NS-Staat zu Hütern der Volksgesundheit[337] ernannten Ärzte, da sie

> nichts von dem gemeinen Morphinisten [unterscheidet]. Vielmehr stellt der morphiumsüchtige Arzt nicht nur für die Gesundheit des von ihm Betreuten, sondern auch für die weitere Öffentlichkeit eine Gefahr dar, die dadurch an Bedeutung gewinnt, als der Arzt ein von Staats wegen bestellter Gesundheitsbetreuer ist. Er hat vom nationalsozialistischen Staat die hohe Aufgabe auf Erhaltung und Steigerung der Gesundheit und Leistungsfähigkeit der Nation erhalten und ist damit einer Pflichtenordnung unterworfen, die sein Wirken und Handeln in weitgehendem Maße bestimmt.[338]

Auf den Richtlinien des Danziger Ärztetages von 1928, der erstmalig im großen Rahmen Betäubungsmittelfragen innerhalb der Ärzteschaft diskutierte und Leitsätze zum Umgang mit Betäubungsmitteln aufstellte, basierte die „Verordnung über das Verschreiben von Betäubungsmitteln enthaltenden Arzneien und ihre Abgabe in Apotheken vom 19. Dezember 1930". Im Zusammenhang mit dem Reichsopiumgesetz vom 10. Dezember 1929 wurden

---

336 Ebd., S. 15 ff. sowie S. 21: Stand 1. September 1939 befanden sich 28 Ärzte unter Kontrollaufsicht in einer Heil- und Pflegeanstalt.

337 AdLÄKWL, Rundschreiben des Hauptamts für Volksgesundheit, 03.02.1941: o. Betr.: „Die Angehörigen der Gesundheitsberufe werden als Hüter der Volksgesundheit bezeichnet. Ihnen ist nach einem von innen heraus bestimmten Maßstab der Schatz und die Pflege der Volksgesundheit anvertraut. Jeder dieser Berufsgenossen besitzt diesen Ehrennamen „Hüter der Volksgesundheit" aber nicht durch eine einfache Zugehörigkeit an seinem Stand, sondern diesen Namen muss sich jeder immer wieder verdienen."

338 Matthies: Der morphiumsüchtige Arzt, S. 12.

alle Opiate und Kokain[339] fortan unter Rezeptzwang gestellt.[340] Eine medizinisch unbegründete Verschreibung von Betäubungsmitteln konnte somit nach § 6 der Verschreibungsordnung ein Strafverfahren nach sich ziehen. Im Zeitraum von 1932 bis 1942 wurden diesbezüglich insgesamt 1.690 Verfahren gegen Ärzte geführt; 836 allein in Berlin.[341] Ein Festnahmeersuchen einen jüdischen Arzt aus Berlin betreffend, das im Deutschen Ärzteblatt 1936 publiziert wurde, deutet darauf hin, dass Sucht auch als Vorwand genutzt werden konnte, um jüdische Ärzte vor 1938 aus dem Arztberuf zu verdrängen.[342] In Form eines Steckbriefes, der antisemitische Beschreibungen aufweist und die Religion, im Gegensatz zu Festnahmeersuchen aus der Zeit nach 1945 zum Thema machte, wurde das weitverbreitete Bild des „hässlichen" und degenerierten Juden[343] gezeichnet:

> Der wegen schwerer Opiumvergehen verfolgte jüdische Arzt Dr. Erich Guttmann, geboren 7. Februar 1880 in Berlin, 1,75 groß, breitschultrig, beleibt, graumeliertes Haar, Geheimratswinkel, stark gebogene Augenbrauen, volles schwammiges Gesicht, hervorstehende graubraune Augen, gestutzter breiter Schnurrbart, ohne Hut und Mantel, grauer Anzug, braune Halbschuhe, Selbstbinder rot mit weißem Muster, ist seit 25. Mai [1936, S. W.] flüchtig, ohne Mittel und Ausweis. Haftbefehl besteht zu 1 Op. Js. 113/36 der Staatsanwaltschaft Berlin.[344]

Betäubungsmittelabhängige Ärzte konnten in dieser Zeit zum einen mit dem Polizeiverordnungsgesetz, der Opiumgesetzgebung, dem Bürgerlichen Recht und dem Strafrecht in Konflikt kommen. Zum anderen gab es die Möglichkeit eines berufsgerichtlichen Verfahrens. Diese Option wurde jedoch nur selten gezogen.

> Es ist dies Verhalten nicht zuletzt darauf zurückzuführen, daß der Gesetzgeber schon in dem Gesetz vom 24. November 1933 weitgehende Möglichkeiten bot, einen Arzt, soweit er durch Morphiumsucht straffällig wurde, mit der Unterbringung in eine Heil- und Pflegeanstalt zu belangen und mit dieser Maßnahme versuchte, ihn geordneten Lebensverhältnissen zurückzuführen. Erst bei einem erneuten Rückfall und einer zweiten notwendig werdenden Unterbringung in eine Heil- und Pflegeanstalt wird man weitere Maßnahmen ergreifen müssen, wie den suchtkranken Arzt zunächst einmal für eine gewisse Zeit von der kassenärztlichen Tätigkeit auszuschließen, die Anordnung des Ruhens der Bestallung und schließlich die Entziehung der Bestallung.[345]

---

339 Vgl. hierzu Briesen: Drogenkonsum und Drogenpolitik in Deutschland und den USA, S. 109 f.: In den Geltungsbereich des Reichsopiumgesetzes wurden seit 1929 immer wieder neue Substanzen aufgenommen: 1929 kamen Hydrocodon/Dicodid, Hydromoprhon/Dilaudid, Oxycodon/Eukodal und Paramorfan hinzu. 1931 Acedicon, 1932 Morphin-Aminoxyd, 1933 Benzyl-Morphin, 1938 Pantoponsirup und 1941 Pethidin/Dolantin, Aktedron, Benzedrin, Elastonon und Pervitin.

340 Zum Reichsopiumgesetz vgl. Briesen: Drogenkonsum und Drogenpolitik in Deutschland und den USA, S. 107 ff.

341 Mach: Rauschgiftbekämpfung im Dritten Reich, S. 72. Vgl. hierzu auch Schmieder: Zum Problem des süchtigen Arztes, DÄBl. (1949), S. 309: Im Jahr 1942 waren unter 544 „gerichtlich untergebrachten männlichen Rauschgiftsüchtigen 200 Ärzte".

342 Vgl. hierzu Ohler: Der totale Rausch, S. 37 ff.

343 Vgl. hierzu Gilman: „Die Rasse ist nicht schön", S. 60 f.

344 Anonym: Festnahmeersuchen, DÄBl. (1936), S. 614.

345 Matthies: Der morphiumsüchtige Arzt, S. 42.

Im Sanitätsdienst der Wehrmacht wurden rauschgiftsüchtige Ärzte bereits im Jahr 1941 zu einem Problem, dem sich die Leitung der Reichsärztekammer annahm. In einem Rundschreiben, u. a. an die Ärztekammern, wurde die sofortige Entlassung der *„Sanitätsoffiziere d. B., die innerhalb der letzten Jahre rauschgiftsüchtig gewesen sind"*, gefordert, da rauschgiftsüchtige Ärzte, *„selbst wenn sie mehrere Jahre suchtfrei gewesen sind, unter den besonderen Verhältnissen des Sanitätsdienstes bei der Wehrmacht in der Regel versagen."*[346] Hierbei verwies Reichsgesundheitsführer Conti darauf, dass es sich bei den Entlassungen um eine *„Vorsorgemaßnahme zum Wohle des betroffenen Arztes selbst [handele]"*.[347] Die aus der Wehrmacht entlassenen Ärzte sollten fortan in die zivilärztliche Versorgung eingegliedert werden.[348]

Nur ein Jahr später, im November 1942, wurden die Leiter der Ärztekammern in einem Schreiben des Reichsgesundheitsführers dazu angehalten, *„dem Morphinismus unter den Ärzten weiterhin ihre besondere Aufmerksamkeit zu schenken."*[349] In einem Rundschreiben der Reichsärztekammer vom 1. November 1943 finden sich dann schließlich explizit auf die Behandlung betäubungsmittelabhängiger Ärzte abzielende *„Richtlinien zur Behandlung von morphinistischen Ärzten."* Diese geben über die Art und die Dauer der Behandlung, die Möglichkeiten der Wiedereingliederung der Ärzte in ihren Beruf und deren Kontrolle durch die Reichsärztekammer Aufschluss und sollen im folgenden Abschnitt in Form von 12 Gliederungspunkten zu einem Großteil im Originalzitat wiedergegeben werden:

1.) Zunächst sollten alle rauschgiftsüchtigen Ärzte in einer *„Heil- und Pflegeanstalt"* untergebracht werden.

2.) Im Hinblick auf das meist raffinierte Vorgehen der Süchtigen sind gegen Verstecken und Einschmuggeln der Arzneimittel besonders wirksame Vorkehrungen unerlässlich. Kleider, Wäsche, Gepäck, auch Bücher sind sofort abzunehmen. Die eingelieferten Süchtigen werden nackt ins Bad gebracht und einer genauen Leibeskontrolle unterzogen, wobei auch Körperöffnungen (Mund, Ampulle des Rektums, Vagina) besonders Beachtung zu schenken ist. Der Süchtige erhält anstaltseigene Wäsche und wird in ein Isolierzimmer verbracht. Es darf ihm nicht ermöglicht werden, an seine mitgebrachten Sachen heranzukommen.

3.) *„Bis zum völligen Verschwinden der Abstinenzerscheinungen soll bei entsprechender Kost Bettruhe verordnet und der Urin auf Opiate untersucht werden."*

4.) Zur Behandlung der Abstinenzerscheinungen sollten keine Medikamente zu deren Bekämpfung verwendet werden, sondern lediglich Kreislaufmittel. Zudem wurden die Ärzte angewiesen, keine Schockbehandlung sowie eine Behandlung durch die Dauerschlafmethode durchzuführen.

---

346 AdLÄKWL, Rundschreiben der Reichsärztekammer, 26.08.1941: Entlassung rauschgiftsüchtiger Ärzte aus der Wehrmacht.

347 Ebd.

348 Ebd.

349 AdLÄKWL, Schreiben des Reichsgesundheitsführers, 09.11.1942: Einberufung und Austausch von Ärzten mit der Wehrmacht.

5.) In der Zeit nach der Liegekur sollte eine „Arbeitsbehandlung" stattfinden. Ärztliche oder wissenschaftliche Tätigkeiten wurden davon jedoch ausgeschlossen und der Fokus auf körperlicher Arbeit im Freien gelegt.

> 6.) Nach ausreichendem, im Regelfall etwa 3 monatigem Anstaltsaufenthalt, Versetzung auf eine offene Abteilung mit gelegentlicher Ausgangserlaubnis zur Probe auf Bewährung. Nach etwa 4 Wochen plötzlich und ohne weitere Vorbereitung oder warnende Hinweise Zurückverlegung auf die geschlossene Abteilung. Der Kranke ist wie bei der Aufnahme zu behandeln (Bad, körperliche Untersuchung, Anstaltswäsche, Urinprobe) und einige Tage in strenger Isolierung zu halten. Eigenes Gepäck darf ihm während dieser Zeit ebenfalls nicht zugänglich sein.

7.) Die Gesamtdauer der Entziehungskur wurde auf etwa sechs Monate festgelegt. Die Vorbereitung der Patienten auf die Entlassung und die Auswahl eines geeigneten Entlassungszeitpunktes galt als besonders wichtig. Im Zuge dessen sollten die Bedingungen für die Entlassung den Patienten vorgelegt und von diesen unterzeichnet werden.

8.) Bei allen Patienten wurden während der Behandlungszeit immer wieder Harnuntersuchungen durchgeführt.

9.) *„Auf die psychische Beeinflussung und Willenserziehung ist Wert zu legen. Hierzu gehört auch eine zweckmässige Steuerung der Lektüre der Kranken."*

10.) Nach ihrer Entlassung sollten die Ärzte keine Praxistätigkeiten übernehmen, sondern theoretischen Beschäftigungen nachgehen (Gutachtertätigkeiten, Verwaltungsdienst etc.)

11.) *„Die Rezeptkontrolle erfolgt bis zum Erlass der erwarteten staatlichen Vorschriften am besten durch Erklärung des Einverständnisses mit entsprechenden Maßnahmen. Die Belieferung der Patienten des Arztes sollte nur durch eine Apotheke erfolgen."*

12.) Über die Aufnahme sowie die Entlassung aus der Entzugsanstalt sollten die Reichsärztekammer sowie die *„Zentralmeldestelle für Suchtmittelbekämpfung"* unmittelbar informiert werden.[350]

Ein standardisiertes Verfahren für Entziehungskuren gab es bereits seit den 1920er Jahren. Innerhalb der Heilanstalt wurde der Konsum zunächst vollständig unterbunden. Die Entziehung erfolgte durch eine Dauerschlafbehandlung mit *„Luminal, Dial oder Pernocton unter Zugabe von Skopolamin."*[351] Die Leberfunktionen sollten durch die tägliche Zufuhr von Traubenzucker und Insulin aufrechterhalten werden. Im Anschluss an diese Behandlung folgte eine Beschäftigungstherapie. Eine Substitution des Morphiums durch andere Präparate, wie bspw. Eukodal oder Eumekon, galt seit den 1930er Jahren als Kunstfehler.[352] Die Entziehungskuren blieben jedoch in den meisten Fällen erfolglos. Die abhängigen Ärzte erlitten nicht selten einen Rückfall.[353] So konstatiert Schmieder im Jahr 1949:

---

350 AdLÄKWL, Rundschreiben der Reichsärztekammer, 01.11.1943: Einweisung morphinistischer Ärzte in Heilanstalten.
351 Briesen: Drogenkonsum und Drogenpolitik in Deutschland und den USA, S. 76.
352 Ebd., S. 77.
353 Vgl. hierzu auch Anonym: Morphium und Kokain, Münchner Medizinische Wochenschrift (1925), S. 347.

Gelegentlich einer Nachprüfung des weiteren Schicksals jener Ärzte, die in einigen Anstalten und Kliniken zur Entziehung eingewiesen waren, erschüttert es zu sehen, wie aber
auch jeder von ihnen in kürzeren oder längeren Abständen immer wieder der Sucht
verfiel. Es war nicht selten, daß 8- bis 12mal Entziehungskuren durchgemacht wurden.[354]

Im Mittelpunkt der Maßnahmen der Reichsärztekammer stand die Kontrolle
und Überwachung rauschgiftsüchtiger Ärzte. Zunächst sollten die Ärzte erfasst
und anschließend unter ständiger Beobachtung einer strikten und rigorosen
Entziehungskur von insgesamt sechs Monaten, die sich nicht entscheidend
von den Kuren für andere Abhängige unterschied, unterzogen werden. Inwiefern diese Maßnahmen in den letzten eineinhalb Kriegsjahren, in einer Zeit,
in der die staatliche Ordnung in weiten Teilen zusammenbrach, umgesetzt
wurden, lässt sich nicht nachverfolgen. Dass diese Maßnahmen auch in der
Nachkriegszeit Bestand hatten, wird sich im Folgenden zeigen.[355]

Kontinuität im Umgang mit betäubungsmittelabhängigen Ärzten nach 1945

In Deutschland stieg in den Jahren nach dem Ende des Krieges bis etwa
1948 – einer Zeit in der Betäubungsmittel aus ehemaligen Wehrmachtsbestän-
den auf Schwarzmärkten problemlos zu erhalten waren und es eine Vielzahl
an verwundeten, traumatisierten und chronisch Kranken gab – der Konsum
von Narkotika nur geringfügig an. Die Zahl der betäubungsmittelsüchtigen
Ärzte lag im Vergleich mit anderen Berufsgruppen zu Beginn der 1950er Jahre
jedoch noch immer an der Spitze.[356] Im Jahr 1954 – einem Jahr nach der
Gründung des Bundesgesundheitsamtes und der Bundesopiumstelle[357] – lagen die Ärzte in der Bundesrepublik in der Rangfolge der Berufsgruppen mit
14 %[358] an der Gesamtzahl aller an einer Sucht Erkrankten[359]auf dem ersten
Platz, gefolgt von Handwerkern, Kriegsbeschädigten und Invaliden.[360] Innerhalb der Ärzteschaft machten betäubungsmittelsüchtige Ärzte zu diesem Zeitpunkt jedoch weniger als ein Prozent aus. Ähnlich wie bereits vor dem Krieg,
bezogen Ärzte Betäubungsmittel zumeist aus illegalen Verschreibungen, wie
bspw. aus Rezeptfälschungen, vorgetäuschten Erkrankungen oder durch Aus-
stellung der Rezepte auf fingierte Namen. Die konsumierten Betäubungsmittel

354 Schmieder: Zum Problem des süchtigen Arztes, DÄBl. (1949), S. 309.
355 Ebd., S. 310.
356 Briesen: Drogenkonsum und Drogenpolitik in Deutschland und den USA, S. 135.
357 Ebd., S. 163 ff.
358 Vgl. hierzu auch die Zahlen für die Zeit von 1952 bis 1959 bei Dinkel: Über das Ausmaß
    der Rauschgiftsucht in Deutschland, S. 14 f.
359 Vgl. hierzu Danner: Das Ausmaß der Betäubungsmittelsucht in der Bundesrepublik,
    HÄBl. (1954), S. 287: Unter insgesamt 4.374 Abhängigen in der Bundesrepublik waren
    540 Ärzte und 78 Ärztinnen.
360 Vgl. hierzu Dinkel: Über das Ausmaß der Rauschgiftsucht in Deutschland, S. 17.

waren überwiegend Methadon (24 %), Pethidin (17 %) und Morphin (15 %).[361]
Im Bestand des Historischen Archivs der Ärztekammer Westfalen-Lippe finden sich hierzu noch einige wenige Akten aus Berufsgerichtsverfahren der
Jahre 1948 bis 1955, in denen das Suchtverhalten von und der Umgang der
Ärztekammern mit einzelnen Ärzten exemplarisch für diese Zeit nachgezeich-
net werden kann.[362] So sprach das Berufsgericht im Jahr 1950 im Fall des
praktischen Arztes M. nach § 71 I Reichsärzteordnung, Verletzung der Berufspflichten, eine Warnung aus. M. wurde 1944 aufgrund einer Knieverletzung
aus der Wehrmacht entlassen. Im Jahr 1947 leitete die Staatsanwaltschaft ein
Strafverfahren gegen ihn ein, da er sich von Februar bis August 1946 uner-
laubt Pethidin beschafft hatte, um die Beschwerden der Knieverletzung und
eines Darmverschlusses zu lindern. Gegen Zahlung einer Geldbuße stellte das
Amtsgericht Lüdinghausen im Jahr 1947 das Verfahren ein. Nur zwei Jahre
später wurde die Staatsanwaltschaft Münster aufgrund des übermäßigen Be-
zugs von Morphium erneut auf M. aufmerksam. Im Zuge des Strafverfahrens
unternahm M. vom 15. März bis Juli 1949 eine Entziehungskur in der Heil-
und Pflegeanstalt Marienthal. Die Strafkammer Münster schrieb hierzu:

> Der Beschuldigte erlitt im September eine Gallenkolik und bekam deswegen von Dr. P.
> zu Lüdinghausen Morphium verordnet. In der Folge nahm der Beschuldigte bis zu seiner
> Unterbringung in der Heilanstalt am 15. März 1949 fortlaufend Morphium zu sich. Zu-
> nächst entnahm der Beschuldigte das Betäubungsmittel seinem Praxisbestande, ging
> dann dazu über, Morpium-Rezepte für nicht M-bedürftige Personen auszustellen und das
> Morphium für sich zu verwenden. Im Einverständnis mit seiner Sprechstundenhilfe T.
> stellte er für deren Mutter, die nicht zu seinen Patienten gehörte, ein M-Rezept aus und
> verbrauchte das Betäubungsmittel für sich. Ebenso schrieb er für seine Hilfe N., die nicht
> erkrankt war, ein Rezept aus und verbrauchte das darauf bezogene Morphium für sich.
> Im einzelnen ist nicht festgestellt, in wie vielen Fällen der Beschuldigte so vorgegangen
> ist. In anderen Fällen verschrieb er erkrankten Patienten Morphium, ließ sich die in der
> Apotheke empfangene Arznei in seine Sprechstunde bringen oder holte sie selbst für die
> Patienten ab und verbrauchte den für die Patienten nicht verbrauchten Morphiumrest für
> sich, in einigen Fällen auch die gesamte Menge, da die Patienten nicht erschienen, um
> sich die Morphiuminjektionen machen zu lassen.[363]

In ihrem Resümee wies die Strafkammer Münster darauf hin, dass der Beschuldigte zwar straffällig geworden, aber aufgrund § 51 I StGB für diese Straf-
taten nicht verantwortlich gemacht werden kann. Die Möglichkeit, M. in einem Berufsgerichtsverfahren zur Verantwortung zu ziehen, war jedoch nach
Meinung der Strafkammer Münster nach § 12 Reichsärzteordnung – *„Der Arzt
ist verpflichtet, seinen Beruf gewissenhaft auszuüben und sich bei seinem Verhalten innerhalb und außerhalb des Berufs der Achtung und des Vertrauens würdig zu zeigen, die
der ärztliche Beruf erfordert"* – wegen seines Mangels an Gewissenhaftigkeit,
„denn auch bezüglich der eigenen Person hat der Arzt seinen Beruf gewissenhaft auszu-

---

361 Danner: Das Ausmaß der Betäubungsmittelsucht in der Bundesrepublik, HÄBl. (1954),
   S. 286 ff.
362 Vgl. hierzu Briesen: Drogenkonsum und Drogenpolitik in Deutschland und den USA,
   S. 228 f.
363 AdLÄKWL, Berufsgerichtsverfahren, 27/49, S. 2.

üben", gegeben.[364] Die Verwarnung, die das Berufsgericht der Ärztekammer Westfalen-Lippe aussprach, stützte sich auf ein Gutachten, in welchem die Persönlichkeitsmerkmale des Beschuldigten – *„schlaffe psychopathische Persönlichkeit"* – im Vordergrund standen. Die Verhältnisse, in denen er seine Praxistätigkeit ausführte – M. wurde durch *„seine Praxis sehr stark in Anspruch genommen"* und bekam *„Ermüdungsgefühle"* – sowie der leichte Zugang, den Ärzte zu Betäubungsmitteln haben, wurden von Seiten des ärztlichen Gutachters berücksichtigt, der damit ein Bild von M. entwarf, das dem zeitgenössischen Verständnis von suchtkranken Ärzten innerhalb des Berufsstandes entsprach. So heißt es in einem Artikel des Deutschen Ärzteblattes 1949: *„Der Beruf des Arztes ist in besonders hohem Maße psychischen Spannungen und Belastungen ausgesetzt, die manchmal den Griff nach dem akut leistungssteigernden oder ablenkenden Suchtmittel verständlich erscheinen lassen."*[365] Erschwerend kam für M. hinzu, dass *„die Rauschgiftsucht nachgerade eine Volksseuche zu werden droht, die einzudämmen besondere Pflicht der Ärzteschaft ist."*[366]

Im Fall des praktischen Arztes R. nahm die Sucht einen ähnlichen Verlauf. Dieser wurde jedoch vom Landgericht Essen wegen eines Vergehens gegen das Opiumgesetz sowie das Verschreiben von Betäubungsmitteln zu einer Geldstrafe von 250 DM verurteilt.[367] R. hatte seit 1943

> mit schweren Darm- und Blasenschmerzen zu tun und hatte dieserhalb eine Kur in Karlsbad durchgemacht. Nach dem Kriege wurde bei ihm ein Zwölffingerdarmgeschwür festgestellt. Zunächst versuchte der Beschuldigte mit Diät durchzukommen, da er seine Praxis weiter führen wollte. Als dies nachhaltig nicht half, ging der Beschuldigte dazu über, bei sehr starken Schmerzen sich Morphiumspritzen zu machen, an anfallfreien Tagen 3–4 Ampullen zu 0,02, an anderen Tagen aber bis zu 6 Ampullen täglich. Durch den ständigen Morphiumgenuß wurde der Beschuldigte süchtig, weswegen er vom 6.12.1947–5.1.1948 im Clemenshospital zu Münster sich aufhielt und vom 18.–27.1.1948 im Knappschaftskrankenhaus zu Bottrop unter Beobachtung stand.[368]

An die Betäubungsmittel kam R. auf dem bis dato für Ärzte üblichen Weg, indem er sie für die Praxis bestellte und anschließend selbst gebrauchte. Wie zuvor M. verletzte auch R. nach § 12 Reichsärzteordnung die ärztliche Pflicht, *„seinen Beruf als Arzt gewissenhaft auszuüben"*, da er *„ohne zwingenden, ärztlich gebotenen Grund Betäubungsmittel verschreibt, zumal wenn er die verschriebenen Betäubungsmittel selbst zuführen will."*[369] Bei der Urteilsfindung kam für R. erschwerend die besondere Stellung des Arztes in Gesundheits- und Krankheitsfragen

---

364 Ebd., S. 3, vgl. hierzu auch Schmieder: Zum Problem des süchtigen Arztes, DÄBl. (1949), S. 309: *„Jede, auch eine anscheinend leichte Form der Sucht [des Arztes, S. W.] bedeutet eine erhebliche Gefährdung des anvertrauten Kranken und einen Betrug an der Öffentlichkeit."*
365 Schmieder: Zum Problem des süchtigen Arztes, DÄBl. (1949), S. 309.
366 AdLÄKWL Berufsgerichtsverfahren, 27/49, S. 3.
367 Zur strafrechtlichen Verfolgung und zum Strafmaß vgl. Briesen: Drogenkonsum und Drogenpolitik in Deutschland und den USA, S. 241.
368 AdLÄKWL, Berufsgerichtsverfahren, 14/49, S. 2.
369 Ebd.

hinzu.[370] Es zeigt sich, dass an Ärzte bezüglich ihres Kernkompetenzbereichs, der Wiederherstellung der Gesundheit, nicht nur aus den eigenen Reihen, sondern auch von Seiten der Gesellschaft, ein hoher ethischer und moralischer Maßstab – eine Sucht galt als *„eine Art Zuchtlosigkeit […], ein Vergehen gegen die Gemeinschaft"*[371] – angelegt wurde: Entgegen der *„Kenntnis der schweren Schäden, die der Betäubungsmittelmißbrauch nach sich zieht"*, hatte sich R. nicht *„besser […] bezähmen können, denn von einem Arzt muß unbedingte Selbstzucht verlangt werden."*[372]

Das Beispiel eines Facharztes für innere Krankheiten, der seit 1946 als Assistenzarzt in Soest im Marienhospital tätig war, gibt einen Einblick in die Ursachen der Rauschgiftsucht eines angestellten Arztes, in das Suchtverhalten und in die Beschaffungspraxis von Betäubungsmitteln in Krankenhäusern. Dieser wurde 1951 wegen Verstoßes gegen das Opiumgesetz und die Betäubungsmittelverordnung verurteilt. Im Zuge dessen wurde auch die Unterbringung in eine Heil- und Pflegeanstalt in Warstein angeordnet. Nach der Entziehungskur war H. verpflichtet, drei Jahre lang dem Direktor der Anstalt jeden Ortswechsel und jede Tätigkeit anzuzeigen. Im Marienhospital war H.

> sehr stark dienstlich in Anspruch genommen, zumal er zeitweise auch den Chefarzt vertreten mußte. Er hatte auch die Verwaltung der Betäubungsmittel und besaß den Schlüssel zum Giftschrank. Im März 1948 auftretende heftige Migräne und Kopfschmerzen veranlaßten ihn, sich selbst Dolantin einzuspritzen, sowohl zur Schmerzlinderung als auch, um sich auf jeden Fall arbeitsfähig zu halten. […] Während der Beschuldigte in den ersten Wochen mit einer Ampulle wöchentlich auskam, steigerte sich sein Bedarf sehr bald infolge rascher Gewöhnung, sodass er bald auf etwa 12 Ampullen täglich kam. Gegen Ende 1948 wechselte er auf Eukodal, das er nach anfänglicher geringen Dosierung schliesslich auf etwa 12–15 Ampullen täglich injizierte.[373]

Entnahm H. zunächst die Betäubungsmittel aus dem Medizinschrank, so ging er, nachdem eine Oberschwester die Aufsicht über letzteren übernahm, dazu über, fingierte Rezepte für seine Frau, aber auch für ehemalige Patienten, auszustellen. Hinzu kam, dass H., um sich die finanziellen Mittel für seine Sucht zu beschaffen, *„eine umfangreiche Gutachtertätigkeit aus[übte], was wiederum eine*

---

370 Vgl. hierzu AdLÄKWL, Berufsgerichtsverfahren, 31/51, S. 3: *„Nach den ersten Spritzen [Dolantin gegen H's Migräne, S. W.] mußte der Beschuldigte sich als gewissenhafter Arzt sagen, dass ein weiterer Gebrauch von Dolantin bei ihm zu verheerenden Folgen führen könne; er hätte deswegen davon Abstand nehmen müssen, denn als Arzt kannte er die Folgen des Mißbrauches der Betäubungsmittel. Fast in jeder Nummer des Westfälischen Ärzteblattes, das der Beschuldigte auch erhält, werden Namen von Rauschgiftsüchtigen bekannt gegeben, sodass der Beschuldigte sich nicht damit entschuldigen kann, er habe eine einzelne Spritze nicht für schädlich gehalten."*

371 Schmieder: Zum Problem des süchtigen Arztes, DÄBl. (1949), S. 309.

372 AdLÄKWL, Berufsgerichtsverfahren, 14/49 S. 3, vgl. hierzu auch das AdLÄKWL, Berufsgerichtsverfahren, 11/51, S. 6 f.: *„Der Arzt wird immer noch als der gebildete Mann angesehen, der für die Bevölkerung, zumal in der Kleinstadt, Respektsperson und Vorbild ist."* In der Urteilsfindung heißt es anschließend: *„Nicht übersehen werden darf auch der schwere Schaden, welcher dem Ansehen der Ärzteschaft allgemein durch das Treiben des Beschuldigten zugefügt worden ist. Das Berufsgericht hat erwogen, ob der Beschuldigte noch erwarten kann, dass die Ärzteschaft ihn in ihren Reihen duldet und dies ihr zumutbar ist."*

373 AdLÄKWL, Berufsgerichtsverfahren, 31/51, S. 2.

*erhöhte Arbeit – auch Nachtarbeit – und dann einen erhöhten Bedarf an Betäubungs-
mitteln bedingte.*"[374]

In den Ärzteblättern der jeweiligen Landesärztekammern fanden sich in
den ausgehenden 1940er und beginnenden 1950er Jahren auch weiterhin
Warnungen vor suchtkranken Personen[375], darunter Ärzte, die einem Steck-
brief gleichkamen; es fehlte allerdings die rassische und religiöse Komponente
der NS-Ideologie.[376] Mit dem Vermerk des Verdachtes auf Rauschgiftsucht
teilte die Medizinische Abteilung des Hessischen Innenministeriums im Hessischen Ärzteblatt aus dem Jahr 1949 mit, dass

> unter Vorspiegelung einer schweren Nierensteinkolik Dr. K., der sich als Ingenieur aus-
> gibt, [versucht], Betäubungsmittel zu erlangen. Er hat Anfang September verschiedene
> Aerzte des Rheingaukreises aufgesucht, gab an, [...] bei der Barmer Ersatzkasse versi-
> chert zu sein. Er täuschte jedesmal einen Nierenanfall vor und wünschte betäubungsmit-
> telhaltige Rezepte.[377]

Im Fall eines Arztes aus Heidelberg teilte das Regierungspräsidium in Darmstadt 1950 mit dem Vermerk „Bekämpfung der Rauschgiftsucht" im Hessischen Ärzteblatt mit, dass über T. *„als stark Suchtverdächtigen die Sperre über den
Bezug aller einschlägigen Sucht- und Betäubungsmittel einschl. Polamidon verhängt"*
wurde. Diese Sperre erlaubte es keinem Arzt in Nord- und Südbaden, dem
Genannten ein *„Sucht- oder Betäubungsmittel zu verschreiben."* Das Regierungspräsidium Darmstadt schloss sich dem badischen Erlass an und erweiterte die
Sperre für T. auch für diesen Regierungsbezirk. Die Ärztekammern versuchten so, ihre rauschgiftabhängigen Mitglieder auch überregional zu kontrollie-
ren und zu überwachen und nahmen dabei eine Stigmatisierung[378] der Personen bereitwillig in Kauf.[379] Neben ausführlichen Warnungen vor Personen,
die an einer Betäubungsmittelsucht litten, veröffentlichte das Hessische Ärzteblatt zu Beginn der 1950er Jahre Listen über Rauschgiftsüchtige. So wurden
bspw. im Jahr 1953 69 Suchtkranke und Suchtverdächtige im Bezirk des Stadt-
gesundheitsamtes Frankfurt a. M. aufgeführt.[380]

Rauschgiftsüchtige Ärzte wurden zu dieser Zeit innerhalb des Standes jedoch nicht nur als problematische Kollegen, sondern vereinzelt auch als Patienten wahrgenommen: *„Der Arzt hat nicht mit Zuchtmitteln vorzugehen, sondern*

---

374 Ebd., S. 2f.
375 Vgl. hierzu Schmieder: Zum Problem des süchtigen Arztes, DÄBl. (1949), S. 311: Mögli-
    che „Zuchtmittel" für suchtkranke Ärzte: *„Zwang zur Meldung an das Gesundheitsamt, War-
    nung durch den Amtsarzt, Bekanntgabe des Namens an Kollegen und Apotheken. Bekanntgabe in
    der Tagespresse. Zwang einen Assistenten in die Praxis aufzunehmen. Zwang, sich auf bestimmte
    Zeit durch Praxisvertreter vertreten zu lassen. Praxisentzug und Verpflichtung zu einer publikums-
    fernen ärztlichen Tätigkeit. Approbationsentzug. Entmündigung."*
376 Vgl. hierzu AdÄKWL, Berufsgerichtsverfahren, 31/51, S. 3: *„Fast in jeder Nummer des
    Westfälischen Ärzteblattes, das der Beschuldigte auch erhält, werden Namen von Rauschgiftsüchti-
    gen bekannt gegeben."*
377 Anonym: Verdacht auf Rauschgiftsucht, HÄBl. (1949), S. 113.
378 Zum Stigmabegriff vgl. Goffman: Stigma, S. 9ff.
379 Anonym: Bekämpfung der Rauschgiftsucht, HÄBl. (1950), S. 231.
380 Anonym: Liste der Rauschgiftsüchtigen und Suchtverdächtigen, HÄBl. (1953), S. 126f.

mit einer Behandlung."[381] Ihnen wurde im Zuge dessen von Seiten der Kammern bereits zu einem frühen Zeitpunkt Hilfsmaßnahmen angeboten, wie bspw. die *„Errichtung einer ärztlichen Beratungsstelle im Rahmen der Ärztekammer Nord-Württemberg E. V. für btm-süchtige Ärzte und Ärztinnen"* im Jahr 1952 zeigt.[382] Die Beratungsstelle wurde von einem Facharzt für Nerven- und Geisteskrankheiten geleitet und hatte sich dem Prinzip der Freiwilligkeit verpflichtet, was einen Gegensatz zum bisherigen Umgang mit suchtkranken Kollegen darstellte:

> Die Beratung beruht auf dem Grundsatz der Freiwilligkeit; sie soll den Interessen der süchtigen Kollegen und Kolleginnen, wie denen der Allgemeinheit und der Ärzteschaft dienen. Die Beratungsstelle wird sich nicht nur auf die Beratung der Süchtigen selbst beschränken, sondern auch Empfehlungen an deren behandelnde Ärzte geben.[383]

Diese vom bisherigen restriktiven Umgang der Ärztekammern mit suchtkranken Professionsmitgliedern stark abweichende Haltung blieb jedoch zunächst eine Ausnahme. In der Vorstandssitzung der Ärztekammer Hamburg vom 17. Mai 1954 wurde der Umgang mit rauschgiftsüchtigen Ärzten intensiv und kontrovers diskutiert. Auslöser hierfür war ein Artikel aus dem Magazin Stern mit dem Titel: „Kann man Ärzten noch vertrauen?".[384] Von Vertretern der Kassenärztlichen Vereinigung Hamburg wurde eine sofortige Suspendierung von Kassenärzten bei einer Suchterkrankung sowie eine Kontrolle der Apotheken bezüglich der Abgabe von Betäubungsmitteln vorgeschlagen. Vertreter der 1947 gegründeten Arbeitsgemeinschaft der Westdeutschen Ärztekammern (ab 1955 Bundesärztekammer) schlugen vor, dass praktizierende Ärzte *„wieder gezwungen werden [sollen], ein Betäubungsmittelbuch zu führen."*[385] Die Vertreter der Ärztekammer Hamburg empfahlen zum einen die Bildung eines Ausschuss, der sich generell mit der Frage der Kontrolle rauschgiftsüchtiger Ärzte befassen sollte, und zum anderen die Unterstützung der Bezirksgesundheitsämter bei der Kontrolle bereits bekannter rauschgiftsüchtiger Ärzte durch einen Obmann der Ärztekammer. Innerhalb der Hamburger Ärztekammer wurden jedoch auch Stimmen laut, die dafür plädierten, dass süchtige Ärzte v. a. als Kranke angesehen werden. Gefordert wurde daher eine Ausdehnung der Fürsorgemaßnahmen für suchtkranke Ärzte und deren Familien. Hierbei standen v. a. Ärzte mit eigener Praxis sowie deren finanzielle Absicherung im Fall eines Ausfalles der Praxiseinnahmen im Fokus.[386]

In den Jahren von 1953 bis 1957 stieg die Gesamtzahl der Suchtkranken in der Bundesrepublik trotz ausreichender gesetzlicher Maßnahmen um zehn Prozent. Im Jahr 1957 wurden insgesamt 4.861 betäubungsmittelsüchtige Personen, davon 2.791 Männer und 2.070 Frauen, erfasst, darunter 586 Ärzte und Ärztinnen. Dies machte 60,5 % an der Gesamtzahl der Gesundheitsberufe und

---

381 Schmieder: Zum Problem des süchtigen Arztes, DÄBl. (1949), S. 309 f.
382 StA Stuttgart 202 385, S 1.
383 Ebd.
384 AdÄKH, Vorstandsprotokolle, 17.06.1954, S. 1.
385 Ebd., S. 4.
386 Ebd., S. 4 ff.

12 % an der Zahl aller Suchtkranken aus.[387] Die zumeist konsumierten Suchtmittel waren Morphin, Methadon, Pethidin und Oxycodon. In der Regel wendeten suchtkranke Ärzte diverse Betäubungsmittel gleichzeitig oder alternierend an. Nahmen die nichtärztlichen Nutzer die Substanzen zumeist peroral auf, so injizierten sich Ärzte die Narkotika zumeist subkutan, was eine erhebliche Steigerung der Wirkung zur Folge hatte.[388] In einer Untersuchung des Bundesgesundheitsamtes aus dem Jahr 1957 standen die Überwachung ärztlicher Verschreibung von Betäubungsmitteln sowie süchtige Ärzte selbst im Mittelpunkt.[389]

> Wie schon hervorgehoben, stellen die Angehörigen der Gesundheitsberufe, darunter besonders die Ärzte und das Krankenpflegepersonal, einen bedeutenden Anteil der Süchtigen. Der Arzt hat durch das Verschreiben der Betäubungsmittel den Schlüssel zum Opiumschrank der Apotheke in seiner Hand. Stärker als alle anderen Menschen ist gerade er der Versuchung der unbegründeten Anwendung von Betäubungsmitteln ausgesetzt.[390]

Der Obermedizinalrat und Nervenarzt Lothar Gerweck ging in seinem Artikel „Arzt und Rauschgiftsucht", abgedruckt im Hessischen Ärzteblatt aus dem Jahr 1957, auf die Ursachen *„für die besondere Anfälligkeit des ärztlichen Berufs"* ein. Dabei griff er auf Erklärungsmuster von Ärzten aus dem ausgehenden 19. Jahrhundert zurück und reproduzierte die These von der wissenschaftlichen Neugier und dem Stillen des Wissensdurstes durch heroische Selbstversuche, – entgegen der zeitgenössischen stigmatisierenden Bewertung von (ärztlichem) Drogenkonsum – indem er erklärte, *„daß so mancher unserer Kollegen zunächst die Versuche an sich selbst anstellt und seinen Wissensdurst dabei (in einer oft heroischen Weise der Anwendung der Mittel) befriedigen will."*[391] Im Gegensatz dazu wies der Regierungsdirektor und Leiter der Bundesopiumstelle Fritz Gewehr an dieser Stelle jedoch auf einen Mangel an Kontrolle und Beschränkung in der Verschreibung von Betäubungsmitteln durch suchtkranke Ärzte hin, da lediglich ein kleiner Teil dieser Gruppe strikten Beschränkungen in der Verschreibung solcher Arzneien unterlag. Für knapp mehr als die Hälfte galt keinerlei Beschränkung, während 24 % durch die Gesundheitsbehörden eine Verschreibungs- bzw. Bezugssperre von Betäubungsmitteln erhielten, zehn Prozent sogar ein zeitweiliges und sieben Prozent ein dauerhaftes Berufsverbot[392]: *„Weit mehr als die Hälfte aller süchtigen Ärzte kann also ohne jede Einschränkung weiter für sich und ihre Patienten Betäubungsmittel rezeptieren."*[393]

387 Gewehr: Über den Umfang der Betäubungsmittelsucht, BGESBl. (1958), S. 243.
388 Briesen: Drogenkonsum und Drogenpolitik in Deutschland und den USA, 281, vgl. hierzu auch Dinkel: Über das Ausmaß der Rauschgiftsucht in Deutschland, S. 28.
389 Gewehr: Über den Umfang der Betäubungsmittelsucht, BGESBl. (1958), S. 242.
390 Ebd., S. 243.
391 Gerweck: Arzt und Rauschgiftsucht, HÄBl. (1957), S. 104 ff.
392 Gewehr: Über den Umfang der Betäubungsmittelsucht, BGESBl. (1958), S. 243.
393 Ebd., S. 243 f.

Loslösung von klassischen Narrativen? –
Die individuelle Komponente bei der Entstehung einer Sucht

Zu Beginn der 1960er Jahre führte der Direktor der Neurologischen Klinik der Medizinischen Akademie Düsseldorf, Eberhard Bay, den Missbrauch von Arzneimitteln auf dauerhaft gestiegene affektive Belastungen, die infolge des gesellschaftlichen Wandels in den 1950er Jahren entstanden, zurück und bediente sich hierbei am Narrativ der gesundheitsschädigenden Moderne. Dieses war im Zuge des Leistungsdiskurses und des damit verbundenen mechanistischen Körperbildes im ausgehenden 19. Jahrhundert entstanden.[394] Bay ging in seiner Argumentationsführung neben dem fahrlässigen Umgang der Ärzte bei der Verschreibung von Medikamenten v. a. auf die steigenden Leistungsanforderungen im Beruf sowie auf das Streben nach einem immer höheren Lebensstandard und einer intensiveren Freizeitgestaltung, die nicht mehr ausschließlich aus Entspannung bestehen sollte, ein. In diesem Zusammenhang führte er an, dass bereits bei kleinsten Leiden, zugunsten des Erhalts der Leistungsfähigkeit, zu Medikamenten gegriffen werde.[395] Innerhalb dieses gesellschaftlichen Konzeptes von Leistung, welches bereits im ausgehenden 19. und beginnenden 20. Jahrhundert zu einem großen Teil von Ärzten geprägt wurde,[396] lässt sich auch verstehen, dass ein Chirurg, der 1966 Patient in der psychiatrischen Klinik in Gießen war, *„die Verwendung von Betäubungsmitteln […] mit einer Steigerung seiner Leistungsfähigkeit begründet[e].“* Gesundheit und Leistungsfähigkeit waren seit dem ausgehenden 19. Jahrhundert zentrale Elemente ärztlicher Professionalität und prägten das ärztliche Selbstverständnis. In dieser Hinsicht fanden sie v. a. innerhalb ihres sozialen Feldes, insbesondere bei ihren Kollegen Unterstützung und Verständnis: *„Bisher sei kein Fall bekannt geworden, in dem Dr. D. infolge seiner Sucht unfähik [sic] gewesen sei, während oder ausserhalb der Sprechstunde fachärztliche Hilfe zu leisten.“*[397] Auch der Chefarzt einer Klinik, in der der Chirurg tätig war, schützte D. trotz gewisser Unzulänglichkeiten und bestätigte *„dass Dr. […] bei ihm operiere und zwar gut operiere, er sei nur unzuverlässig und habe die Pat. oft tagelang auf sich warten lassen.“*[398] Erst als er aufgrund von häuslicher Gewalt von der Polizei verhaftet

394 Verheyen: Die Erfindung der Leistung, S. 192 f.: Das ökonomisch-technische Leistungsverständnis geriet in den 1960er und 1970er Jahren in massive Kritik von Seiten der Intellektuellen der Neuen Linken.

395 Bay: Der Arzneimittelmißbrauch des „modernen Menschen“, DMW (1960), S. 1679, vgl. hierzu Verheyen: Die Erfindung der Leistung, S. 186 ff.: Verheyen zeigt auf, dass die NS-Diktatur *„umfassend auf Leistungssteigerung ausgerichtet“* war. Dies spiegelte sich auch auf der Ebene der Alltagskultur wider. In diesem Zusammenhang geht sie auf das Beispiel der weitverbreiteten Verwendung des Pervitins als Präparat zur Leistungssteigerung innerhalb der Wehrmacht, aber auch in der Zivilgesellschaft, ein.

396 Vgl. hierzu Verheyen: Die Erfindung der Leistung, S. 158.

397 UAG 66/680. Vgl. hierzu Schwamm: Irre Typen?, S. 157.

398 Ebd.

wurde, stellte sich seine Betäubungsmittelsucht heraus und er kam anschließend in die psychiatrische Abteilung einer Gießener Klinik.[399]

Finden sich in der Folgezeit so gut wie keine Untersuchungen zum ärztlichen Ge- und Missbrauch von Arznei- und Betäubungsmitteln in Deutschland, ist die Quellenlage zu diesen Themenbereichen für die Zeit von 1960 bis 1990 in den USA deutlich besser.[400] Herbert C. Modlin und Alberto Montes nahmen auf der Grundlage der Zahlen aus einem US-amerikanischen Krankenhaus an, dass 40% der Suchtkranken aus dem Gesundheitsbereich kommen.[401] In ihrer Studie beobachteten sie über einen Zeitraum von 15 Jahren insgesamt 65 Personen, darunter 30 Ärzte, die wegen Betäubungsmittelsucht in das Menninger Memorial Hospital eingewiesen wurden. Für ihre Untersuchung zur Betäubungsmittelsucht von Ärzten blieben ihnen 25 Personen, da fünf die Klinik gegen medizinischen Ratschlag verließen. Modlin und Montes fanden in diesem Zusammenhang heraus, dass eine Abhängigkeit sich im durchschnittlichen Alter von 38 Jahren manifestierte. Die in der Stichprobe erfassten Ärzte unterzogen sich erst nach drei Jahren Sucht, mit einem Durchschnittsalter von 41 Jahren, einer Behandlung im Krankenhaus.[402] Bei den Ärzten handelte es sich ausschließlich um niedergelassene Ärzte, die in keiner Institution angestellt waren. Unterteilt nach Fachgruppen zeigte sich, dass praktische Ärzte und niedergelassene Chirurgen, mit insgesamt 18 Patienten, die größte Gruppe darstellten. Weitere Fälle betrafen Internisten (4), Geburtshelfer (2) und einen ostheopathischen Arzt. Bei der Wahl des Suchtmittels zeigte sich ein deutlicher Fokus auf Pethidin – insgesamt 24 Ärzte konsumierten dieses Rauschgift. Hinzu kamen Sedativa, Analgetika, Ataraktika und Alkohol, die mit der Hauptdroge kombiniert wurden.[403]

Als Erklärung für eine erhöhte Zahl an Abhängigen unter den Ärzten stellten Modlin und Montes neben den bis zu dieser Zeit immer wieder von Professionsvertretern angeführten drei Hauptgründen („Überarbeitung", „chronische Müdigkeit" und „körperliche Leiden")[404], die eng in Zusammenhang mit ihrer Berufsausübung standen, die These auf, dass neben diesen Parametern das Individuum, seine Sozialisation und die darin ausgeprägten Charaktereigenschaften in Kombination mit der leichten Verfügbarkeit von Betäubungsmitteln eine entscheidende Rolle einnahmen.[405]

Bei der Befragung der Patienten zum Beginn ihrer Sucht ergab sich, dass sie auf die bislang bekannten und innerhalb der Profession tradierten Erklä-

---

399 Ebd.
400 Vgl. hierzu Stern: Ende eines Traumberufs?, S. 48f.
401 Modlin; Montes: Narcotics Addiction in Physicians, S. 360ff.
402 Vgl. hierzu Waring: Psychiatric Illness in Physicinas, S. 521. Zum Alter der an einer Sucht erkrankten Personen in Deutschland in den 1950er Jahren vgl. Briesen: Drogenkonsum und Drogenpolitik in Deutschland und den USA, S. 280: Die meisten Konsumenten wurden erst in einem Alter von über 30 Jahren abhängig.
403 Modlin; Montes: Narcotics Addiction in Physicians, S. 358f.
404 Vgl. hierzu Briesen: Drogenkonsum und Drogenpolitik in Deutschland und den USA, S. 280 sowie Dinkel: Über das Ausmaß der Rauschgiftsucht in Deutschland, S. 21.
405 Modlin; Montes: Narcotics Addiction in Physicians, S. 360.

rungsmuster zurückgriffen und dabei Überarbeitung, chronische Müdigkeit und körperliche Leiden als Hauptgründe nannten. *„These, incidentally, are the classic reasons described in the literature on physician-addicts. That these physcians were overworked seems credible, but are not most physicians?"*[406]

Bezüglich dem Faktor Überarbeitung wurde deutlich, dass die Patienten es schwierig fanden eine vernünftige Begrenzung ihrer Beschäftigung zu ziehen. Die meisten Ärzte wurden von den Forschern als Männer mit durchschnittlichem Potenzial und unrealistischen Ambitionen charakterisiert, die sich mit einer zunehmenden Arbeitsverdichtung konfrontiert sahen. Um zu verhindern, dass ihre grundlegende Unsicherheit und ihr verwundbares Selbstwertgefühl offenbart werden, verleugneten sie ihre eigenen Grenzen. Die Folge davon war, dass die Ärzte fortan unter stetigem Druck standen und keine Möglichkeit sahen, aus dieser Situation zu entkommen. Dies führte dazu, dass sie sich überfordert fühlten und als Konsequenz davon zu Betäubungsmitteln griffen. Über seine erste Morphiuminjektion berichtet ein anonymer Arzt aus Wyoming:

> Es war überwältigend. Ich mußte diese Beruhigung auch haben, – ich mußte. Ich konnte meine übermäßige Arbeit nicht eine Minute länger aushalten, diesen Mangel an Schlaf, diesen Ulcusschmerz. Ich wußte instinktiv auf Grund früherer Erfahrungen mit anderen, daß mir die Spritze vollkommene Ruhe geben würde. Das tat sie auch, aber noch mehr. Der Rest der Nacht [Nachtdienst im Krankenhaus, S. W.] verging wunderbar[407]

Bald darauf erhöhte der Arzt seine Dosis: *„Es dauerte nicht allzulange, und ich machte mir zu jeder Tages- und Nachtzeit eine Spritze, sobald ich nur in mein Zimmer kommen konnte, wo ich meinen Vorrat hatte."*[408] Nur wenig später nahmen seine Leistungen ab und seine Vorgesetzten wurden auf den Arzt aufmerksam. Dies führte dazu, dass er seiner Pflichten enthoben wurde.[409]

Geht man dem Rauschgiftkonsum infolge körperlicher Leiden nach, so zeigte sich anhand der von Modlin und Montes untersuchten Ärzte, dass ein Beginn der Sucht hiermit eng verbunden war. Bei zehn von insgesamt 25 Ärzten wurde das Betäubungsmittel zunächst vom Arzt verschrieben, ehe sich die kranken Kollegen das Rezept selbst ausstellten.[410] Hieran wird deutlich, dass auch die ärztliche Ausbildung und das Wissen über den Gebrauch und die Dosierung der Betäubungsmittel nicht vor dem Beginn einer Sucht schützte. Dies zeigt auch das Beispiel eines texanischen Kinderarztes aus den 1970er Jahren. Dass dieses Dokument 1986 anonymisiert erschien, verdeutlicht wiederum, dass die Suchtproblematik von Ärzten innerhalb der Profession sowie in der Gesellschaft auch noch weit in der zweiten Hälfte des 20. Jahrhunderts ein Tabu darstellte und eng mit einer Stigmatisierung der Erkrankten einherging. Rückblickend sah der Kinderarzt die Gründe für die Einnahme von Betäubungsmitteln v. a. in berufsbedingten Belastungen und strukturellen Proble-

---

406 Ebd., S. 359.
407 Pinner; Miller: Was Ärzte als Patienten erlebten, S. 152.
408 Ebd., S. 154.
409 Ebd.
410 Modlin; Montes: Narcotics Addiction in Physicians, S. 359.

men innerhalb des Gesundheitswesens: *„The Texas hospital had a rigorous teaching program, a heavy census, and a shortage of residents.*"[411] Als Assistenzarzt in einer texanischen Klinik im Jahr 1975 hatte dieser alle drei Tage Nachtdienst abzuleisten und klagte in diesem Zusammenhang über Schlafmangel und mangelnde finanzielle Honorierung seiner Leistung. Um dem Druck standzuhalten, begann der Assistenzarzt jeden Morgen eine Dosis Aufputschmittel zu sich zu nehmen: *„In order to maintain that brutal pace, I was taking 12 ½ mg of amphetamines every morning.*"[412] Ein Jahr später arbeitete er als Kinderarzt in einer Gemeinschaftspraxis. Die finanzielle Situation besserte sich, jedoch fühlte er sich mit der Betreuung von 25 Patienten täglich überfordert. Dies hatte eine Erhöhung der Amphetamindosis auf 25 mg pro Tag zur Folge.[413] Ein weiteres Jahr später, 1977, stieg die Patientenzahl auf 35 pro Tag, entsprechend erhöhte sich auch die Dosis Amphetamine auf täglich 37 ½ mg. Neben der beruflichen Belastung kamen finanzielle Sorgen durch den Kauf eines Hauses und die Rückzahlung des Studienkredits auf. Erst 1978 wurde dem Kinderarzt bewusst, dass er abhängig geworden war. Im Dezember des Jahres konsumierte er durchgehend 100 Tabletten verschiedener Narkotika innerhalb eines Zeitraumes von drei Tagen. Die Rezepte hierfür schrieb er selbst.[414]

Um der Problematik des Rauschgiftmissbrauchs von Ärzten in den USA[415] entgegenzuwirken, kündigte die American Medical Association bereits 1973 Regelungen an, die vorrangig auf präventiven Maßnahmen fußten. Um eine Gefährdung zukünftig zu verringern, sollte bereits während der ärztlichen Ausbildung auf das Thema Rauschgiftmissbrauch und dessen Auswirkungen auf die Rolle des Arztes aufmerksam gemacht werden:

> Because physicians are accessible to most types of dangerous drugs and because they often work under sustained pressure, which may enhance the seeking of drugs for relief, physcians appear to be a high-risk population in terms for exposure to drug abuse. This potential should be clearly recognized by medical students and there should be opportunities in the curriculum for them to explore their personal posture with respect to drug use and, if desirable, its impact on their role as therapists.[416]

Besonders interessant erscheint hierbei der Aspekt, dass Studierenden, in der Tradition ärztlicher Selbstversuche, die Möglichkeit geboten werden sollte, eine persönliche Haltung zu Betäubungsmitteln zu entwickeln und den Einfluss des Gebrauchs auf ihre Rolle als Arzt zu entdecken. Zudem sollte den Studierenden die Option geboten werden, ihre Erfahrungen im Vertrauen mit erfahrenen Ärzten zu diskutieren.[417] Derartige Maßnahmen sind für die Bundesrepublik in dieser Zeit bislang nicht bekannt, da eine Auseinandersetzung der Ärzteschaft mit der generellen Suchtproblematik innerhalb des Standes

411 Anonymous: I'm a Doctor – And a Drug Addict, S. 214.
412 Ebd.
413 Ebd.
414 Ebd., S. 215 ff.
415 Anonym: The Sick Physician, S. 686.
416 Ebd., S. 687.
417 Ebd., S. 687.

und der Umgang mit suchtkranken Kollegen erst wieder zu Beginn der 1990er Jahre, wenn auch zögerlich, stattfand.

Suchterkrankungen bei Ärzten – Zwischen ärztlichen Leitbildern, Tabuisierung und berufsbedingten Belastungen

In Deutschland beschäftigte sich die Ärzteschaft mit der Abhängigkeitsproblematik ihrer Mitglieder erst zu Beginn der 1990er Jahre. Zunächst intensivierten die Ärztekammern ihre Bemühungen im Bereich der Suchtintervention. So entstand 1993 in Hamburg das erste von einer Ärztekammer geleitete, strukturierte Suchtinterventionsprogramm.[418] In der Folgezeit bildeten sich solche Programme bei weiteren Ärztekammern in der Bundesrepublik, wenn auch eher schleppend, heraus.[419] Im Bezirk Nordrhein wurde ein solches Programm bspw. erst 2008 eingeführt. In den ausgehenden 1990er und beginnenden 2000er Jahren kam es zudem zu einer wissenschaftlichen Auseinandersetzung mit der Suchtproblematik bei Ärzten. Bezüglich der Einnahme und des Missbrauchs von Medikamenten stellte sich heraus, dass bei Ärzten im Praktikum eine Steigerung des Konsums nach Beginn der Tätigkeit stattfand und eine ärztliche Überwachung durch klinische Ausbilder diesbezüglich fehlte. Von 431 Ärzten gaben 55 an, dass sich ihr Medikamentenkonsum seit Beginn des Praktikums verändert hatte. Von diesen nahmen 87 % mehr Medikamente als zuvor ein. Hierbei lässt sich festhalten, *„dass in erheblichem Ausmaß Medikamente mit Suchtpotenzial ohne Kontrolle durch eine ärztliche Verordnung eingenommen wurde[n].“*[420] Die einfache Verfügbarkeit erhöhte dabei das Risiko der Entwicklung einer Abhängigkeitserkrankung.[421] Zudem gab es Anzeichen dafür, dass der Medikamentenkonsum bei Ärzten mit dem Eintritt in den Beruf und im Laufe des Berufslebens stieg. Anders als in amerikanischen Studien aus den 1990er Jahren spielten Amphetamine und Opiate bei deutschen Ärzten nur eine geringe Rolle oder *„werden nicht zugegeben.“*[422] Im Gegensatz hierzu zeigte eine Studie unter Allgemeinärzten in Rheinland-Pfalz aus dem Jahr 2009 auf, dass etwa 17,5 % mindestens einmal ein Betäubungsmittel konsumiert hatten. Auffallend war jedoch, dass Ärztinnen solche Arzneien im Vergleich zu ihren männlichen Kollegen deutlich häufiger – täglich oder mehrmals die Woche – zu sich nahmen.[423]

418 Kieckbusch: Suchtintervention bei Ärzten, DÄBl. (2012), S. 2151 f.

419 https://www.bundesaerztekammer.de/aerzte/versorgung/suchtmedizin/suchterkrankun
      gen-bei-aerztinnen-und-aerzten/interventionsprogramme-der-landesaerztekammern/, letz-
      ter Zugriff 16.11.2018; vgl. hierzu auch Diefenbach; Drexler; Schön: Suchterkrankungen
      bei Ärzten, DÄBl. (2013), S. 1030.

420 Dunkelberger et al.: Substanzgebrauch bei jungen Ärzten und Ärztinnen, HHÄBl.
      (2005), S. 514.

421 Diefenbach; Drexler; Schön: Suchterkrankungen bei Ärzten, DÄBl. (2013), S. 1028.

422 Dunkelberger et al.: Substanzgebrauch bei jungen Ärzten und Ärztinnen, HHÄBl.
      (2005), S. 515.

423 Unrath et al.: The Mental Health of Primary Care Physicians, DÄBl. Int. (2012), S. 202 f.

In einer Untersuchung unter 22 Fällen, die im Zeitraum von 2010 bis 2016 das Interventionsprogramm der Ärztekammer Nord-Württemberg in Anspruch nahmen, kam ein Autorenteam zu dem Ergebnis, dass *„alle Berufsgruppen betroffen sind, Ausbildungsassistenten und Klinikärzte ebenso wie niedergelassene Ärzte, unabhängig vom Alter und Geschlecht."*[424] In anderen Studien zeigte sich wiederum, dass Allgemeinärzte und Ärzte in „operativen" Fächern als besonders gefährdet gelten. Gerade Ärzte, die in Arbeitsbereichen mit unkontrollierbarem Zugang zu Substanzen mit hohem Abhängigkeitspotential tätig sind, z. B. in der Anästhesiologie[425], der Intensivmedizin, der Notfallmedizin, der Endoskopie etc. finden sich besonders häufig unter den suchtkranken Ärzten.[426] In einem Artikel im Deutschen Ärzteblatt aus dem Jahr 2017 führt Bastian Willenborg, Chefarzt der Oberbergklinik Berlin/Brandenburg, dazu aus: *„Mein klinischer Eindruck ist, dass Anästhesisten und Notfallmediziner häufiger eine Opiatabhängigkeit entwickeln, zum Beispiel von Fentanyl[427]."*[428]

Für den Suchtbeauftragten der Ärztekammer Hamburg, Klaus Beelmann, stellt die pharmakologische Praxis *„als Katalysator süchtigen Verhaltens"* die Hauptgefahrenquelle für die Entwicklung einer Abhängigkeit im Arztberuf dar. In diesem Zusammenhang wirken der Einsatz von Medikamenten und deren Verfügbarkeit im ärztlichen Alltag synergetisch und *„das vermutlich genaue Wissen des Arztes um die Risiken führt oft zur Fehleinschätzung beim ‚Selbstversuch' bzw. ‚-gebrauch'."*[429] Wirft man einen Blick auf die Ursachen, die von Ärzten für eine stoffgebundene Sucht angeführt werden, so wird deutlich, dass von Seiten der Ärzteschaft noch die klassischen Narrative der nachteiligen Arbeitsbedingungen, – hoher Erwartungsdruck in hierarchischen Strukturen, ungeregelte und zu lange Arbeitszeiten, lange Aus- und Weiterbildungszeiten – Arbeitsinhalte – hoher emotionaler Druck durch überfrequenten Kontakt zu belastenden Patientenschicksalen – sowie die synergetische Wirkung von Arzneimittelgebrauch und Verfügbarkeit im beruflichen Alltag als Hauptfaktoren ausgemacht werden. Die individuelle Komponente sowie die Auswirkungen der professionellen Sozialisation auf das Gesundheits- und Krankheitsverhalten – diese wurden bereits in den 1960er Jahren von Modlin und

---

424 Von Ascheraden et al.: Zehn Jahre Interventionsprogramm der Landesärztekammer, ÄBl.BW (2017), S. 350f.

425 Anonym: Wenn der Arzt Hilfe braucht, S. 62.

426 Maier et al.: Empfehlungen zum Umgang mit abhängigkeitserkrankten Mitarbeitern im Krankenhaus, S. 719, vgl. hierzu auch Diefenbach; Drexler; Schön: Suchterkrankungen bei Ärzten, DÄBl. (2013), S. 1028.

427 Vgl. hierzu Von Ascheraden et al.: Zehn Jahre Interventionsprogramm der Landesärztekammer, ÄBl.BW (2017), S. 350f.: Bei 22 Fällen des Suchtinterventionsprogramms der Ärztekammer Nord-Württemberg im Zeitraum von 2010 bis 2016 waren Alkohol und Benzodiazepine die Suchtmittel erster Wahl. Hinzu kamen Arzneimittel, zu denen Ärzte am ehesten Zugang haben: Ketamin, Fentanyl, Lorazepam, Midazolam oder Propofol, teilweise auch kombiniert.

428 Bühring: Suchtkranke Ärzte, DÄBl. (2017), S. 768.

429 Beelmann: Interventionsprogramm der Ärztekammer Hamburg, HHÄBl. (2003), S. 287.

Montes angesprochen – werden innerhalb der Ärzteschaft jedoch weiterhin vernachlässigt.[430]

Bei der Behandlung der abhängigen Ärzte weist der bereits erwähnte Klaus Beelmann, darauf hin, dass Ärzte meist spät Hilfe suchen. Die Ursache hierfür sieht er v. a. im ärztlichen Selbstverständnis des „unverwundbaren Helfers" und den daraus resultierenden Folgen: Der Verlust an Selbstkontrolle wird negiert und jeder Zweifel an der Begrenzung des eigenen Konsums abgewehrt. Durch die Substanzwirkung werden diese Charaktereigenschaften noch verstärkt und die Diskrepanz zwischen Ideal und Wirklichkeit immer größer: *„Das hohe Arztideal steht so in narzisstisch kränkendem Kontrast zur realen ärztlichen Persönlichkeit, die erschöpfbar bleibt und für den bislang selbstlos Helfenden eine Hilfe für sein Selbst erforderlich macht."*[431]

Hinzu kommt, dass sich aus Angst vor der Aufdeckung der Sucht nicht die betroffenen Personen selbst, sondern zumeist Dritte an die Kammer wenden. Hierbei geht es nach Einschätzung von Beelmann zumeist um die mit einer Sucht verbundene Scham und die Angst vor einer Stigmatisierung im persönlichen und beruflichen Umfeld sowie vor handfesten, existenzbedrohenden Folgen – Ruhenlassen oder Entzug der Approbation. Bis Ende des Jahres 2011 war in § 21 der Zulassungsverordnung für Vertragsärzte geregelt, dass suchtkranke Ärzte nicht geeignet sind, eine kassenärztliche Tätigkeit auszuüben. Bei Bekanntwerden einer Sucht drohte der sofortige Entzug der Zulassung. In der überarbeiteten Fassung vom 28. Dezember 2011 wird nun darauf hingewiesen, dass ein Arzt erst als ungeeignet gilt, wenn er dauerhaft aus gesundheitlichen Gründen nicht in der Lage ist, die vertragsärztliche Tätigkeit auszuüben:

> Ungeeignet für die Ausübung der vertragsärztlichen Tätigkeit ist ein Arzt, der aus gesundheitlichen oder sonstigen in der Person liegenden schwerwiegenden Gründen nicht nur vorübergehend unfähig ist, die vertragsärztliche Tätigkeit ordnungsgemäß auszuüben. Das ist insbesondere zu vermuten, wenn er innerhalb der letzten fünf Jahre vor seiner Antragstellung drogen- oder alkoholabhängig war.[432]

Einen weiteren Grund für das späte Hilfesuchen der Ärzte bei einer Abhängigkeit führt Beelmann auf den kollegialen Zusammenhalt und den noch immer weit verbreiteten Gedanken, *„ich möchte meinen Kollegen nicht verpetzen"* zurück. Dies leitet er daraus ab, dass Verdachtsfälle von Kollegen meist nur dann an die Ärztekammer weitergeleitet werden, wenn vorher zugesichert wurde, dass der Betroffene nicht erfährt, wer ihn gemeldet hat.[433]

430 Ebd.

431 Ebd., S. 288.

432 Zulassungsverordnung für Vertragsärzte vom 28.12.2011. http://www.kbv.de/media/sp/ Aerzte_ZV.pdf, letzter Zugriff 16.11.2018, vgl. hierzu auch BGBl. I S. 3017.

433 Beelmann: Interventionsprogramm der Ärztekammer Hamburg, HHÄbl. (2003), S. 288.

4.4.2 Alkoholabhängigkeit

Natürlich haben es alle gewusst, die Zeichen richtig gedeutet: Die Nervosität, den Geruch, die Schweißausbrüche, schon vor der OP. Aber das galt unter den Kollegen als normal. Man ist Chirurg, und als Chirurg muss man eben saufen, sonst schafft man seine Arbeit nicht.[434]

Seit den 2000er Jahren nimmt der riskante Gebrauch sowie die manifeste Abhängigkeit von Alkohol innerhalb des Diskurses über Substanzgebrauch bei Ärzten in Deutschland eine besondere Stellung ein. Bereits im ausgehenden 19. Jahrhundert wurde der Alkoholkonsum von Ärzten innerhalb des Standes diskutiert. Trotz des Glaubens mancher Mediziner, *„ihre körperliche Leistungsfähigkeit durch Alkohol zu erhöhen"*, schätzte Wilhelm Weinberg den Alkoholkonsum der württembergischen Ärzte nicht höher als bei Berufsgruppen mit vergleichbarem sozioökonomischem Status ein.[435]

Auch Karl Freudenberg ging Mitte der 1920er Jahre aufgrund der geringen Sterblichkeit an Lebererkrankungen von einem niedrigen Alkoholkonsum deutscher Ärzte aus.[436]

Innerhalb des Untersuchungszeitraums standen v. a. Betäubungsmittel im Fokus der Ärzteschaft. Die Abhängigkeitsproblematik der Ärzte aufgrund von Alkohol fand erst um die Jahrtausendwende innerhalb der Ärzteschaft größere Beachtung. Dennoch zeigt sich, dass die Studienlage zu diesem Thema bis weit in die 2010er Jahre ungünstig und daher wenig aussagekräftig ist.[437] Dabei *„kursieren Schätzungen zur Lebenszeitprävalenz von sechs Prozent für Alkohol und sieben Prozent bis acht Prozent für Suchterkrankungen generell."*[438] Eine 2006 durchgeführte Untersuchung von Bernhard Mäulen an 400 Ärzte-Patientinnen und -Patienten aus der Oberbergklinik zeigte, dass etwa die Hälfte der Patienten eine Alkohol-Abhängigkeit nach *ICD-10* aufwiesen. Bei 30 % be-

---

434 http://www.faz.net/aktuell/gesellschaft/gesundheit/burnout-am-op-tisch-als-chirurg-muss-man-eben-saufen-1751063-p3.html?printPagedArticle=true#pageIndex_3, letzter Zugriff 21.04.2017.

435 Weinberg: Sterblichkeit, Lebensdauer und Todesursachen der württembergischen Ärzte, S. 165 f.

436 Freudenberg: Die Sterblichkeit der Aerzte in Deutschland, S. 492.

437 Vgl. hierzu Braun et al.: Burnout, Depressivität und Substanzgebrauch, S. 340: *„Für Deutschland liegen derzeit jedoch noch keine verlässlichen Daten zum gesamten Spektrum an Suchtstoffen, Genussmitteln und missbräuchlich eingesetzten Medikamenten vor."* Sowie ebd. S. 341: *„Zusammenfassend ist festzustellen, dass die aktuelle Studienlage in Bezug auf das Vorkommen von Burnout, Depression und Substanzgebrauch bei Ärzten aller Fachrichtungen in Deutschland noch sehr gering und somit wenig aussagekräftig ist, insbesondere im Vergleich zu den USA oder Spanien."* Vgl. hierzu Diefenbach; Drexler; Schön: Suchterkrankungen bei Ärzten, DÄBl. (2013), S. 1028: *„Die Datenlage zur Häufigkeit von Abhängigkeitserkrankungen bei Ärztinnen und Ärzten in Deutschland ist schlecht. Weder sind verlässliche Zahlen zu Ärzten mit riskantem Gebrauch von Substanzen noch zu manifester Abhängigkeitsproblematik verfügbar. Erst recht fehlen Zahlen zu nicht stoffgebundenen Suchtformen. Informationen über die Verteilung der verschiedenen suchterzeugenden Verhaltensweisen oder Stoffe auf die einzelnen Facharztgruppen und die Geschlechter sind rar."*

438 Dunkelberger et al.: Substanzgebrauch bei jungen Ärzten und Ärztinnen, HHÄBl. (2005), S. 512.

stand die Abhängigkeit aus einer Kombination von Alkohol und Medikamenten. Medikamente und Betäubungsmittel in Kombination wurden von fünf bis sechs Prozent der Ärzte konsumiert. Die restlichen Patienten nahmen verschiedene Kombinationen der einzelnen Stoffe ein.[439] *Suchtstoff Nummer eins ist der Alkohol – und das obwohl man annehmen könnte, dass Ärzte mit ihrem direkten Kontakt zu Patienten und Personal eher ein Suchtmittel wählen, das keine ‚Fahne' macht und sich leichter verbergen lässt.*"[440] Maxi Braun et al. fanden in einer Pilotstudie unter 829 Ärzten jeglicher Fachrichtungen heraus, dass 67 % der Teilnehmer einen erhöhten Wert im AUDIT-C[441] hatten und nach Korrektur dieses spezifischen Tests bei 40 % der Ärzte ein Anhalt für einen risikobehafteten Umgang mit Alkohol bestand.[442]

Warum Alkoholabhängigkeit bei Ärzten innerhalb des Diskurses der Ärzteschaft über stoffgebundene Sucht bis in die 2000er Jahre kaum eine Rolle spielte, lässt sich aufgrund des Mangels an Quellen nur teilweise damit erklären, dass im Vergleich zur Allgemeinbevölkerung die Anzahl alkoholabhängiger Ärzte nicht erhöht war, ganz im Unterschied zur Rauschgiftsucht.[443] Im Jahr 1984 wurden im Rahmen einer Fortbildungsveranstaltung in den USA 399 Ärzte in einem Screening-Test auf eine Alkoholabhängigkeit untersucht. Dabei zeigte sich, dass 12 % abstinent und 81 % nicht-abhängige Alkoholkonsumenten waren. Bei sieben Prozent bestand der Verdacht auf eine Alkoholabhängigkeit. Bei einem Vergleich mit einer Kontrollgruppe, die aus Patienten von Ärzten für Allgemeinmedizin bestand, fiel auf, dass die erhobenen Zahlen weitgehend übereinstimmten.[444] Aus Disziplinarverfahren gegen Ärzte in Arizona und Oregon ging jedoch hervor, dass innerhalb von elf, respektive zehn Jahren, pro Jahr durchschnittlich 3,2 % (53) bzw. 2,3 % (55) aller

---

439 Mäulen: Ärztegesundheit, S. 17 f.: Genaue Verteilung: 50,3 % Missbrauch/Abhängigkeit von Alkohol, sechs Prozent Missbrauch/Abhängigkeit von Medikamenten, fünf Prozent Btm-Substanzen, 30,7 % Alkohol und Medikamente, 3,5 % Alkohol, Medikamente, Btm, 2,8 % Medikamente und Btm.

440 Ebd., S. 17, vgl. hierzu auch Beelmann: Wenn aus Ärzten Patienten werden, S. 243; Beelmann: „Widerwille gegen die Schnapsflasche", HHÄBl. (2003), S. 286 ff.; Diefenbach; Drexler; Schön: Suchterkrankungen bei Ärzten, DÄBl. (2013), S. 1028.

441 https://www.bundesaerztekammer.de/fileadmin/user_upload/downloads/AlkAUDITC Fragebogen.pdf, letzter Zugriff 19.05.2019.

442 Braun et al.: Burnout, Depressivität und Substanzgebrauch, S. 340, vgl. hierzu auch die Zahlen für den Ärztekammerbezirk Nordrhein bei Leclerc-Springer: Hilfe für abhängigkeitskranke Ärzte, RhÄBl. (2013), S. 22: Von 83 Fällen in der Zeit von Juni 2008 bis Dezember 2012 traten 66 Ärzte ein Suchtinterventionsprogramm aufgrund von Alkoholmissbrauch an.

443 Hierbei mangelt es für Deutschland für die Zeit ab 1960 jedoch auch an Zahlen. Für die Jahre 1974 bis 1978 bestätigte das Bundesgesundheitsamt zumindest eine rückläufige Tendenz bei der Verschreibung von Betäubungsmitteln seit der Einführung der Betäubungsmittel-Verschreibungs-Verordnung vom 1. April 1974. Diese löste die bisherige Verordnung aus dem Jahr 1930 ab. Vgl. hierzu Junge: Entwicklung der Betäubungsmittel-Verschreibungen, BGESBl. (1979), S. 369 ff.

444 Anonym: Alkoholismus, DMW (1984), S. 930.

Verfahren auf Alkoholmissbrauch zurückzuführen waren. In den Bereich der Betäubungsmittel fielen 1,7 % (28) bzw. zwei Prozent (48).[445]

Im Bereich der Ärztekammer Hamburg zeigte sich für die Jahre von 1950 bis 1986 ein ähnliches Bild. Insgesamt waren in dieser Zeit 112 Ärzte, darunter 105 Männer und sieben Frauen, durch Alkohol- bzw. Betäubungsmittelmissbrauch bei der Hamburger Ärztekammer auffällig geworden. In 74 Fällen (etwa 66 %) stellte Alkohol das Suchtmittel der Wahl dar. Hinzu kamen 31 Ärzte, die „Rauschgift" (8), Betäubungsmittel (15), Arzneimittel oder Medikamente (8) konsumierten.[446] In sieben Fällen, bei denen keine genauen Angaben gemacht wurden, fand sich am häufigsten „Sucht" als Begründung für ein Disziplinarverfahren. Kombinationen von Betäubungsmittel und Alkohol kamen ebenfalls vor. Alle in den Vorstandsprotokollen der Ärztekammer Hamburg gesichteten Fälle fanden ihren Weg vom Strafverfahren hin zum Berufsgericht der Kammer. Dies lag v. a. an der 1958 eingeführten „Anordnung über Mitteilungen in Strafsachen" (MiStra), in der fortan eine Benachrichtigung der zuständigen Ärztekammer vereinbart wurde, wenn „Zweifel an der Eignung, Zuverlässigkeit oder Befähigung" bestand.[447] In einer Sitzung vom 2. März 1981 erinnerte der Vorstand der Ärztekammer Hamburg „dass es Aufgabe der Ärztekammer ist, die Erfüllung der ärztlichen Berufspflichten zu überwachen" und fügte hinzu: „Die Überwachungspflicht ist unabhängig davon, ob die zu überwachenden Ärzte selbständig oder abhängig tätig sind. Dazu können auch Besichtigungen u. ä. von Praxis-/Klinikräumen zählen."[448] Eine Ausnahme hiervon bestand lediglich bei öffentlichen Bediensteten.[449] Innerhalb der Protokolle der Vorstandssitzungen aus der Ärztekammer findet sich in Bezug auf suchtkranke Ärzte am häufigsten der Eintrag Trunkenheit am Steuer. Aber auch Trunkenheit während des Notdienstes, Betäubungsmittelsucht, Arzneimittelsucht sowie Drogen- und Alkoholabhängigkeit wurden in den Protokollen aufgeführt.[450]

Eine Befragung unter Ärzten im Praktikum in Hamburg im Jahr 2005 ergab, dass „in Bezug auf den Alkoholkonsum eindeutige Hinweise auf häufiges Trinken durchschnittlich eher geringerer Mengen vor[liegen]."[451] Zudem zeigte sich, dass die Aufnahme des Praktikums die Trinkgewohnheiten und den Konsum illegaler

445 Anonym: The Sick Physician, S. 686.
446 Vgl. hierzu die Zahlen von Beelmann: Interventionsprogramm der Ärztekammer Hamburg. HHÄBl. (2003), S. 289. Im Zeitraum vom 1. Juni 2001 bis 1. Juni 2002 fanden sich insgesamt 19 Ärzte, die ein Suchtinterventionsprogramm der Ärztekammer durchliefen. Darunter befanden sich 15 Männer und vier Frauen. Das Durchschnittsalter lag bei 52 Jahren. Elf konsumierten Alkohol, drei Alkohol und Medikamente, drei Alkohol, Medikamente und Opiate, ein Arzt Medikamente sowie ein Arzt Medikamente und Opiate.
447 Vgl. hierzu Anordnung über Mitteilungen in Strafsachen (MiStra) in der ab dem 1. Mai 2019 geltenden Fassung vom 1. Februar 2019, Nr. 26. In: http://www.verwaltungsvor schriften-im-internet.de/bsvwvbund_27032019_RB414313R2122019.htm, letzter Zugriff 06.06.2019.
448 AdÄKH, Vorstandsprotokolle, 02.03.1981.
449 Ebd.
450 Vgl. hierzu AdÄKH, Vorstandsprotokolle, 1950–1986.
451 Dunkelberger et al.: Substanzgebrauch bei jungen Ärzten und Ärztinnen, HHÄBl. (2005), S. 515.

Drogen *„eher günstig beeinflusst."*[452] Diese Beobachtung lässt darauf schließen, dass kein direkter Zusammenhang zwischen dem Ausmaß beruflicher Belastungen und dem Alkoholkonsum, *„keine einfach lineare Ursache-Wirkungs-Beziehung besteht."*[453]

4.4.3 Fazit

Über den gesamten Untersuchungszeitraum galten Ärzte bezüglich einer stoffgebundenen Sucht als besonders gefährdet. Ab der zweiten Hälfte des 19. Jahrhunderts dominierte die Abhängigkeit von Betäubungsmitteln den ärztlichen Suchtdiskurs. Eine Sucht entstand in dieser Zeit zumeist iatrogen, als Folge ärztlicher Verschreibungspraxis. Morphium galt, aufgrund der unmittelbaren, nach der Injektion auftretenden, schmerzstillenden Wirkung als Allheilmittel und erfreute sich bei Ärzten und Patienten großer Beliebtheit. In dieser Zeit fand auch die Abhängigkeit der Ärzte von Morphium Eingang in den Suchtdiskurs. Galten diese doch v. a. durch die Nähe, Verfügbarkeit, den einfachen Zugang, sowie aufgrund der hohen arbeitsbedingten Belastungen als besonders gefährdet. Bezüglich einer Kokainabhängigkeit galten v. a. Rhinologen und HNO-Ärzte als besonders gefährdet. Die Hauptursache für eine Sucht bei Ärzten lag dabei in der professionellen Selbstmedikation infolge körperlicher Leiden.

Nach dem Ende des Ersten Weltkrieges begann ein Prozess der Problematisierung von Drogen in Deutschland. In diesem Zusammenhang geriet innerhalb der Ärzteschaft der Umgang mit betäubungsmittelabhängigen Kollegen in den Fokus. Der Konsum von Rauschgift, v. a. von Morphium, wurde fortan unter den Aspekten von Moral und gesellschaftlicher Norm verhandelt. Dies hatte eine restriktivere Gesetzgebung in der Verschreibungspraxis der Ärzte sowie im Umgang mit abhängigen Ärzten zur Folge, was sich auch in der gestiegenen Anzahl von Strafverfahren gegen Ärzte in der Zeit ab 1933 zeigte. Die Kontrolle und Erfassung von rauschgiftsüchtigen Ärzten stand bei Professionsvertretern und dem Reichsgesundheitsamt im Mittelpunkt. Innerhalb des Standes zielten Berufsvertreter vorrangig auf den Erhalt der Standesehre ab. Im NS-Staat wiesen Vertreter der Ärzteschaft diesbezüglich immer wieder auf die Rolle des Arztes als Gesundheitsführer und Hüter der Volksgesundheit hin. Die Fürsorge für die erkrankten Ärzte stand dabei nicht im Mittelpunkt der Standesinteressen.

Diese Einstellung der Ärzteschaft zu ihren abhängigen Kollegen spiegelte sich auch in der Nachkriegszeit wider. Die Zahl an rauschgiftsüchtigen Ärzten blieb im Vergleich zu anderen Berufsgruppen weiterhin hoch, konsumiert

---

452 Ebd., S. 514, vgl. hierzu auch die Aussagen Bastian Willenborgs, Chefarzt der Oberbergklinik Berlin/Brandenburg, in Bühring: Suchtkranke Ärzte, DÄBl. (2017), S. 768: *„Jüngere Ärzte scheinen weniger Alkohol zu trinken und häufiger abstinent zu sein als ältere Ärzte."*

453 Dunkelberger et al.: Substanzgebrauch bei jungen Ärzten und Ärztinnen, HHÄBl. (2005), S. 515.

wurde nun aber Methadon, Pethidin und Morphin. Am Umgang mit suchtkranken Ärzten änderte sich ebenfalls wenig, wie Einblicke in die Berufsgerichtsverfahren der Ärztekammer Westfalen-Lippe aus den Jahren von 1948
bis 1955 gezeigt haben. Der Erhalt der Standesehre, damit verbunden die Erfassung und Kontrolle der abhängigen Ärzte durch die Ärztekammern, und
nicht zuletzt der Schutz der Patienten standen dabei im Fokus. Der Fürsorge
für die erkrankten Kollegen wurde nur wenig Aufmerksamkeit geschenkt.
Vereinzelt lassen sich diesbezüglich für die 1950er und 1960er Jahre jedoch
auch Belege für eine andere Sichtweise im Umgang mit suchtkranken Ärzten
finden. Für die Zeit von 1960 bis 1990 finden sich kaum Quellen zu suchtkranken Ärzten in Deutschland. Dafür intensivierten US-amerikanische Ärzte ihre
Bemühungen auf diesem Forschungsfeld. Dabei wurde erstmalig auch auf die
individuelle Komponente der Entstehung einer Sucht aufmerksam gemacht,
diese von den klassischen Narrativen berufsbedingter Belastungen und deren
Folgen gelöst und auf einen multifaktoriellen Zusammenhang zurückgeführt,
in dessen Mittelpunkt der innerhalb der professionellen Sozialisation verinnerlichte ärztliche Habitus stand. Auch im Bereich der Suchtprävention bei
Ärzten gingen die Vertreter der American Medical Association neue Wege. In
den 1970er forderten sie statt einer Tabuisierung des Themas die Aufklärung
über Suchtgefahren im Arztberuf und zwar bereits innerhalb der ärztlichen
Ausbildung.

In den 1990er Jahren befasste sich die deutsche Ärzteschaft wieder mit
ihren suchtkranken Kollegen und stärkte dabei den fürsorgerischen Aspekt.
So entstanden bereits zu Anfang des Jahrzehnts die ersten institutionalisierten
Suchtinterventionsprogramme bei den Landesärztekammern. Dies führte jedoch nur bedingt zu einer Enttabuisierung von Sucht innerhalb des Standes
und bei den einzelnen Ärzten.

Im Jahr 2006 konstatierte Bernhard Mäulen im Zuge der Etablierung des
Forschungsfeldes Ärztegesundheit: *„Suchtstoff Nummer eins ist der Alkohol.“*[454]
Das Bewusstsein der Ärzteschaft für eine erhöhte Alkoholabhängigkeit ihrer
Mitglieder bestand jedoch bereits zu einem früheren Zeitpunkt, wie ein Blick
in die Vorstandsprotokolle der Ärztekammer Hamburg aus den Jahren 1950
bis 1986 verrät. Insgesamt lassen sich zwei Drittel aller in den Protokollen der
Kammer aufgeführten Disziplinarverfahren auf einen überhöhten Alkohol-
konsum zurückführen. Eine Auseinandersetzung der Ärzteschaft mit dieser
Thematik fand jedoch erst zu Beginn der 2000er Jahre statt und verdrängte
die Abhängigkeit von Betäubungsmitteln aus dem Mittelpunkt des ärztlichen
Suchtdiskurses.

454 Mäulen: Ärztegesundheit, S. 17.

4.5 Suizidalität bei Ärzten

Die Lebensdauer der Ärzte liegt im allgemeinen ein wenig unterhalb der der übrigen freien Berufe [...]. Alkoholismus als Todesursache ist selten, verhältnismäßig häufig im Vergleich zu anderen Berufen ist Selbstmord.[455]

Bereits zu Beginn des Untersuchungszeitraums finden sich eine Vielzahl von Statistiken über die Sterblichkeit und Lebensdauer von Ärzten. Hierin lassen sich zumeist auch die Todesursachen ablesen. Beobachtete Hermann Hettich in seiner Untersuchung über die Ärzte Württembergs im Zeitraum von 1804 bis 1883 lediglich vier Suizide[456], so ging die Ärzteschaft im ausgehenden 19. Jahrhundert davon aus, dass der Suizid innerhalb des Berufsstandes *„in erheblich grösserer Zahl der Fälle die Todesursache gewesen"* war.[457] Der Versicherungsmathematiker Johannes Karup zählte unter den bei der Gothaer lebensversicherten Ärzten im Zeitraum von 1829 bis 1885 insgesamt 931 Todesfälle, darunter 14 Suizide. Von letzteren fügten sich sieben Ärzte mit Lanzette oder Skalpell tödliche Stich- und Schnittwunden zu, vier erhängten sich und je einer machte seinem Leben durch Ertrinken, Erschießen oder Vergiften mit Kaliumcyanid ein Ende.[458] Der Arzt und Statistiker Wilhelm Weinberg fand 1897 diesbezüglich heraus, dass Suizide unter lebensversicherten Ärzten in Württemberg seltener waren, während hingegen für Ärzte, die keine Lebensversicherung besaßen, ein höheres Suizidrisiko bestand. Weinberg führte dieses Ergebnis auf die schlechten wirtschaftlichen Verhältnisse zurück:

> Da die versicherten Ärzte jedenfalls günstigere Einkommensverhältnisse haben, so geht aus diesem Unterschied hervor, daß die Ursache des Selbstmords der Ärzte nicht selten in schlechten pekuniären Verhältnissen zu suchen ist.[459]

In diesem Zusammenhang wies er auch auf die Suizidrate der einkommensschwachen Ärzte aus Brooklyn, die nach seinen Untersuchungen viermal so hoch wie die der US-amerikanischen Bevölkerung sei, hin. Die hohe Selbstmordrate bei österreichischen Militärärzten führte er ebenfalls auf deren ungünstige finanzielle Lage zurück.[460]

4.5.1 Die Ursachen ärztlicher Suizide

In der ersten Hälfte des 20. Jahrhunderts rückten die Ursachen für die hohe Zahl an ärztlichen Selbsttötungen in den Fokus des Berufsstandes. Ausgehend von der Annahme, dass die Ärzteschaft im *„wesentlichsten aus einer geistigen Aus-*

455 Noll: Das Alter der Ärzte, DMW (1936), S. 87.
456 Hettich: Sterblichkeits-Statistik der Aerzte in Württemberg.
457 Anonym: Sterblichkeits-Statistik der Aerzte, DÄBl. (1884), S. 24.
458 Karup; Gollmer: Die Mortalitätsverhältnisse des ärztlichen Standes, S. 418.
459 Weinberg: Sterblichkeit, Lebensdauer und Todesursachen der württembergischen Ärzte, S. 168.
460 Ebd.

lese, nicht aus einer solchen der kräftigen Körper"[461] bestand, führte Karl Freudenberg im Jahr 1924 die vergleichsweise große Zahl ärztlicher Selbsttötungen auf
die Arbeitsverdichtung, die im Zuge der Ausweitung der Sozialversicherung
nach dem Ende des Ersten Weltkriegs auf große Teile der Gesellschaft entstanden war, zurück:

> Diese Rücksichtslosigkeit, mit der seit 1918 der ärztliche Stand beeinträchtigt wird, drückt
> sich noch deutlicher in dem erschütterndsten Teile dieser Tabellen aus, in den Selbstmor-
> den. Von 217 Aerzten, deren Tod in diesen vier Jahren überhaupt beobachtet wurde, en-
> deten 16 durch eigene Hand, davon 12 im Alter von 46–61 Jahren […]. Jede Bemerkung
> zu diesen Zahlen scheint überflüssig.[462]

Zu Beginn der 1930er Jahre griffen deutsche Ärzte und Statistiker bezüglich
der Suizidalität innerhalb der Ärzteschaft vermehrt auf internationale Untersuchungen, v. a. aus dem englischsprachigen Ausland, zurück.[463] Friedrich
Prinzing wies diesbezüglich nach, dass die Zahl der Ärztesuizide in England
nur von Bierbrauern, Gastwirten und Arbeitern in Zinn- und Kupferminen
übertroffen wurde.[464] Einer dänischen Untersuchung zur Folge nahmen sich
im Zeitraum von 1935 bis 1939 unter insgesamt 253 Todesfällen zehn Ärzte
das Leben, alle mit Toxinen. Die ständige Nähe und Verfügbarkeit dieser Mittel schien sich somit negativ auf die Suizidrate der Ärzte auszuwirken.[465]

Nach dem Zweiten Weltkrieg war es wiederum Freudenberg, der sich in
den ausgehenden 1950er Jahren mit der Frage der Sterblichkeit und in diesem
Zusammenhang auch mit dem Suizid der Ärzte auseinandersetzte. Dabei fand
er heraus, dass Ärzte, v. a. in jungen Jahren – ab dem 50. Lebensjahr nur noch
selten –, deutlich häufiger Selbstmord begingen.[466] Zur Suizidprävalenz der
Ärzte zeigte sich in einer im Bundesgesundheitsblatt im Jahr 1961 veröffentlichten Skala, dass Ärzte eine mittlere Position einnahmen, während Gastwirte
und Fleischer an der Spitze und Juristen, Wissenschaftler sowie Künstler am
Ende der Skala standen.[467] Innerhalb der Gruppe der Akademiker belegten
Ärzte mit knapp 17 % den zweiten Rang, nach den Theologen, die mit etwa
33 % die Spitzenposition innehatten.[468]

In der Folgezeit finden sich bis in die 2000er Jahre so gut wie keine weiteren Untersuchungen zur Suizidalität von Ärzten in Deutschland. Innerhalb
der US-amerikanischen Ärzteschaft geriet dieses Thema seit den 1960er Jahren jedoch immer mehr in den Fokus. Dies hing u. a. auch mit der hohen Zahl
der Suizide unter Psychiatern (54), die im Zeitraum von 1960 bis 1964 stattfan-

---

461 Freudenberg: Die Sterblichkeit der Aerzte in Deutschland, S. 492.
462 Ebd.
463 Vgl. hierzu Anonym: Über die Sterblichkeit der Ärzte, DMW (1936), S. 2066.
464 Prinzing: Handbuch der medizinischen Statistik I, S. 615.
465 Anonym: Sterben Ärzte früher als andere Menschen?, DÄBl. (1941), S. 93.
466 Freudenberg: Zahlen über Sterblichkeit und Todesursachen der Ärzte, DÄBl. (1958),
S. 151 ff.
467 Thomas: Suicidprophylaxe in Berlin, BGESBl. (1961), S. 306.
468 Ebd., S. 307.

den, zusammen.[469] Im Zuge dessen veröffentlichten Werner Simon und Gayle K. Lumry Mitte der 1960er Jahre eine der ersten Studien über Ärzte und Suizid. Ausgehend von einer im Allgemeinen als gering bezeichneten Zahl an ärztlichen Selbsttötungen beobachteten sie in einem Zeitraum von 20 Jahren 36 Ärzte auf der stationären psychiatrischen Abteilung des Minneapolis Hospital.[470] In dieser Zeit nahmen sich fünf Ärzte das Leben. Bei dreien wurde zuvor eine manische Depression und bei zweien Persönlichkeitsstörungen diagnostiziert. Die Ursachen für die Selbsttötungen sahen Simon und Lumry zum einen in hohen beruflichen Belastungen und zum anderen in der großen Verantwortung, die mit der Erfüllung der ärztlichen Rolle einherging.[471] Nach dem Konzept von DeSole, Aronson und Singer repräsentieren Ärzte in der Gesellschaft das Versprechen Kranken zu helfen, sie zu heilen. Identifizieren sich Ärzte mit der ihnen zugedachten Rolle, verlangt dies von den Akteuren zu jeder Zeit den höchsten Standard an Leistung und Können ab und erhöht so den Rollendruck.[472] Diesen durch Anpassung der ärztlichen Rolle an die individuellen Bedürfnisse zu reduzieren, fällt Ärzten aufgrund ihres innerhalb der professionellen Sozialisation verinnerlichten Habitus zumeist schwer[473]:

> Doctors tend to regard personal illness as weakness, a narcissistic injury which triggers defensive psychic regression and impairs reality-appreciation, allowing the doctor to deny a suicidal danger that would be quickly detected in a patient. This denial is often supported by the doctor's fantasy that he or she is a miraculous healer, immune to disease.[474]

Innerhalb des sozialen Feldes der Medizin besteht ebenfalls nur eine geringe Toleranz für regressives Verhalten. Die Kollegen fungieren diesbezüglich als soziale Kontrollmechanismen und erschweren somit den erkrankten Ärzten die Einnahme der Rolle des Kranken/Patienten:

> Colleagues often react to signs of depression in a doctor with annoyance and denial of what seems a ‚weakness‘ in one of their supposedly invulnerable band. A colleague's wish to help the sick doctor may conflict with competitive impulses or with feelings of aversion, having been antagonized by the doctor's ‚I-don't-need-anyone‘ attitude. Also, handling suicidal tendencies in a fellow physician is a grave responsibility that colleagues may wish to avoid.[475]

Der Psychiater Walter Freeman fand diesbezüglich in seiner 1967 veröffentlichten Studie auf der Grundlage von Nachrufen im „Journal of The American

---

469 Simon; Lumry: Suicide among Physician-Patients, S. 110, vgl hierzu auch DeSole; Singer; Aronson: Suicide and Role Strain among Physicians, S. 295 f.; sowie Ritter: In welchem Alter und woran sterben die amerikanischen Ärzte?, Die Medizinische Welt 21 N. F. Sonderdruck (1970), S. 2–11: Ritter zeigt auf, dass innerhalb des Jahres 1967 87 Fälle von Suizid bei US-amerikanischen Ärzten gezählt wurden.
470 Simon; Lumry: Suicide among Physician-Patients, S. 105.
471 Ebd., S. 105 ff.
472 DeSole; Singer; Aronson: Suicide and Role Strain among Physicians, S. 299, vgl. hierzu auch Simon; Lumry: Suicide among Physician-Patients, S. 109.
473 Simon; Lumry: Suicide among Physician-Patients, S. 110.
474 Sargent et al: Preventing Physician Suicide, S. 233 f.
475 Ebd., S. 235 f.

Medical Association" und von ihm untersuchten Totenscheinen heraus, dass nicht nur die Ärzte selbst, sondern auch viele Familien und die zuständigen Ärzte versuchten, die Selbsttötungen der Kollegen aus Scham[476] zu verschleiern. Die Aufrechterhaltung des ärztlichen Selbst- und Fremdbildes der Unverwundbarkeit ging somit über das soziale Feld der Medizin hinaus und betraf auch das persönliche Umfeld.[477]

Am Beispiel der US-amerikanischen Psychiater zeigte sich, dass die jährliche Suizidrate dieser Facharztgruppe im Zeitraum von 1961 bis 1964 ungefähr doppelt so hoch war wie bei Ärzten im Allgemeinen.[478] Die Hälfte der Psychiater beging mithilfe von Betäubungsmitteln[479] Selbstmord. Ein Viertel nahm sich mit einer Schusswaffe das Leben. Dabei fanden über ein Drittel der Suizide vor dem 40. Lebensjahr statt.[480]

Blieb Freudenberg in den ausgehenden 1950er Jahren noch einer Erklärung für diese Beobachtung schuldig[481], so wiesen amerikanische Forscher knapp zehn Jahre später nach, dass ein Zusammenhang zwischen den Rahmenbedingungen ärztlicher Tätigkeit, den Belastungen, die im Zuge der Erfüllung der ärztlichen Rolle entstanden, der Entwicklung von psychischen Störungen[482] und/oder einer Betäubungsmittel-/Alkoholabhängigkeit und als Ultima Ratio dem Suizid bestand. Dieser kam verhältnismäßig häufig bei jungen Ärzten vor und könnte in Zusammenhang mit Schwierigkeiten bei der Anpassung des Selbstkonzeptes an den ärztlichen Habitus und dessen Leitbilder stehen.[483]

Zu Beginn der 1970er Jahre wurde die Suizidalität bei Ärzten im Zuge des in den USA aufkommenden Ärztegesundheitsdiskurses erstmalig auf breiter Ebene in dem Aufsatz „The sick Physician" im „Journal of the American Medical Association" aus dem Jahr 1973 diskutiert. In der Folgezeit richtete die

---

476 Vgl. hierzu König: Suizidalität bei Ärzten, DÄBl. (2001), S. 3111: „*Suizidale Krisen und Suizidalität sind auch beim ärztlichen Kollegen behandelbar und bei schwerer Ausprägung durch stationäre Krisenintervention zu behandeln. In der Regel gehen behandelnde Ärzte mit ihren suizidalen Kollegen scheuer und schonender um als mit anderen Patienten. Dieses Thema erscheint häufig schambesetzt und somit einer offenen Diskussion […] schwer zugänglich*"

477 Freeman: Psychiatrists Who Kill Themselves, S. 154 f.

478 Simon; Lumry: Suicide among Physician-Patients, S. 110.

479 Vgl. hierzu DeSole; Singer; Aronson: Suicide and Role Strain among Physicians, S. 298. In diesem Zusammenhang zeigt sich, dass HNO-Ärzte und Anästhesisten ebenfalls eine hohe Suizidrate aufwiesen. Vgl. hierzu auch Anonym: Suizid, DMW (1980), S. 6 sowie Perason; Strecker: Physcians as pschiatric patients, S. 915 ff.

480 Simon; Lumry: Suicide among Physician-Patients, S. 110, vgl. hierzu DeSole; Singer; Aronson: Suicide and Role Strain among Physicians, S. 297.

481 Vgl. hierzu Freudenberg: Zahlen über Sterblichkeit und Todesursachen der Ärzte, DÄBl. (1958), S. 151 ff.

482 Vgl. hierzu Waring: Psychiatric Illness in Physicians, S. 521: „*Thus the prevalence of affective disorder in physicians is not unequivocally greater than in the general population, but the high suicide rate and the suggestion that 50 % of suicides at least suffer from affective disorder suggests that it may be higher.*"

483 Simon; Lumry: Suicide among Physician-Patients, 110, vgl. hierzu auch DeSole; Singer; Aronson: Suicide and Role Strain among Physicians, S. 297 sowie Anonym: The Sick Physician, S. 685: „*Suicide is generally accepted to be one of the major behavioral consequences of mental illness.*" Vgl. hierzu auch Haggett: A History of Male Disorders in Britain, S. 142.

US-amerikanische Ärzteschaft in allen Staaten des Landes Programme ein, die auf die Risiken des Arztberufes hinwiesen und das Thema Ärztegesundheit innerhalb der Berufsgruppe etablierten.[484] Die Suizidrate der US-amerikanischen Ärzte sank daraufhin bis zum Ende der 1980er Jahre signifikant.[485]

In Deutschland hingegen galt die Suizidalität von Ärzten weiter als Tabuthema. Untersuchungen hierzu finden sich bis in die 2000er Jahre nur selten. So erschien 1988 eine Dissertation zu Ärztesuiziden in Oberbayern[486] und 1994 folgte eine Übersichtsarbeit, die aufzeigte, dass die Suizidrate deutscher Ärzte um das 1,3- bis 1,6-fache höher lag als bei der Allgemeinbevölkerung.[487] Zu Beginn der 2000er Jahre galten v. a. Facharztgruppen, deren tägliche Arbeit durch einen hohen emotionalen Stress gekennzeichnet ist – Chirurgen, Anästhesisten und Internisten in der Notfallmedizin sowie Psychiater – als besonders Suizid gefährdet.[488] Die Ursachen für die vergleichsweise hohe Zahl an Ärztesuiziden[489] wurden wie bereits in englischsprachigen Untersuchungen aus den ausgehenden 1960er und beginnenden 1970er Jahren auf multikausale Zusammenhänge zurückgeführt: Ausgehend von den jeweiligen Rahmenbedingungen ärztlicher Tätigkeit und den damit zusammenhängenden berufsbedingten Belastungen spielte die Aufrechterhaltung des ärztlichen Habitus und die damit verbundene Vorstellung von der eigenen Gesundheit als Teil ärztlicher Professionalität eine entscheidenden Rolle. Vermehrt wiesen Untersuchungen darauf hin, dass die daraus resultierenden ärztlichen Verhaltensweisen und Handlungsmuster die Entwicklung von psychischen Störungen und Substanzabhängigkeiten bedingten und für Gruppen, die bezüglich dieser Erkrankungen eine Prävalenz besaßen, ein erhöhtes Suizidrisiko bestand.[490]

4.5.2 Welche Rolle spielen medizinische Fachkenntnisse?

Psychiater galten bis in die 2000er Jahre trotz ihres Fachwissens als besonders anfällig für psychische Störungen und in der Folge auch für Suizide.[491] Doch wie sah es mit Ärzten im Allgemeinen aus? Wirkte sich das Fachwissen der Ärzte über Gesundheit und Krankheit positiv auf deren Resilienz aus? Einer

---

484 Coombs et al: Inside Doctoring, S. 199.
485 Haggett: A History of Male Psychological Disorders in Britain, S. 125.
486 Bämayr: Über den Selbstmord von 119 Ärzten.
487 Moesler: Zur Suizidalität bei Ärzten, S. 128–131.
488 König: Suizidalität bei Ärzten, DÄBl. (2001), S. 3111; Reimer et al.: Suizidalität bei Ärztinnen und Ärzten, S. 383.
489 Vgl. hierzu Haggett: A History of Male Psychological Disorders in Britain, S. 142.
490 Niederkrothenthaler; Sonneck: Suizidalität bei Ärzten und Ärztinnen, S. 91 f. sowie Reimer et al.: Suizidalität bei Ärztinnen und Ärzten, S. 383 sowie Haenel: Amok und Kollektivsuizid, S. 79. Zur Suizidalität von Medizinstudierenden in deutschsprachigen Ländern vgl. Kamski; Frank; Wenzel: Suizidalität von Medizinstudierenden, S. 984–988.
491 Niederkrothenthaler; Sonneck: Suizidalität bei Ärzten und Ärztinnen, S. 91: „*Die geringen Fallzahlen bewirken aber, dass häufig nur nichtsignifikante Tendenzen ablesbar sind.*"

finnischen Studie zur Folge wiesen Ärzte im Zeitraum von 1971 bis 1980 eine doppelt so hohe Suizidrate auf wie Akademiker im Allgemeinen, mit Ausnahme der Juristen. Diese verfügten über eine ähnlich hohe Suizidquote wie Ärzte. Hierin sahen die finnischen Forscher einen Hinweis darauf, dass die spezifischen medizinischen Kenntnisse der Ärzte keinen Vorteil bezüglich der Entwicklung von Resilienzfaktoren mit sich brachten.[492] Im Gegenteil: Eine dänische Untersuchung zur Mortalität von Ärzten im Zeitraum von 1973 bis 1992 verweist auf eine konstante Erhöhung der ärztlichen Suizidquote im Untersuchungszeitraum. Eine große Zahl der Selbsttötungen wurde dabei auf Intoxikationen mit Betäubungs- oder anderen Arzneimitteln zurückgeführt. Der leichte Zugang, die Nähe und Verfügbarkeit sowie die Kenntnisse über Wirkungsgrad und Dosierung von Toxinen und Betäubungsmitteln wirkte sich somit eher ungünstig auf die Suizidalität der Ärzte aus.[493]

4.5.3 Sind Ärztinnen besonders gefährdet?

Eine der wenigen Studien zum Vergleich von Suiziden bei Ärztinnen[494] und Ärzten lieferten Steppacher und Mausner im Jahr 1974. Darin zeigten sie auf, dass die Suizidrate von Ärztinnen in den Jahren von 1925 bis 1974 im Vergleich zur weiblichen Allgemeinbevölkerung übermäßig hoch war. Wie ihre männlichen Kollegen, beendeten Ärztinnen häufig mit Betäubungsmitteln, v. a. Barbituraten, ihr Leben.[495] Ebenfalls vergleichbar war, dass zumeist junge Ärztinnen – vor dem 40. Lebensjahr – Selbstmord begingen: Zwölf von insgesamt 41 Suiziden fanden während der Ausbildung statt.[496] Dies zeigt auch das Fallbeispiel der 26-jährigen US-Amerikanerin Barbara, die während ihres Praktischen Jahres 1983 nach nur sechs Monaten Selbstmord beging. Bereits im dritten Monat klagte sie über psychische Probleme und nahm daraufhin Urlaub. Anschließend setzte Barbara ihr Praktisches Jahr auf der Neugeborenenstation einer Gemeindeklinik fort. In dieser Einrichtung war sie einerseits die erste Ärztin und andererseits verfügten die Mitarbeiter der Klinik bislang über keine Erfahrungen mit Auszubildenden. Im Zuge ihrer Tätigkeit musste

---

492 Anonym: Mortalität unter Ärzten, DÄBl. (1987), S. 1191, vgl. hierzu auch Anonym: Mortalität bei Ärzten, DÄBl. (1987), S. 873.

493 Juel; Mosbech; Hansen: Mortality and causes of death among Danish medical doctors, S. 458 f., vgl. hierzu Haggett: A History of Male Disorders in Britain, S. 125 sowie Niederkrothenthaler; Sonneck: Suizidalität bei Ärzten und Ärztinnen, S. 92.

494 Zur Anzahl von Studien über Suizide von Ärztinnen vgl. Schernhammer; Colditz: Suicide Rates among Physicians, S. 2295–2302: Das Autorenteam weist in seiner Metaanalyse von 25 Studien, die nach 1960 entstanden sind, darauf hin, dass bis in die 2000er Jahre nur in wenigen Untersuchungen die Suizide von Ärztinnen berücksichtigt wurden. Mit dem starken Anstieg von Frauen im Arztberuf nahm die Zahl an Studien zum Suizid von Ärztinnen jedoch nur leicht zu.

495 Steppacher; Mausner: Suicide in Male and Female Physicians, S. 324 ff.

496 Ebd., S. 327 f.

sich die junge Ärztin mit heftiger Kritik, v. a. von Seiten der älteren und berufserfahreneren Schwestern, auseinandersetzen.[497] Die größten Schwierigkeiten bereitete ihr jedoch die große Verantwortung, die sie als einzige Ärztin während der Nachtschicht zu tragen hatte und die sie ängstigte: *„But most of all I feel unsupported when I'm left totally alone […]. That responsibility terrifies me!"*[498] Am Beispiel Barbaras zeigte sich, dass die Rahmenbedingungen ärztlicher Tätigkeit und der soziale Druck innerhalb des Feldes dazu führten, dass sich die junge Ärztin überlastet fühlte, psychische Probleme entwickelte und in letzter Konsequenz sich das Leben nahm.

Eine neuere Untersuchung zur Suizidalität bei Ärztinnen und Ärzten aus dem Jahr 2005 verweist – wie bei psychischen Störungen und Suchterkrankungen auch – auf eine hohe Suizidrate ersterer im Vergleich zu ihren männlichen Kollegen.[499] Ein möglicher Erklärungsansatz hierfür liegt neben der oftmals erwähnten Doppelbelastung von Beruf und Familie und der damit zusammenhängenden fehlenden Unterstützung durch die jeweiligen Institutionen[500] v. a. in der geschlechterspezifischen Struktur der Ärzteschaft und deren Auswirkungen auf die Aus- und Weiterbildung sowie die ärztliche Tätigkeit: Bis heute existiert innerhalb der Ärzteschaft ein flächendeckendes Defizit an Ärztinnen in Führungspositionen.[501] Eine Untersuchung aus dem Jahr 2006 zeigte, dass durchschnittlich vier Prozent der Chefarztpositionen[502] an Ärztinnen vergeben und *„die Lehrstühle der Universitätsmedizin […] fast ausschließlich mit Männern besetzt"* waren.[503] Hierzu konnte nachgewiesen werden, dass Frauen, wenn sie ein soziales Feld, das historisch betrachtet von Männern dominiert und von deren Normen und Werten geprägt wurde, erstmalig betreten, andere Erfahrungen als diese machten: *„The man may proceed immediately to*

---

497 Rosemark: Residency Stress Leading to Suicide, S. 226 ff.

498 Ebd., S. 228.

499 Reimer et al.: Suizidalität bei Ärztinnen und Ärzten, S. 382, vgl. hierzu auch Hoffmann: Gesunder Alltag im 20. Jahrhundert, S. 236 f.

500 Ebd., S. 384.

501 Vgl. dazu https://www.bundesaerztekammer.de/fileadmin/user_upload/downloads/pdf-Ordner/Statistik2017/Stat17AbbTab.pdf., Ärztestatistik der BÄK zum 31.12.2017, S. 5, letzter Zugriff 17.09.2018 sowie Beerheide: Ärztinnenstatistik, DÄBl. (2017), S. 453 f. und https://www.bvgd-online.de/nachricht/anteil-von-aerztinnen-in-fuehrungspositionen-weiterhin-gering/, letzter Zugriff 17.09.2018: Im Jahr 2017 lag der Anteil an Ärztinnen an der Gesamtzahl der Ärzte bei knapp 47 Prozent. Ein Blick auf Ärztinnen in Führungspositionen zeigt jedoch, dass Ende 2015 im Bundesdurchschnitt zehn Prozent der Stellen von Frauen besetzt waren. Diese verteilten sich auf Inhaberinnen eines Lehrstuhls, Klinikdirektorinnen und Institutsleiterinnen an Universitätskliniken. Vgl. dazu auch eine differenziertere Darstellung aus dem Jahr 2006: Kaczmarczyk: Frauen in Führungspositionen, DÄBl. (2006), S. 2313.

502 Vgl. hierzu Bourdieu: Männliche Herrschaft, S. 158: *„An den medizinischen Fakultäten nimmt der Anteil an Frauen in einem Fach mit dessen höherem Rang in der Fächerhierarchie ab, so daß ihnen einige Fächer, wie die Chirurgie, praktisch verwehrt, andere hingegen, wie Gynäkologie oder Kinderheilkunde, faktisch vorbehalten bleiben."*

503 Kaczmarczyk: Frauen in Führungspositionen, DÄBl. (2006), S. 2313.

the tasks at hand, based on his knowledge and expertise, while the woman is reflexively aware of being in a social situation."[504]

Im Verlauf der ärztlichen Aus- und Weiterbildung passen Ärztinnen jedoch ihr Selbstkonzept an die vorherrschenden Leitbilder männlicher Prägung an, da ihnen bekannt ist, *„daß zum beruflichen Weiterkommen in der Klinik in hohem Maße maskuline Persönlichkeitseigenschaften notwendig sind.*"[505] Diese Anpassung des eigenen Selbstkonzeptes an das maskulin geprägte ärztliche Selbstverständnis ist für Ärztinnen mit einem größeren persönlichen Aufwand als bei Ärzten verbunden. Die Frauenbeauftragte der Universitätsmedizin Berlin, Gabriele Kaczmarczyk, sieht die Ursachen hierfür zum einen darin begründet, dass bei einigen männlichen Vorgesetzten in der Klinik – besonders in operativen Fächern – weiterhin patriarchalische Vorstellungen vom Arztberuf vorherrschen.[506] Zum anderen weist sie darauf hin, dass Männer ihre berufliche Karriere früher und konsequenter als Frauen planen, in diesem Zusammenhang Kontakte, die für die eigene Karriere unverzichtbar sind, bereits im Studium knüpfen und diese später zu *„einem exklusiven ‚Old Boys Network‘*" überführen.[507] Hinzu kommt, dass Ärztinnen bis heute in dem von Männern dominierten sozialen Feld der Medizin noch immer mit Diskriminierung und Benachteiligung zu kämpfen haben.[508]

4.5.4 Fazit

Im Zuge der aufkommenden Mortalitätsstatistiken im 19. und beginnenden 20. Jahrhundert geriet auch die Suizidalität von Ärzten in den Fokus des Berufsstandes. Gingen Ärzte und Statistiker zu Beginn des Untersuchungszeitraums zunächst davon aus, dass die Zahl der Suizide innerhalb des Standes hoch war, so konnte in der ersten Hälfte des 20. Jahrhunderts eine Prävalenz der Ärzte bezüglich des Suizids nachgewiesen werden. Die Ursachen hierfür waren vielseitig. Führte man die vergleichsweise hohe Zahl der Selbsttötungen innerhalb des Ärztestandes zunächst auf die schlechten wirtschaftlichen Ver-

---

504 Nye: Medicine and Science as Masculine „Fields of Honor", S. 77 sowie Nye: The Legacy of Masculine Codes of Honor, S. 151.

505 Sieverding: Die Bedeutung von Prototype-Matching, S. 286, vgl. hierzu auch Davis; Allison: Increasing Representation, Maintaining Hierarchy, S. 37 f.

506 Kaczmarczyk: Frauen in Führungspositionen, DÄBl. (2006), S. 2313: *„Sicher gibt es noch den Chefarzt der überholten Art, der sich Frauen mit einem Skalpell in der Hand am Operationstisch oder in leitender ärztlicher Position nicht vorstellen kann (oder will).*"

507 Ebd., vgl hierzu auch Bourdieu: Männliche Herrschaft, S. 150 f.: *„In der Tat hat bis vor kurzem die ganze von der schulischen Institution vermittelte wissenschaftliche Kultur in ihren verschiedenen Varianten, der literarischen oder philosophischen wie der medizinischen oder juristischen, fortwährend archaische Denkweisen und Muster in Umlauf gebracht.*"

508 Niederkrothenthaler; Sonneck: Suizidalität bei Ärzten und Ärztinnen, S. 92. Vgl. hierzu auch Clade: Arbeitsplatz am Krankenhaus, DÄBl. (1990), S. 1305 sowie Anonym: Ärztinnen – nein danke?, Der Arzt im Krankenhaus und im Gesundheitswesen. Monatsschrift des Marburger Bundes (1981), S. 108.

hältnisse vieler Ärzte, die schwache körperliche Konstitution und die Überlastung infolge der Arbeitsverdichtung zurück, so zeigte sich zu Beginn der 1940er Jahre anhand von internationalen Untersuchungen, dass diesbezüglich auch die Nähe und Verfügbarkeit zu Toxinen und Betäubungsmitteln eine entscheidende Rolle spielten.

Für die Zeit von 1945 bis in die 2000er Jahre finden sich nur wenige Untersuchungen für den deutschsprachigen Raum, die sich mit dem Thema Ärztesuizid auseinandersetzten. Anhand englischsprachiger Studien zeigte sich jedoch, dass v. a. junge Ärzte und Psychiater häufig Selbsttötungen vornahmen.[509] Ein Großteil dieser Ärzte setzte seinem Leben mit Betäubungsmitteln und Toxinen ein Ende. In diesem Zuge wiesen amerikanische Forscher nach, dass die Suizide bei Ärzten oftmals die Folge vorangegangener psychischer Störungen und/oder Substanzabhängigkeiten waren. Die Ursachen hierfür lagen einerseits in den Belastungen, die durch die Rahmenbedingungen ärztlicher Tätigkeit entstanden und andererseits in den Schwierigkeiten, die Ärzte bei der Anpassung ihres Selbstkonzeptes an den ärztlichen Habitus und dessen Leitbilder hatten.

Seit den 1970er Jahren wiesen Studien auch auf eine besonders hohe Suizidrate bei Ärztinnen im Vergleich mit ihren männlichen Kollegen hin. Mögliche Ursachen hierfür sind neben der immer wieder erwähnten Doppelbelastung von Beruf und Familie v. a. die noch immer vorherrschenden Dominanz der Männer innerhalb der Ärzteschaft und deren Auswirkungen auf die Aus- und Weiterbildung sowie auf die Tätigkeit von Ärztinnen innerhalb des sozialen Feldes der Klinik.

4.6 Die Mortalität und Lebensdauer der Ärzte

4.6.1 Das Narrativ der hohen Sterblichkeitsrate

Im Zuge der sich seit dem beginnenden 18. Jahrhundert entwickelnden Arbeitsmedizin finden sich immer wieder Hinweise auf eine höhere Sterblichkeit der Ärzte im Vergleich zu anderen Berufsgruppen sowie zur Gesamtbevölkerung. Diesen Missstand führten die Berufsvertreter zum einen auf das hohe Infektionsrisiko durch ständigen Patientenkontakt – in einer Zeit vor der Erfindung wirksamer Medikamente und der Einführung prophylaktischer Maßnahmen[510] – sowie auf die hohen berufsbedingten Belastungen zu-

---

509 Vgl. hierzu Niederkrothenthaler; Sonneck: Suizidalität bei Ärzten und Ärztinnen, S. 91.
510 Jütte: Leben Ärzte länger?, DMW (2013), S. 2667 u. S. 2669, vgl. hierzu auch De Neufville: Lebensdauer und Todesursachen, S. 31 ff.: Aufgeteilt in drei Altersklassen ging De Neufville für Frankfurt am Main davon aus, dass Ärzte in den Lebensjahren zwischen 30 und 40 eine besonders hohe Mortalität bezüglich der Tuberkulose aufwiesen. In den Jahren zwischen 40 und 50, in einer Zeit, in der Ärzte den größten beruflichen Belastungen unterlagen, starben sie nach seiner Annahme besonders häufig an Typhus und in der Altersklasse ab dem 50. bis zum 60. Lebensjahr war das Risiko an einer der beiden Infektionskrankheiten zu sterben nicht mehr erhöht.

rück.[511] Bereits seit dem 18. Jahrhundert ging man innerhalb des Standes davon aus, dass junge, praktische Ärzte, die noch keine physische *„Festigkeit, und Unempfindlichkeit gegen die Strapazen und Krankheitsursachen"*[512] entwickelt hatten und deren Psyche im Umgang mit Patientenschicksalen, *„bei den täglichen herzzerbrechenden Jammerscenen"*[513], noch stärker belastet wurde als die ihrer abgehärteten, älteren Kollegen, eine besonders hohe Mortalität aufwiesen. Das ärztliche Narrativ der Aufopferung für den Patienten führten Berufsvertreter in diesem Zusammenhang immer wieder an:

> Medici, sonderlich Practici, führen das allerelendste Leben, denn sie müssen eines jeden Diener seyn und allen zu Gebote stehen, […] müssen fast zu allen Zeiten andern aufwarten und ihr Leben selbst dabey aufopfern.[514]

Im 19. Jahrhundert, im Zuge der Entwicklung der Sozialhygiene zu einer eigenen Wissenschaft, verzeichnete die medizinische Statistik einen bedeutenden Aufschwung. Der Fokus dieser Untersuchungen lag auf der Analyse des Einflusses von wirtschaftlichen und sozialen Faktoren auf Krankheiten und krankhafte Zustände sowie auf der Mortalität von Bevölkerungs- oder Berufsgruppen.[515] Auch das vermeintlich hohe Sterberisiko der Ärzte im Vergleich zu anderen Professionen (Geistlichen, Lehrern, Juristen, Beamten) wurde in dieser Zeit erstmals mit statistischen Methoden untersucht. So existierte bereits Mitte des 19. Jahrhunderts eine Reihe von Abhandlungen zur Sterblichkeitsrate von Ärzten aus Preußen[516], Bayern[517] sowie aus Frankfurt am Main.[518] Auf der Grundlage der Zahlen der Verstorbenen – ohne den jeweiligen Anteil der Lebenden in der Berufsgruppe in die Rechnung miteinzubeziehen[519] – gingen Casper, Escherich und De Neufville davon aus, dass die Sterblichkeitsrate[520] der Ärzte im Vergleich zu anderen Berufsgruppen mit ähnlichem sozioökonomischem Status stark erhöht war und diese eine wesentlich geringere durchschnittliche Lebensdauer besaßen.[521] Dieser Missstand wurde wie bereits im 18. Jahrhundert auf die Nähe zu den Patienten und die berufsbedingten Belastungen der Ärzte zurückgeführt:

---

511 De Neufville: Lebensdauer und Todesursachen, S. 31 ff., vgl. hierzu auch Jütte: Leben Ärzte länger?, DMW (2013), S. 2669: Ärzte im Alter zwischen 50 und 60 Jahren galten bezüglich organischer Leiden aufgrund der hohen geistigen und körperlichen Anstrengungen als besonders gefährdet.

512 Hufeland: Die Kunst das menschliche Leben zu verlängern, S. 133.

513 Ebd.

514 Hoffmann: Politischer Medicus, S. 38 f.

515 Prinzing: Handbuch der medizinischen Statistik I, S. 1 ff.

516 Casper: Ueber die wahrscheinliche Lebensdauer der Ärzte, S. 33–43.

517 Escherich: Hygienisch-statistische Studien.

518 De Neufville: Lebensdauer und Todesursachen.

519 Gussmann: Statistische Untersuchungen, S. 3 f. sowie Österlen: Handbuch der medicinischen Statistik, S. 203 ff.

520 Vgl. hierzu Jütte: Leben Ärzte länger?, DMW (2013), S. 2668: Die Sterblichkeitsrate bezeichnet das *„Verhältnis der Anzahl der Sterbefälle zum Durchschnittsbestand einer Population."*

521 Casper: Ueber die wahrscheinliche Lebensdauer der Ärzte, S. 33; Escherich: Hygieinisch-statistische Studien, S. 23; De Neufville: Lebensdauer und Todesursachen, S. 29, vgl. hierzu Galton: Statistical Inquiries, S. 126.

Der Beruf selbst aber ist vom Anfange bis zum Ende ein ruheloses Treiben, ein steter Kampf mit den organischen und socialen Feinden des Wohlseyns Anderer und mit den Gefahren für die eigene Geltung. Bei keinem anderen Stande kumuliren sich so viele, mannichfaltige und tödliche Gefahren für das körperliche und geistige Wohlseyn. […] Die Wohlthat einer geregelten Tagesordnung ist hier nicht möglich, Körper und Geist werden gleichzeitig und oft bis zur äussersten Gränze angestrengt, viele unterliegen der Ansteckung bei Krankheiten, mehrere noch den Anstrengungen und Witterungseinflüssen im Tagesberufe und alle werden in der Sorge niedergehalten um die Gefahren des eigenen Rufes und der ökonomischen Existenz. […] In den objektiven und subjektiven Schwierigkeiten des ärztlichen Berufes, wie sie keinem anderen Stande angehören, ist eine ausreichende Erklärung gegeben ihrer exceptionellen und frühzeitigen Sterblichkeit.[522]

Das durchschnittliche Sterbealter der Ärzte lag um das Jahr 1850 bei etwas über 50 Jahren. Für Frankfurt am Main betrug es im Jahr 1855 52 Jahre und drei Monate, für Baden lag es im Zeitraum von 1855 bis 1864 bei etwa 54 Jahren.[523] Bezüglich der Mortalität stellte sich die Berufsgruppe der Ärzte im Vergleich mit Juristen, Geistlichen und Lehrern als die *„bei weitem ungünstigste"* heraus.[524] Bezüglich des durchschnittlichen Sterbealters der Ärzte gab es regionale Unterschiede: Im Königreich Württemberg beispielsweise lag dieses wesentlich höher und betrug in der ersten Hälfte des 19. Jahrhunderts etwa 56 Jahre und in der zweiten Hälfte sogar 62 Jahre.[525]

4.6.2 Die Mortalität der Ärzte in der zweiten Hälfte des 19. Jahrhunderts

In seiner im Jahr 1865 in Tübingen erschienenen Dissertation „Über die Mortalitäts-Verhältnisse im ärztlichen Stande" beging der Mediziner Ernst Gussmann erstmals neue Wege bei der Berechnung der Sterblichkeit der Ärzte. Hierbei verglich er die Verstorbenen mit den im gleichen Alter noch Lebenden und stellte seine Ergebnisse im Anschluss den bisher bekannten Statistiken gegenüber. Dafür sammelte er die Daten von 2.044 noch lebenden und bereits verstorbenen Ärzten aus Württemberg, Baden und Bayern in den Jah-

---

522 Escherich: Hygieinisch-statistische Studien, S. 35 f.; vgl. dazu auch De Neufville: Lebensdauer und Todesursachen, S. 31 f.: *„Anhaltende geistige Aufregungen und Gemüthsbewegungen, sowie körperliche Strapazen bei Tag und Nacht, sind die vorzugsweisen Faktoren, welche das Leben des Arztes zu verkürzen streben. Die menschliche Natur kann Vieles vertragen, aber sie verlangt eine gewisse Regelmässigkeit, ein gewisses Gleichmaas zwischen körperlicher und geistiger Thätigkeit einerseits, und Ruhe andererseits. Beim Arzte jedoch bringt der Beruf eine beständige Häufung geistig aufregender Einflüsse mit sich, und wenn nach des Tages Mühen und Lasten ein erquickender Schlaf seine Kräfte erneuern, ihn zu seinem schweren Berufe wieder stärken sollte, so treten dieser segensreichen Einrichtung der Natur nur allzuhäufig die Störungen der Nachtruhe entgegen. Es ist eine Berufsweise, welche zum Wohle des Mitmenschen ihr eigenes Leben zu verkürzen angewiesen ist […] Wer nicht von Haus aus eine kernhafte, feste Gesundheit hat, der unterliegt nur allzuschnell den Anstrengungen dieses Standes."*
523 De Neufville: Lebensdauer und Todesursachen, S. 29 ff.; Bericht des Großherzoglichen Obermedizinalraths, S. 52.
524 De Neufville: Lebensdauer und Todesursachen, S. 29.
525 Jütte: Leben Ärzte länger?, DMW (2013), S. 2669.

ren von 1806 bis 1863.[526] Bei der Berechnung mit dieser Methode ergab sich, dass die durchschnittliche Lebensdauer der Ärzte um einiges länger war als bisher angenommen: Für Württemberg und Baden lag die durchschnittliche Lebensdauer 25-jähriger Ärzte um neun Jahre, die der 40-jährigen um sechseinhalb Jahre und die der 60-Jährigen um drei Jahre höher[527] und war damit *„etwas besser […], als die der ununterschiedenen Gesammtbevölkerung, ja selbst als die der Männer aus geschlossenen Gesellschaften."*[528]

In der Folgezeit entstanden im ausgehenden 19. Jahrhundert mit dem etwa zeitgleichen reichsweiten Aufbau einer ärztlichen Fürsorgeeinrichtung wie der „Central-Hülfscasse für die Aerzte Deutschlands" bzw. mit der Errichtung und dem Ausbau von „Provinzial- und Landes-Hilfskassen" auf der Ebene der Einzelstaaten Untersuchungen zur Mortalität und Lebensdauer der Ärzte aus Württemberg[529], Sachsen[530] und bei der Gothaer Lebensversicherung[531], die den Diskurs über die Sterblichkeit der Ärzte bis in die erste Hälfte des 20. Jahrhunderts prägen sollten.[532] Eine Untersuchung zur Mortalität und Lebensdauer der Ärzte auf dem gesamten Reichsgebiet sollte erst im ersten Drittel des 20. Jahrhunderts folgen, da im ausgehenden 19. Jahrhundert noch keine verlässlichen Zahlen aus den sich im Aufbau befindenden statistischen Büros, den ärztlichen Vereinen sowie den Lebensversicherungsanstalten existierten.[533]

Für die bei der Gothaer versicherten Ärzte wiesen Karup und Gollmer nach, dass deren Sterblichkeit zwar hoch, jedoch wesentlich niedriger lag, als in bisherigen Untersuchungen angenommen. Im Zeitraum zwischen 1829 bis 1885 zeigte sich, dass Ärzte im Vergleich mit den anderen bei der Gothaer versicherten Personen eine Übersterblichkeit von etwa zwölf Prozent aufwiesen.[534]

Arthur Geissler untersuchte die Sterblichkeit und Lebensdauer sächsischer Ärzte im Zeitraum von 1866 bis 1885. Hierfür zog er u. a. das in Sachsen seit 1866 bestehende Ärzteregister, die medizinischen Korrespondenzblätter und handschriftliche Jahresberichte der Bezirksärzte zur Rate.[535] So beobachtete er, dass die durchschnittliche Lebensdauer der sächsischen Ärzte im Vergleich zur männlichen Bevölkerung Preußens etwas niedriger lag. Dies führte Geissler auf die besonderen Berufsgefahren der Ärzte zurück, die

gleichzuachten einem Zuschlag von etwa zehn Procent zu der Lebensgefahr einer gleichaltrigen Gesammtheit männlichen Geschlechts [ist]. Sämmtliche ältere Angaben über

---

526 Gussmann: Statistische Untersuchungen über die Mortalitäts-Verhältnisse im ärztlichen Stande, S. 8.
527 Ebd., S. 25.
528 Ebd., S. 27.
529 Weinberg: Sterblichkeit, Lebensdauer und Todesursachen der württembergischen Ärzte.
530 Geissler: Die Sterblichkeit und Lebensdauer der Sächsischen Aerzte.
531 Karup; Gollmer: Die Mortalitätsverhältnisse des ärztlichen Standes, S. 381–421.
532 Hettich: Sterblichkeits-Statistik der Aerzte in Württemberg, S. 5.
533 Karup; Gollmer: Die Mortalitätsverhältnisse des ärztlichen Standes, S. 383 f.
534 Ebd., S. 420.
535 Geissler: Die Sterblichkeit und Lebensdauer der Sächsischen Aerzte, S. 5.

eine erheblich höhere Sterblichkeit im ärztlichen Stande können mit Bestimmtheit als irrig bezeichnet werden.[536]

Besonderen Risiken waren Ärzte im Berufseintrittsjahr sowie ab dem 60. Lebensjahr ausgesetzt.[537] Geissler wies ebenfalls darauf hin, dass die Mortalität der sächsischen Ärzte im Vergleich mit den bei der Gothaer versicherten Kollegen ein wenig erhöht war.[538] Die württembergischen Ärzte hingegen verzeichneten im 19. Jahrhundert in der Altersgruppe von 25 bis 64 Jahren eine günstigere Sterblichkeit als ihre bei der Gothaer versicherten sowie aus dem Königreich Sachsen stammenden Kollegen. Dies ist v. a. darauf zurückzuführen, dass die durchschnittliche Lebensdauer der württembergischen Bevölkerung über dem Reichsdurchschnitt lag und erstere kaum Unterschiede zur Lebensdauer der württembergischen Ärzte aufwies.[539] Eine besonders hohe Sterblichkeit bestand jedoch bei Berufsanfängern. Die Ursachen hierfür waren vielfältig. Zunächst ging Weinberg auf die schwache körperliche Konstitution der Gelehrten im Allgemeinen, wie beispielsweise die verringerte Muskulatur oder den unterdurchschnittlichen Brustumfang, ein. Außerdem zeigte er auf, dass sich anders als bei den evangelischen Theologen, der im Jahr 1842 an den württembergischen Universitäten eingeführte Turnunterricht nicht positiv auf die Lebensdauer und Sterblichkeit der Ärzte auswirkte.[540] Die hohen Belastungen des Medizinstudiums stellten für Weinberg ebenfalls einen entscheidenden Faktor für die hohe Sterblichkeit junger Ärzte in Württemberg[541] dar:

> Speziell der Mediziner hat vom ersten Semester an eine weit größere Anzahl von Kollegien zu besuchen, als die anderen Studierenden und ist zum Einhalten des Besuchs weit mehr gezwungen, da ihm Bücher die unmittelbare Anschauung nicht ersetzen können. [...] Er hat weniger Zeit zu körperlichen Übungen und zur Erholung im Freien [...]. Es ist daher kein Wunder, wenn an Leib und Charakter schwächliche Naturen schon unter der Vorbereitung zum ärztlichen Beruf zu leiden haben.[542]

In seiner Untersuchung zur Sterblichkeit und Lebensdauer württembergischer Ärzte ging Weinberg auch auf die unterschiedlichen ärztlichen Fachdisziplinen ein und nahm an, dass praktische Ärzte eine größere körperliche Leistung erbringen mussten, als Spezialisten, die er als *weniger robuste[n] Naturen* bezeichnet. Letztere wiesen nach Weinberg, aufgrund der hohen Belastungen

---

536 Ebd., S. 38.
537 Ebd., S. 37 f.
538 Karup; Gollmer: Die Mortalitätsverhältnisse des ärztlichen Standes, S. 394 f.
539 Weinberg: Sterblichkeit, Lebensdauer und Todesursachen der württembergischen Ärzte, S. 137.
540 Ebd., S. 148.
541 Ebd., S. 146, vgl. hierzu Escherich: Hygienisch-statistische Studien, S. 35 f. u. S. 51: *„Die Aerzte haben die wenigste Hoffnung eines langen Lebens und die größte Sterblichkeit in allen Altersklassen; die extreme Sterblichkeit ist im frühesten Alter, ¾ unterliegen schon vor dem 50ten Lebensjahre und 10/11 vor dem 60ten Lebensjahre."* Sowie de Neufville: Lebensdauer und Todesursachen, S. 31 f.
542 Weinberg: Sterblichkeit, Lebensdauer und Todesursachen der württembergischen Ärzte, S. 124 u. S. 146.

des Arztberufes, eine kürzere Lebensdauer als ihre allgemeinmedizinisch tätigen Kollegen auf.[543]

Im internationalen Vergleich war die Lebensdauer württembergischer
Ärzte zwar kürzer als die ihrer Kollegen aus Dänemark und Norwegen, jedoch
länger als die der Standesmitglieder aus England und der Schweiz.[544] Bezüglich der Mortalität von Stuttgarter und württembergischen Ärzten offenbarten
sich hingegen keine großen Unterschiede.[545] Weinberg verglich jedoch nicht
nur die Ärzte verschiedener Länder und Regionen, sondern auch die Professionen (Geistliche, Lehrer, Beamte, Juristen, Ärzte) innerhalb Württembergs
hinsichtlich ihrer durchschnittlichen Lebensdauer. So fand er heraus, dass
diese bei evangelischen Theologen sowie Lehrern innerhalb des gesamten
Untersuchungszeitraums von 1810 bis 1895 länger war.[546] Die Ursachen hierfür sah Weinberg in der *„gleichmäßigen Verteilung von Arbeit und Erholung“*.[547]
Während sich diesbezüglich zu Beamten und Juristen keine genauen Aussagen
treffen ließen[548], so zeigte sich, dass katholische Theologen im Vergleich mit
Ärzten eine kürzere durchschnittliche Lebensdauer aufwiesen. Dies führte
Weinberg u. a. auf die Rekrutierung der katholischen Theologen aus niederen
Bevölkerungsschichten, das Zölibat, einen übermäßigen und unregelmäßigen
Konsum von Alkohol und Speisen sowie auf das Ableisten von Seelsorge-
diensten in der Nacht zurück.[549] Ungeachtet dieser Erkenntnisse herrschte innerhalb der Ärzteschaft im ausgehenden 19. und beginnenden 20. Jahrhun-
dert die Meinung vor, dass *„der ärztliche, der gefährdetste Beruf ist.“*[550]

4.6.3 Die häufigsten Todesursachen von Ärzten im 19. Jahrhundert

Auf der Grundlage des statistischen Materials der Gothaer Versicherung wurden im ausgehenden 19. Jahrhundert auch die Todesursachen der Ärzte genauer bestimmt. Erkrankungen der Atmungsorgane waren die häufigste To-

---

543 Ebd., S. 148.
544 Ebd., S. 135 f.
545 Ebd., S. 149.
546 Vgl. hierzu Hettich: Sterblichkeits-Statistik der Aerzte in Württemberg, S. 67: *„Indessen,
was man auch über diese Erfahrungen sagen kann, sie gehen doch alle darauf hinaus, daß die Sterblichkeit im ärztlichen Stande verhältnismäßig groß ist, ein Resultat, das nicht Wunder nehmen
kann, wenn man sich aller schädlichen Einflüsse erinnert, die mit der Stellung des Arztes verbunden
sind.“*; Schnapper-Arndt: Sozialstatistik, S. 217.
547 Weinberg: Sterblichkeit, Lebensdauer und Todesursachen der württembergischen Ärzte,
S. 146. Die evangelischen Theologen hatten die längste Lebenserwartung mit 66,2 Jahren. Gefolgt von Gymnasiallehrern mit 65,5 Jahren. Die durchschnittliche Lebenserwartung der Ärzte lag lediglich bei 61,6 Jahren. Vgl. hierzu auch Jütte: Leben Ärzte länger?,
DMW (2013), S. 2669.
548 Weinberg: Sterblichkeit, Lebensdauer und Todesursachen der württembergischen Ärzte,
S. 139.
549 Ebd., S. 146 f.
550 Kruse: Die Gesundheitsverhältnisse der Aerzte, Geistlichen und Oberlehrer, DMW (1901),
S. 737, vgl. hierzu Freudenberg: Die Sterblichkeit der Aerzte in Deutschland, S. 478.

desursache, gefolgt von Infektionskrankheiten wie Tuberkulose und Typhus.
Karup und Gollmer führten dieses Ergebnis – wie ihre Kollegen bereits zuvor – auf die mit dem ärztlichen Beruf zusammenhängenden Risiken und Belastungen zurück: Häufiger Kontakt mit Patienten und Krankheiten, nächtliche Hausbesuche, wenig Schlaf, etc.[551] Bezüglich der Mortalität aufgrund von
Infektionskrankheiten fand Weinberg für Württemberg heraus, dass diese seit
der Mitte des 19. Jahrhunderts bei Ärzten, wie auch in der Gesamtbevölkerung, abnahm. So zeigte sich beispielsweise, *„daß keine besondere Gefährdung der
Ärzte durch Tuberkulose infolge des Berufs besteht, respektive daß sie in der Lage sind,
sich gegen die Gefahr der Ansteckung wirksam zu schützen."*[552] Im Vergleich zu Ärzten waren Wundärzte, Zahnärzte, Heildiener und Krankenwärter zumeist länger bei den Patienten, wodurch diese Berufsgruppen weitaus mehr der Gefahr
einer Infektion ausgesetzt waren.[553]

Bei Krankheiten des Nervensystems – insbesondere bei Geisteskrankheiten – wiesen (praktische) Ärzte in Württemberg, v. a. in Stuttgart, im Vergleich
mit Theologen beider Konfessionen sowie Lehrern eine Übersterblichkeit
auf[554]:

> Zweifellos geht die geistige Arbeit des Arztes häufig unter erschwerenden Umständen vor
> sich; wer sich mit dem auf der Universität Gelernten nicht begnügt, sondern sich Fort-
> schritte der Wissenschaft aneignen will, um konkurrenzfähig zu bleiben, muß am Abend
> nach oft anstrengender Thätigkeit bei ermüdetem Körper arbeiten; die Unterbrechungen
> der Nachtruhe tragen ebenfalls dazu bei, das Nervensystem zu erschöpfen; tritt Schlaflosig-
> keit ein, so liegt die Versuchung nahe, durch Alkohol oder Morphium nachzuhelfen; man-
> che Ärzte glauben auch ihre körperliche Leistungsfähigkeit durch Alkohol zu erhöhen.[555]

Die Übersterblichkeit der Ärzte an Erkrankungen des Herzens und der Blut-
gefäße führte Weinberg ebenfalls auf den Beruf zurück. Dabei griff er in seiner
Argumentation neben den Rahmenbedingungen ärztlicher Tätigkeit die zeitgenössischen, tradierten Narrative der Aufopferung und Leistungsfähigkeit
auf. Diese galten als zentrale Merkmale ärztlichen Selbstverständnisses, welches wiederum maßgeblich das Gesundheits- und Krankheitsverhalten der
Ärzte beeinflusste:

> Die Unregelmäßigkeiten in den Mahlzeiten, die Unterbrechungen des Schlafs, die Not-
> wendigkeit, auch bei ermüdetem Körper weiter zu arbeiten, auch die nicht seltenen Ge-
> mütserregungen tragen jedenfalls wesentlich dazu bei, daß die genannten Veränderun-
> gen beim Arzte leicht vorzeitig eintreten.[556]

---

551 Vgl. hierzu Anonym: Die Mortalitätsverhältnisse des ärztlichen Standes, DÄBl. (1887),
    S. 14: *„Diese Uebersterblichkeit findet ihre Erklärung in den Berufsgefahren, welche in der näheren
    Berührung, namentlich mit Typhuskranken, in schädlichen Witterungs- und Temperatureinflüssen
    bei Ausübung der Praxis und in der aufreibenden Thätigkeit selbst zu suchen sind."*
552 Weinberg: Sterblichkeit, Lebensdauer und Todesursachen der württembergischen Ärzte,
    S. 164.
553 Karup; Gollmer: Die Mortalitätsverhältnisse des ärztlichen Standes, S. 421.
554 Weinberg: Sterblichkeit, Lebensdauer und Todesursachen der württembergischen Ärzte,
    S. 165.
555 Ebd.
556 Ebd., S. 166.

Die negativen Auswirkungen des ärztlichen Habitus auf die Mortalität der Mediziner zeigte sich auch an der hohen Anzahl der Ärzte, die in der von Karup und Gollmer untersuchten Gruppe an den Folgen eines Schlaganfalls starben:

> Andererseits werden wir nicht irren, wenn wir annehmen, daß eine große Zahl der zur Anmeldung gekommenen Schlagflüsse ihr Dasein dem Umstande verdankt, daß sich viele Ärzte bei ihren etwaigen chronischen Herz- oder Lungenleiden wohl meist selbst beraten, befreundete Kollegen nur selten etwas davon wissen lassen und sich so lange hinhalten, bis die Lebenskraft plötzlich erlischt.[557]

Insgesamt zeigte sich, dass weniger die ärztliche Tätigkeit per se und die damit verbundenen Berufskrankheiten für eine erhöhte Mortalität der Ärzte im Vergleich zu anderen Berufsgruppen gleichen sozioökonomischen Status verantwortlich zeichneten, als vielmehr die ärztliche Haltung zur eigenen Gesundheit und Krankheit und die daraus resultierenden Verhaltensweisen und Handlungsmuster im Umgang mit eigenen Schwächen und Krankheiten.

4.6.4 Das 20. Jahrhundert: Die Sterblichkeit der Ärzte nimmt ab

Im ersten Drittel des 20. Jahrhunderts war das Interesse an der Mortalität und Lebensdauer der Ärzte innerhalb des Berufsstandes weiterhin groß.[558] Eine reichsweite Untersuchung hierzu bestand jedoch bis in die 1920er Jahre nicht. Dies lag u. a. daran, dass *„die amtliche Statistik in Deutschland der Berufsmortalität wenig Aufmerksamkeit widmet.“*[559]
Der Medizinalstatistiker Karl Freudenberg nahm sich dieser Frage an und untersuchte in einem Zeitraum von 1920 bis 1923 die Sterblichkeit der männlichen Mitglieder der „Versicherungskasse für die Aerzte Deutschlands“. Letztere nahm seit 1919 keine Privatpersonen mehr als Mitglieder an, sondern versicherte ausschließlich ärztliche Vereine.[560] Hierdurch fielen beinahe alle Einzelbeschränkungen weg. Die Mitglieder wurden jedoch nur bis zu einem bestimmten Alter – bis zum 60., teilweise auch bis zum 70. Lebensjahr – versichert. Freudenberg fand in seiner Untersuchung heraus, dass die ärztliche Sterblichkeit im ausgehenden 19. und beginnenden 20. Jahrhundert immer weiter abnahm und sich parallel zur Mortalität der männlichen Gesamtbevölkerung entwickelte. Dabei bestand jedoch eine leichte Übersterblichkeit der Ärzte im Vergleich zur Gesamtbevölkerung.[561] Gerade im Bereich der Infektionskrankheiten – in der ersten Hälfte des 19. Jahrhunderts noch eine der Hauptursachen für die hohe Sterblichkeitsrate der Ärzte – zeigte sich, dass

557 Karup; Gollmer: Die Mortalitätsverhältnisse des ärztlichen Standes, S. 419.
558 Freudenberg: Die Sterblichkeit der Aerzte in Deutschland, S. 477.
559 Ebd.
560 Die versicherten ärztlichen Vereine kommen aus ganz Deutschland: Danzig, Lübeck, Mecklenburg, Brandenburg, Sachsen, Thüringen, Oldenburg, Westfalen und von kleinen Vereinen aus anderen Gebieten des Landes, vgl. hierzu Kap. 5 in dieser Arbeit.
561 Freudenberg: Die Sterblichkeit der Aerzte in Deutschland, S. 477 f. u. S. 488 f.

aufgrund der Entwicklungen im Bereich der Medizin und der hygienischeren Lebensweise innerhalb der Gesellschaft sowohl die Tuberkulose- als auch die Typhussterblichkeit der Ärzte signifikant sank und letztere beinahe ganz verschwand. Freudenberg konstatierte diesbezüglich: Die „*Mortalität der Aerzte an Infektionskrankheiten ist jetzt so unvergleichbar kleiner als im Zeitalter von Kaiser Wilhelm des Großen.*"[562]

Dies galt auch für die Erkrankungen des zentralen Nervensystems, die zu Beginn des 20. Jahrhunderts stark zurückgingen. Zeigte sich in der Untersuchung Weinbergs noch eine Übersterblichkeit der Ärzte in diesem Bereich, so stellte Freudenberg fest, dass diese bei den Mitgliedern der ärztlichen Versicherungskasse keine Rolle mehr spielten und führte dieses positive Ergebnis auf die Fortschritte u. a. bei der Erforschung der Syphilis durch den Mikrobiologen Fritz Richard Schaudinn und den Mediziner und Serumforscher Paul Ehrlich zurück.[563]

Im Bereich der Herz-Kreislauf-Erkrankungen konnte Freudenberg jedoch keine positiven Veränderungen für Ärzte verzeichnen. In der Altersgruppe der 55- bis 65-Jährigen wiesen Ärzte eine Übersterblichkeit im Vergleich mit der Allgemeinbevölkerung auf. Dies führte Freudenberg, unter Zuhilfenahme ärztlicher Rhetorik, auf den defizitären Körper der Ärzte und deren hohe berufsbedingte Belastungen zurück:

> Schuld haben vielmehr die großen Anstrengungen des ärztlichen Berufes, denen die Aerzte im allgemeinen um so weniger gewachsen sind, als ihr Stand doch im wesentlichsten aus einer geistigen Auslese, nicht aus einer solchen der kräftigen Körper hervorgeht.[564]

Insgesamt zeigte sich in dieser Stichprobe jedoch, dass die Sterblichkeit der Ärzte seit der zweiten Hälfte des 19. Jahrhunderts abnahm und sich in etwa parallel zur Mortalität der männlichen Bevölkerung entwickelte.[565] Dies war v. a. auf den medizinischen Fortschritt sowie die Verbesserung der Hygiene zurückzuführen.[566] Das Durchschnittsalter der verstorbenen Ärzte lag in der ersten Hälfte des 20. Jahrhunderts mit etwa 60 Jahren sogar über dem durchschnittlichen Sterbealter der männlichen Bevölkerung Deutschlands.[567]

Nach dem Ende des Zweiten Weltkrieges nahm die Mortalitätsrate der Ärzte in der Bundesrepublik[568] weiter ab und war bis in die ausgehenden 1950er Jahre vergleichbar mit jener der männlichen Bevölkerung.[569] Im Vergleich mit der Gesamtbevölkerung wiesen Ärzte unter 50 Jahren hinsichtlich der Tuberkulose sowie den Erkrankungen des zentralen Nervensystems sogar

---

562 Ebd., S. 491.
563 Ebd.
564 Ebd., S. 492.
565 Freudenberg: Die Sterblichkeit der westdeutschen Ärzte, DÄBl (1952), S. 211.
566 Wülker: Lebenserwartung und soziale Schichtung, DÄBl. (1955), S. 769.
567 van Kann: Das Alter der im Jahre 1939 verstorbenen Ärzte, DÄBl. (1940), S. 392, vgl. dazu auch van Kann: Zahl und Alter der im Jahr 1940 verstorbenen Ärzte, DÄBl. (1941), S. 264.
568 Vgl hierzu Freudenberg: Die Sterblichkeit der westdeutschen Ärzte, DÄBl. (1952), S. 211. Die Zahl der Ärztinnen war zu klein, um sie mit in die Untersuchung aufzunehmen.
569 Freudenberg: Die Sterblichkeit der westdeutschen Ärzte, DÄBl. (1952), S. 212.

eine Untersterblichkeit auf. Dieses für Ärzte positive Ergebnis konnte einerseits auf den allgemeinen Rückgang der Epidemien infolge wirksamer Medikamente und prophylaktischer Maßnahmen und andererseits auf den höheren Arbeitsschutz sowie die bessere Hygiene in Praxen und Kliniken zurückgeführt werden. Hinzu kam, dass Ärzte der höchsten sozialen Schicht angehörten und diese nachweislich eine höhere Lebenserwartung aufwies.[570] Für Ärzte zwischen dem 50. und 70. Lebensjahr bestand hingegen noch immer eine Übersterblichkeit. Dieser Zustand beruhte v. a. *„auf der hohen Sterblichkeit der Ärzte dieses Alters an Erkrankungen der Kreislauforgane."*[571] Führte Freudenberg die hohe Sterblichkeit der Ärzte an derartigen Erkrankungen in den 1920er Jahren noch auf berufsbedingte Belastungen zurück, so musste er in den 1950er Jahren konstatieren:

> Worauf diese überdurchschnittliche Gefährdung durch Erkrankungen der Kreislauforgane in der genannten Altersgruppe beruht, ob hauptsächlich auf einer aufreibenden Wirkung der Berufstätigkeit oder worauf sonst, läßt sich statistisch nicht entscheiden.[572]

In der Folgezeit finden sich nur noch wenige Untersuchungen zur Mortalität der Ärzte in der Bundesrepublik.[573] Dies hing u. a. auch damit zusammen, dass nicht nur die Sterblichkeit der Ärzte seit dem Ende des Zweiten Weltkrieges abnahm, sondern auch die Lebenserwartung immer weiter stieg und bereits in den 1970er Jahren für einen 60-jährigen Arzt bei 80,5 Jahren und für eine gleichaltrige Ärztin bei 84,9 Jahren lag. Die Risiken des Arztberufes spielten bezüglich der Mortalität und Lebensdauer eine immer geringere Rolle, während hingegen die Bedeutung des sozioökonomischen Status immer weiter zunahm.[574] Aktuelle Zahlen verzeichnen einen weiteren Anstieg der Lebensdauer von Ärzten um 3,4 Jahre bei Männern bzw. um 2,2 Jahre bei Frauen.[575] Ärzte haben demnach eine *„signifikant höhere Lebenserwartung als die Allgemeinbevölkerung."*[576]

Im internationalen Vergleich bestand auch nach dem Ende des Zweiten Weltkrieges großes Interesse an der Mortalität und Lebensdauer der Ärzte. Bereits im Jahr 1926 konnten Emerson und Hughes in ihrer Studie zur Sterblichkeitsrate US-amerikanischer Ärzte[577] nachweisen, dass diese niedriger lag

---

570 Vgl. hierzu Kapitel 4.2 in dieser Arbeit, explizit 4.2.1 sowie Wülker: Lebenserwartung und soziale Schichtung, DÄBl. (1955), S. 769.

571 Freudenberg: Zahlen über Sterblichkeit und Todesursachen der Ärzte, DÄBl. (1958), S. 154.

572 Freudenberg: Die Sterblichkeit der westdeutschen Ärzte, DÄBl. (1952), S. 211.

573 Wülker: Lebenserwartung und soziale Schichtung, DÄBl. (1955), S. 769: Die soziale Schicht stand hierbei im Fokus. Es galt: *Je höher die soziale Klasse, um so niedriger die Sterblichkeit."*

574 Vgl. hierzu Stern: Ende eines Traumberufs?, S. 48.

575 Trittmacher; Ende; Müller-Gebhardt: Reich im Alter, HÄBl. (2008), S. 375.

576 Niederkrothenthaler; Sonneck: Suizidalität bei Ärzten und Ärztinnen, Suizidprophylaxe (2007), S. 91 sowie Jütte: Leben Ärzte länger?, DMW (2013), S. 2670.

577 Bis in die 1970er Jahre war die Zahl an Ärztinnen in den USA zu gering, um konkrete Aussagen zu deren Sterblichkeit und Lebensdauer zu treffen. Vgl. hierzu Ritter: In wel-

als bei männlichen, weißen Beschäftigten in den Vereinigten Staaten.[578] Zudem stieg die durchschnittliche Lebensdauer der Ärzte seit 1925 kontinuierlich[579] und lag spätestens nach 1945 über der der weißen Gesamtbevölkerung. Dies führten die Forscher in den meisten Fällen nunmehr auf den sozioökonomischen Status der Ärzte zurück: Die gute wirtschaftliche Stellung, das Prestige, der soziale Status, die vergleichsweise guten Arbeitsbedingungen (!) und der einfache Zugang zur medizinischen Versorgung stellten hierbei wesentliche Faktoren dar.[580] Bezüglich der Mortalität gab es innerhalb der Ärzteschaft jedoch Unterschiede. So wiesen Ärzte aus den urbanen Regionen der USA im Nordosten sowie an der Westküste eine geringere Sterblichkeit auf als Ärzte aus den übrigen Regionen der USA. Fachärzte hatten im Vergleich zu Allgemeinärzten ebenfalls eine geringere Mortalitätsrate vorzuweisen. Generell zeigte sich, dass Ärzte in den Vereinigten Staaten bis in die 1970er Jahre eine hohe Mortalität aufgrund von Herz-Kreislauf-Erkrankungen aufwiesen.[581] In den Jahren zwischen 1965 und 1968 starben knapp zwei Drittel aller in diesem Zeitraum verstorbenen Ärzte an diesen Leiden.[582] Die Prävalenz der Ärzte für Herz-Kreislauf-Erkrankungen wiesen auch zwei Longitudinalstudien zwischen 1971 und 1992 zur Sterblichkeit dänischer und finnischer Ärzte nach.[583] Zudem konnte aufgezeigt werden, dass die Mortalitätsrate der finnischen Ärzte verglichen mit der Gruppe berufstätiger Männer niedriger lag. Unter Akademikern nahmen die Mediziner – zusammen mit Managern und Juristen – diesbezüglich jedoch die Spitzenposition ein.[584]

chem Alter und woran sterben die amerikanischen Ärzte?, Die Medizinische Welt 21 N. F. Sonderdruck (1970), S. 2.

578 Emerson; Hughes: Death Rates of Male White Physicians in the United States, American Journal of Public Health (1926), S. 1093. Vgl. hierzu auch die Kohortenstudie von Torre et al.: Suicide Compared to Other Causes of Mortality in Physicians, Suicide and Life-Threatening Behavior (2005), S. 150.

579 Goodman: The Longevity and Mortality of American Physicians, The Milbank Memorial Fund Quarterly (1975), S. 353.

580 Ebd., S. 373 f. sowie Williams et al.: Mortality Among Physicians: A Cohort Study, Journal of Chronic Diseases (1971), S. 399.

581 Vgl. hierzu Freudenberg: Zahlen über Sterblichkeit und Todesursachen der Ärzte, DÄBl. (1958), S. 154; Ritter: In welchem Alter und woran sterben die amerikanischen Ärzte?, Die Medizinische Welt 21 N. F. Sonderdruck (1970), S. 11.

582 Kirchhoff; Lüllmann: Über die Todesursachen bei US-amerikanischen Ärzten, DMW (1974), S. 777.

583 Zu dänischen Ärzten vgl. Juel; Mosbech; Hansen: Mortality and causes of death among Danish medical doctors 1973–1992, International Journal of Epidemiology (1999), S. 459; zu finnischen Ärzten vgl. Anonym: Mortalität unter Ärzten, DMW (1987), S. 1191; Anonym: Mortalität bei Ärzten, DÄBl. (1987), S. 873.

584 Anonym: Mortalität unter Ärzten, DMW (1987), S. 1191; Anonym: Mortalität bei Ärzten, DÄBl. (1987), S. 873.

4.6.5 Fazit

Seit dem beginnenden 18. Jahrhundert, im Zuge der Entwicklung der Arbeitsmedizin, finden sich Hinweise auf eine Übersterblichkeit der Ärzte im Vergleich zur Gesamtbevölkerung wie auch zu anderen Berufsgruppen. Die Ursachen hierfür lagen aus Sicht einiger Ärzte in der Verbindung von ständigem Patientenkontakt, dem damit verbundenen hohen Infektionsrisiko und den hohen physischen und psychischen Belastungen ärztlicher Tätigkeit.

Im Zuge der Entwicklung der Sozialhygiene zu einer eigenen Wissenschaft im 19. Jahrhundert verzeichnete die medizinische Statistik einen bedeutenden Aufschwung. Neben den Einflüssen der wirtschaftlichen und sozialen Faktoren auf Krankheiten und krankhafte Zustände wurde auch die Sterblichkeit von Bevölkerungs- und Berufsgruppen untersucht. In diesem Zusammenhang ging man erstmals mit statistischen Methoden auf das Sterberisiko der Ärzte im Vergleich zu anderen Professionen ein. Bereits Mitte des 19. Jahrhunderts waren eine Reihe von Untersuchungen zur Sterblichkeitsrate von Ärzten aus den verschiedenen Einzelstaaten Deutschlands entstanden. Hierin zeigte sich, dass Ärzte eine erhöhte Mortalität sowie eine geringere Lebensdauer im Vergleich mit Juristen, Lehrern und Geistlichen aufwiesen.

In der zweiten Hälfte des 19. Jahrhunderts berechneten Ärzte und Statistiker die Sterblichkeit und Lebensdauer neu. Dabei entstanden im ausgehenden 19. Jahrhundert drei Untersuchungen (Karup und Gollmer, Geissler, Weinberg), die den Diskurs über Mortalität und Lebensdauer der Ärzte bis in die erste Hälfte des 20. Jahrhunderts hinein prägen sollten. Hierin zeigte sich, dass die Lebensdauer länger und die Sterblichkeit der Ärzte zwar hoch, jedoch wesentlich niedriger war, als bislang angenommen. Die Ursachen für die erhöhte Mortalität der Ärzte im Vergleich mit anderen Berufsgruppen gleichen sozioökonomischen Status waren vielfältig: Bereits in der zweiten Hälfte des 19. Jahrhunderts bestand für Ärzte in Ausübung ihres Berufs bezüglich Infektionskrankheiten keine besondere Gefährdung mehr. So wurde die erhöhte Mortalität von ärztlicher Seite einerseits auf die schwache körperliche Konstitution der Gelehrten im Allgemeinen und andererseits auf die hohen physischen und psychischen Belastungen des Medizinstudiums und der ärztlichen Tätigkeit im Speziellen zurückgeführt. Am Beispiel des Schlaganfalls zeigte sich, dass v. a. die Kombination zwischen den Rahmenbedingungen ärztlicher Tätigkeit, dem ärztlichen Habitus und den daraus resultierenden Verhaltensweisen und Handlungsmustern im Umgang mit eigenen Schwächen und Krankheiten für eine erhöhte Mortalität der Ärzte in diesem Bereich verantwortlich zeichnete.

Das Interesse an der Sterblichkeit und Lebensdauer der Ärzte bestand auch im 20. Jahrhundert fort. In diesem Zusammenhang entstand in den 1920er Jahren die erste Untersuchung, die das gesamte Gebiet der Weimarer Republik abdeckte. Darin konnte nachgewiesen werden, dass im Zuge der besseren Hygiene und des medizinischen Fortschritts die Mortalität der Ärzte immer weiter abnahm und sich parallel zur Sterblichkeit der männlichen Be-

völkerung entwickelte. Die durchschnittliche Lebensdauer der Ärzte lag sogar
etwas höher.

Nach dem Ende des Zweiten Weltkrieges finden sich nur noch vereinzelt
Untersuchungen zur Mortalität und Lebensdauer der Ärzte in der Bundesrepublik. An diesen ließ sich jedoch ablesen, dass die Sterblichkeit der Ärzte
immer weiter abnahm, die Lebensdauer immer weiter stieg und diese aktuell
signifikant über der Lebenserwartung der Gesamtbevölkerung liegt.

5 Versorgung und Fürsorge für erkrankte und berufsunfähige Ärzte

5.1 Von der Unterstützungskasse zum Versorgungswerk

5.1.1 Der Aufbau ärztlicher Unterstützungskassen in den deutschen Einzelstaaten

In der zweiten Hälfte des 19. Jahrhunderts wurden innerhalb der Ärzteschaft aufgrund der vergleichsweise hohen Mortalität zu anderen Ständen (Geistlichen, Lehrern, Juristen, Beamten) Stimmen laut, die eine institutionelle Fürsorge für ihre erkrankten und erwerbsunfähig gewordenen Kollegen forderten.[1] Gab es bereits in der ersten Hälfte des 19. Jahrhunderts Unterstützungskassen einiger Ärztevereine[2], so entstanden solche Institutionen in der Folgezeit, v.a. in den 1860er und 1870er Jahren, flächendeckend für weite Teile des Deutschen Reiches, mit Ausnahme des Nordostens – Ost- und Westpreußen, Posen – und Hohenzollerns.[3] In Württemberg wurde die ärztliche Unterstützungskasse bereits 1850 gegründet[4] und der zu unterstützende Personenkreis in § 1 der Statuten definiert: Hierzu gehörten v.a. Ärzte, *„die durch Krankheit oder Unglück im Augenblick außer Stand sich finden, ihren Kredit zu erhalten, ihre Familie zu ernähren und ihre Stellung in der Gesellschaft zu behaupten.“*[5]

---

1 Vgl. dazu Brauser: Die ärztlichen Unterstützungskassen in Baiern, DÄBl. (1873/74), S. 44: *„Welcher Stand bringt mehr Opfer an Gesundheit und Leben, an individueller Freiheit, als gerade der ärztliche? Und für welchen Stand wurde bisher vom Staate entsprechend den an ihn gestellten Anforderungen weniger gesorgt, als für den ärztlichen? Wer unterhält den in der Ausübung seines mühevollen Berufes sich und erwerbungsunfähig gewordenen Arzt? Wer versorgt die Hinterbliebenen des den Anstrengungen und Gefahren seines Berufes Erlegenen? Das ,Hilf Dir selbst!' ist noch niemals einem für das öffentliche Wohl thätigen Stande so zwingende bittere Nothwendigkeit gewesen, als gerade dem ärztlichen.“* Bereits vor der Etablierung einer Unterstützungskasse gewährten die jeweiligen Ärztevereine ihren Mitgliedern sowie Witwen und Waisen von Ärzten finanzielle Unterstützung. In Baden beispielsweise heißt es ein Jahr vor der Gründung der ärztlichen Unterstützungskasse im Jahr 1877: *„Im Grossherzogthum Baden besteht bis jetzt weder eine Alters-Versorgungs-Casse noch eine Unterstützungs-Casse für Aerzte. Geraten Collegen in Noth, so wird in der Regel in den ,Aerztlichen Mittheilungen' eine Aufforderung zu Beisteuern ohne Nennung des Namens erlassen und dadurch meist Summen erzielt, welche kaum eine Unterstützungscasse in einzelnen Falle gewähren könnte.“* Vgl. dazu Anonym: Die Wittwencasse Badischer Aerzte, DÄBl. (1877), S. 115.
2 Kannengießer: In eigener Verantwortung, S. 112. Die älteste Hilfseinrichtung für Ärzte ist die 1828 gegründete Stralsunder „Witwenkasse für Ärzte und Apotheker in Neu-Vorpommern und Rügen“.
3 Anonym: Uebersicht der ärztlichen Unterstützungs- und Wittwen-Kassen im deutschen Reiche, DÄBl. (1880), S. 147–154 u. S. 209–217.
4 Zur Württembergischen Ärztlichen Unterstützungskasse vgl. u. a. Cless: Die Württembergische ärztliche Unterstützungskasse; Anonym: 1850–1900. Die Württembergische ärztliche Unterstützungskasse; Anonym: 90 Jahre Württembergische Ärztliche Unterstützungskasse.
5 StAL E 162 Bü 544.

Auch Witwen und Waisen von Ärzten gehörten zum Kreis derer, die Hilfe beziehen konnten.[6]

Zwischen den vielen ärztlichen Unterstützungskassen im Reich bestanden große Unterschiede bezüglich der Aufnahmebedingungen, der Finanzierung (Spenden, Stiftungen, Mitgliedsbeiträge, Zinsen auf Anlagevermögen etc.) und der Höhe der Beiträge.[7] So war die Mitgliedschaft im württembergischen Ärzteverein im Vergleich zu anderen Vereinen keine Voraussetzung für die Gewährung einer Unterstützung.[8] Zudem beruhte die württembergische Unterstützungskasse *„nicht auf dem Prinzip der Assecuranz und Gegenseitigkeit"*, sondern finanzierte sich ausschließlich durch Spenden.[9] Ein auf gegenseitige Unterstützung durch die Kollegen basierendes Verfahren entwickelte der ärztliche Verein in Lübeck:

> Sollte ein Mitglied des Vereins durch langwierige Krankheit auf Jahre oder auf immer unfähig werden, seine Geschäfte zu verwalten, so machen seine Collegen sich anheischig, seine Kranken für ihn zu behandeln, ohne dafür ein Honorar anzunehmen. Dagegen hat der erkrankte Arzt die Liste seiner sämmtlichen Patienten nach Ablauf des ersten Jahres zweien von dem Vereine zu diesem Zweck ernannten Commissarien mitzutheilen, welche dieselbe allen Mitgliedern zur Einsicht vorlegen und dafür Sorge tragen, dass dem kranken Collegen das ihm zukommende Honorar zu Theil werde.[10]

Bei anderen Kassen hingegen hatten die Mitglieder obligatorische Beitrittsgelder und Jahresbeiträge zu zahlen. Der „Verein zur Unterstützung invalider hülfsbedürftiger Aerzte in Baiern" stellte eine Ausnahme dar, da dieser seit 1874 vom Staat subventioniert wurde.[11] Im Jahr 1875, zehn Jahre nach der Gründung der bayrischen Unterstützungskasse[12], gehörten 55% aller bayerischen Ärzte diesem Verein an.[13] Generell waren die Mitgliederzahlen der ärztlichen Unterstützungskassen des Reiches im ausgehenden 19. Jahrhundert je-

---

6   Ebd.
7   Kannengießer: In eigener Verantwortung, S. 112f.: Ende des 19. Jahrhunderts bestanden im Deutschen Reich rund 90 Unterstützungskassen auf regionaler und lokaler Ebene. Vgl. dazu Anonym: Der Verein Rheinhessischer Aerzte, DÄBl. 2/3 (1873/74), S. 342f.; Anonym: Die Wittwen-, Waisen- u. Invalidencasse der Aerzte, Wundärzte, Thierärzte und Apotheker im Königreiche Sachsen und den angrenzenden Herzog- und Fürstenthümern, DÄBl. (1877), S. 105f.; Anonym: Der ärztliche Pensions- und Hülfsverein zu Frankfurt a. M., DÄBl. (1877), S. 106f.; Anonym: Hülfsverein für Mecklenburgische Medicinalpersonen, DÄBl. (1877), S. 129–131; B. F.: Die Hufeland'schen Stiftungen in Preussen, DÄBl. (1877), S. 149f.; Anonym: Die Berliner ärztl. Unterstützungscasse, DÄBl. (1877), S. 150f.; Fridemann: Stiftung des ärztlichen Vereins zur Unterstützung Bremischer Aerzte und deren Witwen und Waisen, DÄBl. (1877), S. 151f.; Anonym: Die Hülfscasse für nothleidende Hamburgische Aerzte, DÄBl. (1877), S. 152f.
8   StAL E 162 Bü 544: Statuten der württembergischen ärztlichen Unterstützungskasse.
9   Elben: Die ärztliche Unterstützungscasse und die Ludwigsstiftung in Württemberg, DÄBl. (1877), S. 113.
10   Anonym: Unterstützungswesen, DÄBl. (1887), S. 253.
11   Anonym: Der Verein zur Unterstützung invalider hülfsbedürftiger Aerzte in Baiern, DÄBl. (1883), S. 333f.
12   Vgl. dazu Brauser: Die ärztlichen Unterstützungskassen in Baiern, DÄBl. (1873/74), S. 43ff.
13   Brauser: Die ärztlichen Unterstützungsvereine in Baiern, DÄBl. (1877), S. 101ff.

doch gering. Bezüglich der Mitgliederzahl (517) der ärztlichen Unterstützungskasse Berlins im Jahr 1895 heißt es: *„Aus diesen Zahlen geht hervor, dass das Interesse für dies wirklich segensreiche Institut lange nicht genügend geweckt ist.“*[14]

Innerhalb des Diskurses über die finanzielle Unterstützung von Ärzten, deren Witwen und Waisen in „Notsituationen" kam es fortan zur Kritik einiger Ärzte an der Ausrichtung des ärztlichen Unterstützungswesens.[15] Neben der freiwilligen Mitgliedschaft stand v. a. die Heterogenität der Kassen bezüglich der Struktur, der Beiträge und Leistungen im Zentrum der Beanstandungen. So wurden in Württemberg die Unterstützungen einmalig oder für einen bestimmten Zeitraum entrichtet.[16] In Bayern hingegen erhielt jeder bedürftige Arzt, auf ein halbes Jahr begrenzt, 50 Mark im Monat.[17] Bedürftig waren diejenigen, die *„durch körperliche oder geistige Krankheit vollständig oder auf längere Dauer dienstesunfähig sind, was durch amtliche Zeugnisse oder durch die Zeugnisse zweier Collegen nachzuweisen ist.“*[18] Auch die Verteilung der finanziellen Mittel der Kassen stand in der Kritik, da diese vorrangig für Unterstützungszahlungen an Hinterbliebene von Ärzten, also Witwen und Waisen, verwendet wurden. Hinzu kam, dass die meisten Unterstützungskassen den berufsunfähigen Ärzten *„nur unzureichende Mittel gewähren"* konnten.[19] Dies lag v. a. daran, dass *„eine nicht geringe Zahl von Aerzten […] gar keinen Beitrag [leistet], ein anderer Theil zahlt nicht nach Verhältnis.“*[20] So kam es zu Beginn des 20. Jahrhunderts in vielen ärztlichen Vereinen und Ärztekammern zu Protesten gegen die vielerorts eingeführten Beitrags- und Eintrittszahlungen und die Forderung nach einem einheitlichen Unterstützungswesen mit obligatorischer Mitgliedschaft der Ärzte in den Kassen wurde laut.[21]

---

14 Anonym: Die Berliner ärztliche Unterstützungskasse, DÄBl. (1895), S. 204.

15 Anonym: Pensions- oder Unterstützungscassen?, DÄBl. (1889), S. 54 f. Vgl. dazu auch Anonym: Aerztliche Hülfscasse des Reg.-Bez. Breslau, DÄBl. (1885), S. 70.

16 Elben: Die ärztliche Unterstützungscasse und die Ludwigsstiftung in Württemberg, DÄBl. (1877), S. 113 ff., vgl. hierzu auch Brauser: Die ärztlichen Unterstützungsvereine in Baiern, DÄBl. (1877), S. 101–105.

17 Vgl. dazu Anonym: Der Ausschuss der Badischen Aerzte, DÄBl. (1878), S. 113 f.: Die Satzung der badischen Unterstützungskasse für Ärzte: Einen Anspruch auf Unterstützung haben nur Mitglieder. Die Anträge auf Unterstützung unterliegen einer strengen Prüfung und erstere wird maximal für sechs Monate, bei monatlich höchstens 30 Mark erteilt.

18 Brauser: Die ärztlichen Unterstützungsvereine in Baiern, DÄBl. (1877), S. 104.

19 Anonym: Ueber ärztliche Unterstützungskassen, DÄBl. (1896), S. 34, vgl. hierzu Anonym: In Nr. 3 des „Württembergischen Med. Corr.-Bl.", DÄBl. (1898), S. 96: Im Jahr 1897 wurden von der ärztlichen Unterstützungskasse insgesamt 76 Personen unterstützt. Darunter befanden sich drei Ärzte, 36 Witwen und 37 Waisen.

20 Anonym: Aerztliche Wohlfahrtseinrichtungen, DÄBl. (1898), S. 288. Vgl. hierzu auch Rosenberg: Aerztliche Genossenschaften, DÄBl. (1902), S. 141–146: Viele Ärzte blieben diesen ärztlichen Organisationen fern und bei einigen Ärzten mussten die Beiträge sogar eingetrieben werden.

21 Weinberg: Sterblichkeit, Lebensdauer und Todesursachen der württembergischen Ärzte, S. 169 f.

5.1.2 Unterstützung für erwerbsunfähige Ärzte auf Reichsebene? – Die „Central-Hülfscasse für die Aerzte Deutschlands"

Die „Central-Hülfscasse für die Aerzte Deutschlands" wurde neben den sich in den einzelnen Staaten und Provinzen des Deutschen Reichs etablierten Unterstützungskassen bereits am 18. Mai 1880[22] gegründet[23]:

> Den Aerzten Deutschlands ist somit zum ersten Mal Gelegenheit gegeben, auf dem Boden der Selbsthülfe sich für die als Folge der mit ihrem Berufe verbundenen mannichfachen Gefahren nur zu leicht eintretenden Fällen der Erkrankung und der Invalidität das Anrecht auf eine bestimmte, von ihrer Bedürftigkeit unabhängige, standesgemässe Unterstützung zu sichern.[24]

Die Kasse fußte auf berufsgenossenschaftlichen Prinzipien, d. h. dass die Leistungen ausschließlich auf die Mitglieder beschränkt wurden und erstere von den jeweiligen Beitragszahlen abhängig waren.[25] Die Mitgliedschaft war von der Approbation als Arzt, einem Wohnsitz im Deutschen Reich sowie den bürgerlichen Ehrenrechten abhängig. Eine schriftliche Erklärung sowie ein ärztliches Zeugnis darüber, *„dass der Aufzunehmende frei von Krankheiten und Gebrechen ist, welche die vollkommene Erwerbsfähigkeit als Arzt in Frage stellen können"* waren ebenfalls erforderlich.[26] Zu Beginn des Jahres 1887 wurde in der sechsten Delegiertenversammlung der Kasse die Eröffnung einer zweiten, „temporären Invaliditäts- (Kranken)Casse" beschlossen. Diese trat ab 1. Juli 1887 in Kraft[27] und versicherte die Ärzte gegen *„jede – gemeinhin acute – Krankheit resp. jeder Unfall, welche ein Mitglied daran hindern, in gewohnter Weise im ganzen Umfange seinem Berufe nachzugehen, d. h. zu practiciren."*[28] Somit bot die Versicherung fortan folgende Leistungen an: Eine Kranken-, Erwerbsunfähigkeits- und Rentenversicherung.[29] Aufgrund der geringen[30] und langsam ansteigenden Mitgliederzahl erweiterte die Kasse 1899 ihr Angebot, um eine Abteilung für

---

22   Vgl. hierzu L.: Unterstützungscasse des Deutsches Aerztevereinsbundes, DÄBl. (1877), S. 185 ff.: Bereits im Jahr 1877 beantragte der Rostocker Ärzteverein die Gründung einer Unterstützungskasse durch den Deutschen Ärztevereinsbund. Sowie Anonym: Unterstützungscasse des Deutschen Aerztevereinsbundes, DÄBl. (1877), S. 203: Als Beitragszahlung sollte jeder, dem Deutschen Ärztevereinsbund angehörende Landesverein eine noch zu bestimmende Summe pro Mitglied in den Bund einzahlen.
23   Anonym: An die Aerzte Deutschlands, DÄBl. (1881), S. 185 f.
24   Ebd.
25   Bensch: Die Centralhilfskasse vor der Schlesischen Aerztekammer, DÄBl. (1897), S. 607.
26   Anonym: Centralhilfskasse für die Aerzte Deutschlands, DÄBl. (1899), S. 292.
27   Anonym: Berlin, DÄBl. (1887), S. 180.
28   Vgl. hierzu Anonym: Das Comité der Central-Hülfscasse für die Aerzte Deutschlands, DÄBl. (1881), S. 280.
29   Anonym: Die Centralhilfscasse für die Aerzte Deutschlands, DÄBl. (1895), S. 107–112.
30   Anonym: Central-Hülfscasse der Aerzte Deutschlands, DÄBl. (1885), S. 72 f. sowie Anonym: Centralhilfscasse für die Aerzte Deutschlands, DÄBl. (1885), S. 296 f.: Fünf Jahre nach ihrem Bestehen, im Jahr 1885, zählte die Kasse nur 195 Mitglieder. Vgl. dazu auch Dornedden: Die Zahl der Ärzte in Deutschland, DÄBl. (1935), S. 514: Die Zahl der Ärzte im Reich betrug 1885 15.764.

Arztwitwen.[31] Eine Umbenennung in „Versicherungskasse für die Aerzte Deutschlands" fand ebenfalls statt. Diese war in Ortsverbände unterteilt, die aus mindestens zehn und maximal 150 Mitgliedern bestanden und von denen es im Jahr 1899 bereits elf, u. a. in Berlin, Dresden, Hamburg, Stuttgart und Wiesbaden, gab.[32] Im Zuge der Namensänderung wurde auch die Satzung geändert.[33] Die Versicherungskasse sollte fortan aus fünf, voneinander getrennt verwalteten, Abteilungen bestehen: Einer Sterbe,- Kranken-, Invaliden-, Altersversorgungs-, und Witwenkasse:

> Für die Lebensfähigkeit einer ärztlichen Kranken- und Invaliditätskasse spricht [...], dass die Aerzte möglichst lange, selbst wenn sie kränklich sind, noch arbeiten und ihrem Berufe obliegen. Bei den ärztlichen Krankenkassen kommt hinzu, dass sie weniger Ausgaben, wie die Kassen dieser Art, welche ihre Mitgliedschaft aus anderen Berufskreisen zusammensetzen, haben (Arzt, Arzneikosten etc.). [...] Einer ärztlichen Altersversorgung kommt theilweise die grössere Sterblichkeit der Aerzte zu Gute.[34]

Die Mitgliedschaft in der Ärzteversicherung war dabei von mehreren Faktoren abhängig. So wurde das Beitrittsalter zur Kranken-, Invaliditäts- und Altersversicherung auf 50 Jahre begrenzt und ein Eintrittsgeld von zehn Mark für alle Ärzte, die nicht in den ersten drei Jahren nach der Approbation in die Versicherung eintraten, vereinbart.[35] Der Beitritt zur Invalidenkasse war nur Mitgliedern der Krankenkasse gestattet und konnte je nach Karenzzeit eine Invalidenrente von 100 bis 3.000 Mark pro Jahr beinhalten. Im Krankheitsfall bekamen die versicherten Ärzte nach siebentägiger Krankheitsdauer ein Krankengeld von bis zu 20 Mark pro Tag und bis zur Dauer von 26 Wochen.[36] Die Mitgliederzahlen der Versicherungskasse für die Ärzte Deutschlands verzeichneten um die Jahrhundertwende jedoch nur einen leichten Anstieg und lagen bei etwa 500 versicherten Ärzten.[37] Dies lag zum einen an den parallel existierenden ärztlichen Unterstützungs- und Versorgungskassen auf Landesebene – einige davon hatten wesentlich höhere Mitgliederzahlen und eine gut funktionierende Verwaltung – sowie an den hohen Beiträgen der Ver-

---

31 Vgl. hierzu Kannengießer: In eigener Verantwortung, S. 113: Im Jahr 1899 gehörten der Versicherungskasse für die Ärzte Deutschlands nur 497 von insgesamt 25.700 Ärzten in Deutschland an.

32 Anonym: Centralhilfskasse für die Aerzte Deutschlands, DÄBl. (1899), S. 292.

33 Anonym: Die achte ordentliche Delegirten-Versammlung der Centralhülfscasse für die Aerzte Deutschlands, DÄBl. (1889), S. 387 f.: Im Jahr 1889, knapp zehn Jahre nach der Gründung, betrug die Zahl der Mitglieder lediglich 251. Vgl. dazu auch Anonym: Centralhilfskasse, DÄBl. (1898), S. 402–404: 1898 waren es lediglich 438 Mitglieder, die 751 Versicherungen abgeschlossen hatten.

34 Anonym: Aerztliche Wohlfahrtseinrichtungen, DÄBl. (1898), S. 289.

35 Anonym: Centralhilfskasse für die Aerzte Deutschlands, DÄBl. (1899), S. 292.

36 Ebd.

37 Anonym: Der Jahresbericht 1889/99 [sic!] der Centralhilfskasse für die Aerzte Deutschlands, DÄBl. (1899), S. 337 f., vgl. hierzu Anonym: Jahresbericht der Versicherungskasse für die Aerzte Deutschlands, DÄBl. (1902), S. 460 f.: Die Abteilungen für kranke und erwerbsunfähige Ärzte hatten die meisten Mitglieder zu verzeichnen. Vgl. hierzu auch Wibel: Zur Frage des ärztlichen Unterstützungswesens in Deutschland, DÄBl. (1903), S. 392–394.

sicherungskasse für die Ärzte Deutschlands. Diese betrugen immerhin ein Sechstel des ärztlichen Einkommens[38]:

> Die Erfahrung, welche wir mit den Unterstützungskassen und den Versicherungskassen [...] gemacht haben, lehrt, dass die deutschen Aerzte in ihrer grossen Mehrzahl bisher weder die Opferwilligkeit besassen, noch in ihrem eigenen Interesse so weit ausschauten, dass sie freiwillig den Unterstützungs- oder Versicherungskassen in grösserer Zahl beigetreten sind.[39]

Zu Beginn des 20. Jahrhunderts kristallisierten sich innerhalb des Diskurses über das ärztliche Versicherungs- und Versorgungswesen zwei Parteien heraus: Die Befürworter einer obligatorischen Versicherung für Ärzte und deren Gegner. Während letztere eine Zwangsversicherung als nicht standesgemäß ablehnten, wiesen die Befürworter auf die Notwendigkeit einer institutionell organisierten, ständischen Fürsorge und Versorgung erkrankter und erwerbsunfähiger Kollegen hin:

> Wenn heute der ärztliche Stand als solcher zu der Einsicht gelangt ist, dass er sich nicht ausschliesslich mit der Gesundheit anderer, sondern auch mit seiner eigenen zu beschäftigen hat, so erfordert die Frage des ärztlichen Versicherungswesens zum mindesten dieselbe Aufmerksamkeit, wie das ärztliche Unterstützungswesen.[40]

Die Befürworter sahen im bislang bestehenden Unterstützungswesen *„im besten Falle eine sehr vollkommen ausgerüstete Rettungsstation für Schiffbrüchige und aufs Beste eingerichtetes Asyl für Obdachlose"* und forderten den Aufbau eines Versicherungswesen für Ärzte auf Reichsebene.[41] Unterstützung bekamen sie vom Deutschen Ärztetag:

> In Erwägung, dass wir Aerzte hinsichtlich der besonderen Gefahren und Erwerbsverhältnisse unseres Berufes mehr als andere Berufsstände auf die Fürsorge für den Krankheits-, Invaliditäts-, Alters- und Sterbefall und dabei obendrein gänzlich auf uns selbst angewiesen sind, erachtet der Deutsche Aerztetag es für seine Pflicht, alljährlich einen Bericht über die Versicherungskasse für die Aerzte Deutschlands entgegenzunehmen.[42]

In der Folgezeit stiegen – auch aufgrund der Unterstützung durch den Deutschen Ärztetag – die Mitgliederzahlen der „Versicherungskasse für die Aerzte Deutschlands". Im Jahr 1910 verzeichnete die Kasse insgesamt 2.743 Mitglieder, einschließlich der Arztwitwen,[43] was jedoch nur ungefähr acht Prozent der Gesamtzahl der deutschen Ärzte entsprach.[44] Dies änderte sich bis zum Ende des Ersten Weltkrieges kaum. Die „Versicherungskasse für die Aerzte

---

38 Bensch: Ueber ärztliches Versicherungswesen als Standesangelegenheit, DÄBl. (1902), S. 294.
39 Wibel: Zur Frage des ärztlichen Unterstützungswesens in Deutschland, DÄBl. (1903), S. 392.
40 Bensch: Ueber ärztliches Versicherungswesen als Standesangelegenheit, DÄBl. (1902), S. 294.
41 Ebd.
42 Anonym: Der gegenwärtige Stand des ärztlichen Unterstützungswesens in Deutschland, DÄBl. (1903), Extra-Nummer „Aerztetag", S. 13 ff.
43 Munter: XII. Bericht über die Versicherungskasse für die Aerzte Deutschlands, DÄBl. (1911), Extra-Nummer „Aerztetag", S. 53 f.
44 Anonym: Die Zahl der Aerzte, DÄBl. (1911), S. 7.

Deutschlands" wurde weiterhin nur *„von einem verhältnismässig kleinen Teil der Aerzte in Anspruch genommen."*[45]

5.1.3 Die Vereinheitlichung des ärztlichen Versorgungswesen vor 1945

Nach dem Ende des Ersten Weltkrieges geriet das ärztliche Unterstützungs- und Versorgungswesen wieder in den Fokus der Ärzteschaft. Die „Versicherungskasse für die Aerzte Deutschlands" versicherte ab 1919 keine Privatpersonen mehr, sondern nur noch ärztliche Vereine.[46] Dennoch blieben die Mitgliederzahlen der Versicherungskasse gering und bildeten lediglich ein Siebtel der deutschen Ärzte ab.[47] Die mangelnde Bereitschaft zum Eintritt in die Versicherung führten Standesvertreter immer wieder auf den ärztlichen Habitus, dessen Leitbilder sowie die daraus resultierende *„Sorglosigkeit und Gleichgültigkeit in bezug auf Sicherungsvorkehrungen"* zurück.[48]

Im Lauf der 1920er Jahre stiegen die Mitgliederzahlen der „Versicherungskasse für die Aerzte Deutschlands" durch die Beitritte großer Ärztevereine und Ärztekammern. Im Jahr 1928 zählte die nunmehr in „Deutsche Aerzteversicherung auf Gegenseitigkeit" umbenannte Kasse insgesamt über 11.000 Versicherte, was einem Anteil von 22,5 % an der Ärzteschaft ausmachte.[49] Dies hing u. a. auch damit zusammen, dass infolge der Notapprobationen während des Ersten Weltkrieges die Zahl der Ärzte in den 1920er Jahren rasant anstieg.[50] Dennoch nahmen nur wenige Mitglieder eine Berufsunfähigkeitsversicherung in Anspruch:

> Die Häufigkeit der Invalidisierungen ist bei Ärzten unvergleichlich seltener als in der Gesamtbevölkerung, da der Arzt viel zu sehr an Tätigkeit gewöhnt ist, als daß er sich leicht entschließen könnte, sich als invalide zu bezeichnen. Dementsprechend erfolgt die Invalidisierung meist erst bei erheblicher Beeinträchtigung der Leistungsfähigkeit, und daher ist die durchschnittliche Invaliditätsdauer nur etwa halb so lang wie bei den Invaliden der Sozialversicherung.[51]

---

45   V: Die Versicherung der Kassenärzte, DÄBl. (1918), S. 88.
46   Freudenberg: Die Sterblichkeit der Aerzte in Deutschland, S. 477 f.
47   Vollmann: Aerztliches Unterstützungs- und Versorgungswesen, DÄBl. (1921), S. 75.
48   Ebd.
49   Anonym: Die Deutsche Aerzteversicherung auf Gegenseitigkeit, DÄBl. (1929), S. 574 f., vgl. dazu auch Hardt: Die Deutsche Ärzteversicherung auf Gegenseitigkeit, DÄBl. (1935), S. 640 f.: Mitte der 1930er Jahre waren rund 20.000 von insgesamt 52.342 Ärzten (ca. 38 %) bei der Deutschen Ärzteversicherung versichert. Sowie Dornedden: Die Zahl der Ärzte in Deutschland, DÄBl. (1935), S. 514: Im Jahr 1928 betrug die Zahl der Ärzte 48.877. vgl. hierzu auch AdLÄKH, NL Oelemann 46: Satzung der Deutschen Ärzteversicherung auf Gegenseitigkeit: Versichert wurden Ärzte, Zahnärzte, Tierärzte, Apotheker und Studenten dieser Berufe. Hinzu kamen Ehepartner und Ärztevereinigungen.
50   Dornedden: Deutschlands Ärzteschaft, DÄBl. (1935), S. 514.
51   Freudenberg: Sterblichkeit und Invalidität der deutschen Ärzte, DÄBl. (1931), S. 311. Die durchschnittliche Berufsunfähigkeitsdauer der Ärzte war in diesem Zeitraum gering, betrug etwa 3,25 Jahre und endete in der Regel mit dem Tod.

Hinzu kam, dass zu dieser Zeit noch immer 80% aller Ärzte in Deutschland selbständig in ihrer eigenen Praxis arbeiteten und ein Arbeitsausfall mit einem Honorarausfall und dessen Folgen gleichzusetzten war.[52]

Zu Beginn der 1930er Jahre gab das ärztliche Versorgungswesen in Deutschland noch immer *„ein Bild schlimmster Zersplitterung"* ab.[53] An eine für die Republik einheitliche Regelung war vorerst nicht zu denken. Eine Umfrage der Deutschen Ärzteversicherung aus dem Jahr 1931 ergab, dass zu diesem Zeitpunkt in Deutschland 84 ärztliche Versorgungseinrichtungen, darunter *„Zwerggebilde von 12 Mitgliedern"* existierten.[54] Hinzu kam, dass diese Einrichtungen unterschiedliche Leistungen anboten und die Höhe der Beiträge dadurch ebenso stark variierte.[55] Eine Ausnahme stellte die 1923 gegründete bayerische Ärzteversorgung dar.[56] Diese sollte das dritte Reich, den Krieg und die Währungsreform überstehen und als Vorbild für die Gründung weiterer berufsständischer Versorgungswerke ab den 1950er Jahren dienen.[57]

Im Zuge der Gleichschaltung wurde in § 46 Abs. 1 Ziffer 7 der RÄO die Errichtung eines einheitlichen ärztlichen Versorgungswesens durch die 1935 errichtete Reichsärztekammer festgelegt.[58] Des Weiteren sollten die Vertreter der Reichsärztekammer *„Anordnungen über eine Versicherung der Ärzte"* treffen.[59] Um den Gegnern eines einheitlichen und v.a. obligatorischen Versorgungs- und Versicherungswesens unter der Leitung der Reichsärztekammer vorerst den Wind aus den Segeln zu nehmen, hieß es dazu im Januar des Jahres 1936 im Deutschen Ärzteblatt:

> Zum Schluß möchte ich noch ganz klar zum Ausdruck bringen, daß auch durchaus nicht eine Versorgung oder Versicherung der Ärzteschaft in vollem Umfange erstrebt wird. Es muß vielmehr dem einzelnen Arzt als Angehörigen eines freien Berufes nach wie vor ermöglicht und überlassen bleiben, über den Schutz gegen die äußerste Not hinaus aus

52 Dornedden: Deutschlands Ärzteschaft, DÄBl. (1935), S. 514.
53 Praetorius: Das ärztliche Versorgungswesen, DÄBl. (1933), S. 27.
54 Ebd.
55 Ebd.
56 Vgl. hierzu Kannengießer: 50 Jahre Baden-Württembergische Versorgungsanstalt, S. 21 ff.: In Württemberg wurde bereits 1921 eine ärztliche Versorgungskasse gegründet, bei der jedoch nur für Kassenärzte eine Beitrittspflicht bestand und die sich in Struktur und Aufbau von der bayerischen Ärzteversorgung unterschied. Auch in Baden wurde 1921 eine Versorgungskasse der Ärztekammer gegründet. Die Versorgungskassen in Baden und Württemberg wurden im Zug der Gleichschaltung des NS-Regimes von der Deutschen Ärzteversicherung und der Allianz übernommen.
57 Vgl. hierzu Kannengießer: In eigener Verantwortung, S. 114–128; Kannengießer: 50 Jahre Baden-Württembergische Versorgungsanstalt, S. 21; Anonym: Bayerische Aerzteversorgung, DÄBl. (1923), S. 146 f., vgl. hierzu auch Luber: Die bayerische Ärzteversorgung, DÄBl. (1949), S. 170 ff.: 1923 wurde die bayerische Ärzteversorgung als Anstalt des öffentlichen Rechts zur Versorgung von Ärzten, Tierärzten, Zahnärzten sowie deren Hinterbliebenen gegründet. Für alle bayerischen Ärzte, jünger als 40,5 Jahre, bestand eine Pflichtmitgliedschaft, deren Beitrag sieben Prozent des reinen Berufseinkommens betrug.
58 RGBl. I, S. 1438.
59 RGBl. I, S. 1438, vgl. hierzu Schömig: Das ärztliche Versorgungswesen in der Reichsärzteordnung, DÄBl. (1936), S. 97 f.

eigenem Verantwortungsgefühl heraus für sich und die Seinen durch eine freie zusätzliche Versicherung selbst zu sorgen.[60]

Diese Regelungen wurden jedoch bereits ein halbes Jahr später zu großen Teilen abgeschafft. Auf Anweisung der Reichsärzteführers vom 28. August 1936 sollten alle Krankengeldunterstützungskassen, die bei den Dienststellen der Kassenärztlichen Vereinigung Deutschlands oder den Untergliederungen der Reichsärztekammern noch in eigener Regie unterhalten wurden, bis zum 31. Dezember 1936 aufgelöst werden.[61] Anschließend wurde im Jahr 1938 in § 1 der *„Anordung zur Vereinheitlichung des ärztlichen Versorgungswesens"* festgelegt, dass selbiges unter die Führung der Reichsärztekammer gestellt wird. Darin heißt es:

> Um die Ärzte und ihre Hinterbliebenen vor dringender Not zu schützen, errichtet die Reichsärztekammer bei denjenigen Ärztekammern, für die bisher Versorgungseinrichtungen nicht bestehen, für deren Bereiche je eine Abteilung Ärzteversorgung.[62]

Die Teilnahme an der Ärzteversorgung war für alle deutschen Ärzte obligatorisch[63] und beinhaltete eine Absicherung gegen Berufsunfähigkeit, eine Alters- und Hinterbliebenenrente sowie Sterbegeld.[64] Die Beiträge wurden in § 11 dieser Anordnung festgelegt und betrugen *„einen Hundertsatz des ärztlichen Berufseinkommens."*[65] Der Bereich des Fürsorge- und Unterstützungswesens wurde in diesem Zuge ebenfalls von der Reichsärztekammer übernommen und auf die jeweiligen Landesärztekammern übertragen. Diese gewährten Ärzten und ihren Angehörigen, wenn die Versorgungseinrichtungen, Verwandte und Familie nicht mehr helfen konnten, auf Anfrage finanzielle Unterstützung. Es bestand jedoch kein rechtlicher Anspruch auf diese Hilfeleistung, deren Höhe und Dauer von der Reichsärztekammer bestimmt wurde. Die wichtigste Voraussetzung für die Unterstützungszahlung war, dass das Monatseinkommen der Ärzte nicht das monatliche Existenzminimum erreichte. Dieses lag bei einem ledigen Arzt bei 100 RM und bei einem verheirateten Arzt bei 120 RM. Die Zahlungen wurden als zinsloses Darlehen betrachtet, das nach Möglichkeit zurückgezahlt werden sollte. Die Gesuche der Ärzte sollten an die jeweiligen Landesärztekammern gerichtet werden. Die Entscheidung über eine Hilfeleistung lag jedoch beim Unterstützungsausschuss der Reichsärztekammer.[66]

---

60 Schömig: Das ärztliche Versorgungswesen in der Reichsärzteordnung, DÄBl. (1936), S. 98.
61 AdLÄKWL, Rundschreiben der Reichsärztekammer, 05.04.1937: Schreiben der RÄK, Abt. Fürsorge- und Versorgungswesen.
62 Grote: Vereinheitlichung des ärztlichen Versorgungswesens, DÄBl. (1938), S. 111.
63 Ebd., S. 112.
64 Ebd., S. 111, vgl. hierzu Kannengießer: In eigener Verantwortung, S. 128 ff.
65 AdLÄKWL, Rundschreiben der Reichsärztekammer, 05.08.1940: Schreiben der Reichsärztekammer an die Ärztekammer Westfalen-Lippe.
66 Anonym: Anordnung über das Fürsorgewesen der Reichsärztekammer, RGESBl. (1938), S. 238 f.

5.1.4 Die Arbeit der Fürsorgeausschüsse der Landesärztekammern nach dem Ende des Zweiten Weltkrieges

Nach dem Ende des Zweiten Weltkriegs fielen im Zuge der Währungsreform im Jahr 1948 auch die Versorgungseinrichtungen der Landesärztekammern der Entwertung zum Opfer.[67] Der Vorsitzende der Arbeitsgemeinschaft der Westdeutschen Ärztekammern, Carl Oelemann, schrieb hierzu:

> Die Mehrzahl der älteren Kollegen steht vor dem Nichts und sieht sich der fast ausweglosen Lage gegenüber, unter wesentlich erschwerten Voraussetzungen von vorn anzufangen [...]. Besonders empfindlich aber sind jene Kollegen getroffen, die von ihren Ersparnissen und den bescheidenen Erträgnissen ihrer Versicherung lebten. [...] Ihrer aller Augen richten sich hilfesuchend zu den Ärztekammern, die bislang immer noch nicht mit den durch Selbsthilfe aufgebrachten Mitteln helfen konnten und geholfen haben, wo es ihnen möglich war.[68]

Eine Folge davon war, dass der Deutsche Ärztetag in Stuttgart noch im gleichen Jahr einen Fürsorge- und Versorgungsausschuss bei der Arbeitsgemeinschaft der Westdeutschen Ärztekammern errichtete, der innerhalb eines Jahres Vorschläge zur Wiedererrichtung von Versorgungswerken erarbeiten sollte. Nur zwei Jahr später, 1950, wurde innerhalb der Ärzteschaft jedoch deutlich, dass die Versorgungsfrage auf Bundesebene nicht geklärt werden konnte. Infolgedessen wurden die Landesärztekammern mit dieser Aufgabe betraut.[69] Bis zur Errichtung der Versorgungswerke wurde eine finanzielle Unterstützung hilfsbedürftiger Ärzte und deren Angehörigen in Notsituationen (Krankheit, Erwerbsunfähigkeit, Alter etc.) von eigens dafür eingerichteten Fürsorgeausschüssen der jeweiligen Ärztekammern geprüft und als zinsloses Darlehen ohne Rechtsanspruch bewilligt oder abgelehnt.[70] Dabei konnte es sich um monatliche Zahlungen, teilweise mit Unterbrechung, aber auch um einmalige finanzielle Hilfeleistungen handeln.[71] Die Herabsetzung oder der Erlass des Ärztekammer- und Fürsorgebeitrags war ebenfalls ein Mittel der Landesärztekammern, Kollegen, die aufgrund einer Krankheit vorübergehend erwerbsunfähig wurden, zu unterstützen.[72] So wurde beispielsweise bei Dr. G. *„wegen zehnmonatiger Erkrankung im vorigen Jahre [...] der Ärztekammer- und Fürsorgebeitrag 1952 von DM 330,-- auf DM 250,-- herabgesetzt."*[73] Ärzte stell-

---

67   Freudenberg: Das Schicksal der ärztlichen Rentenversicherung, DÄBl. (1950), S. 74 f.

68   AdLÄKH, NL Oelemann Nr. 20 sowie AdLÄKH, NL Oelemann Nr. 38.

69   Knospe: Heutige Möglichkeiten der Ärzteversorgung, DMW (1953), S. 74 f., vgl. hierzu Vogt: Ärztliche Selbstverwaltung im Wandel, S. 1003.

70   Zur Bewilligung einer Unterstützung vgl. u. a. AdÄKH, Vorstandsprotokolle, 22.10.1950: 50. Vorstandssitzung sowie AdÄKH, Vorstandsprotokolle, 20.11.1952: 51. Vorstandssitzung. Zur Einstellung von Unterstützungszahlungen durch die Ärztekammer vgl. AdLÄKWL, Erledigte Unterstützungen.

71   AdLÄKWL, Erledigte Unterstützungen.

72   AdÄKH, Vorstandsprotokolle, 22.04.1952: Sitzung des Beitragsprüfungsausschusses sowie AdÄKH, Vorstandsprotokolle, 27.08.1952: Sitzung des Beitragsprüfungsausschusses und AdÄKH, Vorstandsprotokolle, 27.11.1952: Sitzung des Beitragsprüfungsausschusses.

73   AdÄKH, Vorstandsprotokolle, 22.04.1952: Sitzung des Beitragsprüfungsausschusses.

ten jedoch in dem von den Kammern unterstützten Personenkreis die kleinste Gruppe dar. So zahlte die Hamburger Ärztekammer im Jahr 1951 an 86 Witwen, 38 Waisen und 30 Ärzte Unterstützungen: *„Bei den unterstützten Ärzten handel[t]e es sich vorwiegend um alte, arbeitsunfähig gewordene Kollegen und in einigen Fällen um an schweren Krankheiten leidende Herren."*[74] Die Zahl der unterstützten Ärzte, sollte sich in den folgenden Jahren, im Zuge der Errichtung der Versorgungswerke in den 1950er und 1960er Jahren immer weiter verringern. Im Bereich der Hamburger Ärztekammer lag diese im Jahr 1963 bei lediglich fünf Ärzten.[75]

5.1.5 Der Aufbau ärztlicher Versorgungswerke in der Bundesrepublik

Die Grundlage für den einheitlichen Aufbau der ärztlichen Versorgungswerke war bereits in der zweiten Hälfte der 1930er Jahre, mit der „Anordnung zur Vereinheitlichung des ärztlichen Versorgungswesens" gelegt worden. Darin wurde die Einrichtung einer Abteilung Ärzteversorgung in jeder Landesärztekammer beschlossen. Die Mitgliedschaft war obligatorisch und die Versorgungsabteilungen sollten sich in Struktur, Aufbau und Leistungen gleichen:

> Die RÄK schliesst für den Bereich der Ärztekammer, bei der eine ‚Abteilung Ärzteversorgung' errichtet ist, mit beaufsichtigten Versicherungsgesellschaften (Vertragsgesellschaften) Verträge, durch die Ärzte und ihre Hinterbliebenen auf Berufsunfähigkeit, Alters- und Hinterbliebenen-Rente und auf ein Sterbegeld nach bestimmten Richtsätzen versichert sind.[76]

Als Mitglieder hatten die versicherten Ärzte einen Rechtsanspruch auf die Leistungen der Versicherungsgesellschaften. Die Mitgliedsbeiträge wurden auf einen Hundertsatz ihres Berufseinkommens festgelegt:

> Diese Anordnung ist die Grundlage für eine soziale Pflichtversicherung der Ärzte, die sich von der Sozialversicherung – von den Beitragsquellen abgesehen – im wesentlichen nur dadurch unterscheidet, dass sie nicht durch einen eigenen öffentlichrechtlichen Versicherungsträger, sondern durch Abschluss von Gruppenversicherungsverträgen mit privaten Versicherungsunternehmen auf privatrechtlicher Grundlage sichergestellt ist.[77]

Die Bestimmungen der Reichsärztekammer wurden in der Folgezeit jedoch nicht in allen Ärztekammern umgesetzt und so existierte in der unmittelbaren Nachkriegszeit in vielen Kammerbereichen ein Nebeneinander von alten und neuen Kapital- und Rentengruppenversicherungen. Hinzu kamen die zahlreichen, bereits Jahrzehnte zuvor entstandenen Unterstützungs- und Versorgungskassen der Ärztevereine.[78] Im Jahr 1950 wurden daraufhin die Landes-

---

74 AdÄKH, Vorstandsprotokolle, 06.12.1951: 11. Sitzung der Ärztekammer Hamburg.
75 AdÄKH, Vorstandsprotokolle, 22.04.1963: 70. Sitzung der Ärztekammer Hamburg.
76 AdLÄKH, NL Oelemann, Nr. 38, S. 2
77 Ebd., S. 3.
78 Ebd.

ärztekammern mit dem Aufbau von Versorgungswerken betraut.[79] Diese sollten die bisherige Vielzahl an ärztlichen Versorgungseinrichtungen ersetzen und das Versorgungswesen auf Länderebene vereinheitlichen. In Baden-Württemberg[80] wurde bereits 1952 ein ärztliches Versorgungswerk errichtet, in Westfalen-Lippe[81] 1960, in Hessen[82] 1967 und in Hamburg[83] erst 1971.[84] Die Ursachen für eine vergleichsweise späte Gründung eines Versorgungswerkes zeigen sich am Beispiel Hessens. Ein Großteil der Ärzte, v. a. die niedergelassenen Kassenärzte, sahen zunächst keine Notwendigkeit für eine weitere Absicherung, da sie bereits seit 1954 über die erweiterte Honorarverteilung der Kassenärztlichen Vereinigung Hessens im Alter abgesichert waren und eine „Überversorgung" befürchteten. Im Zentrum der Kritik stand v. a. die Beitritts- und damit auch Beitragspflicht.[85] Erst im dritten Anlauf wurde die Satzung des Versorgungswerkes und die Versorgungsordnung in der Delegiertenversammlung der hessischen Ärztekammer angenommen.[86]

In Struktur, Aufbau sowie den angebotenen Leistungen ähnelten sich die an die Landesärztekammern angegliederten Versorgungswerke. Sie sind bis heute *„eine obligatorische Versicherungseinrichtung der Ärzte für den Fall des Alters, der vorzeitigen Berufsunfähigkeit und zur Sicherung der Hinterbliebenen."*[87] Die Beiträge, auch Versorgungsabgaben genannt, beliefen sich bei niedergelassenen Ärzten auf 14 % der Einkünfte aus der ärztlichen Tätigkeit. Dies entsprach dem 1957 in der Rentenreform für Angestellte eingeführten Beitragssatz, der für niedergelassene Ärzte bis heute unverändert ist.[88] Die Höhe der Beiträge für angestellte Ärzte entspricht den jeweiligen Beiträgen in der Angestelltenversicherung. Dabei werden die monatlichen Zahlungen in der Regel direkt vom Arbeitgeber überwiesen.[89]

79   Knospe: Heutige Möglichkeiten der Ärzteversorgung, DMW (1953), S. 74 f., vgl hierzu Vogt: Ärztliche Selbstverwaltung im Wandel, S. 1003.

80   Kannengießer: 50 Jahre Baden-Württembergische Versorgungsanstalt, S. 14.

81   Brinkmann: Solidarische Sicherung – die Ärzteversorgung Westfalen-Lippe, S. 144.

82   Vgl. hierzu https://www.versorgungswerk-laekh.de/fileadmin/user_upload/documents/pdf/Mitgliederinformation_2018.pdf, letzter Zugriff 30.01.2018: 50 Jahre solide Absicherung im Alter. Ärztliches Versorgungswerk in Hessen feiert Jubiläum, S. 5.

83   http://www.vwaek.hamburg/allgemeines.html, letzter Zugriff 30.01.2018.

84   Vgl. hierzu Kannengießer: In eigener Verantwortung, S. 131 f.

85   Vogt: Ärztliche Selbstverwaltung im Wandel, S. 1009.

86   Vgl. hierzu https://www.versorgungswerk-laekh.de/fileadmin/user_upload/documents/pdf/Mitgliederinformation_2018.pdf, letzter Zugriff 30.01.2018: 50 Jahre solide Absicherung im Alter. Ärztliches Versorgungswerk in Hessen feiert Jubiläum. S. 4 f., vgl hierzu Vogt: Ärztliche Selbstverwaltung im Wandel, S. 1004 ff.

87   Vogt: Ärztliche Selbstverwaltung im Wandel, S. 1001.

88   Ebd., S. 1022, vgl. hierzu https://www.nordrheinischeaerzteversorgung.de/satzung, letzter Zugriff 31.01.2019: In der Satzung der Nordrheinischen Ärzteversorgung § 20, Abs. 1 heißt es: *„Der allgemeine Versorgungsabgabesatz beträgt 14 v.H. der nach Abs. 3 maßgebenden Bezüge des Mitgliedes, soweit diese 14 v.H. die Höchstgrenze der Versorgungsabgabe nach Abs. 2 nicht überschreiten."*

89   Vogt: Ärztliche Selbstverwaltung im Wandel, S. 1023.

Bezüglich der Berufsunfähigkeitsrenten der Versorgungswerke[90] musste zunächst von Seiten der Ärzteversorgungen der Begriff der Berufsunfähigkeit näher definiert werden. In der ursprünglichen Fassung der Satzung der Ärzteversorgung Nordrhein aus dem Jahr 1958 heißt es dazu: Berufsunfähig ist,

> wer wegen Schwäche seiner körperlichen oder geistigen Kräfte zur Ausübung des ärztlichen Berufes unfähig ist und aus diesen Gründen seine gesamte ärztliche Tätigkeit einstellt. Ärztliche Tätigkeit ist jede Tätigkeit, bei der die ärztliche Vorbildung ganz oder teilweise verwandt werden kann.[91]

Bis heute werden Berufsunfähigkeitsrenten direkt bei der Ärzteversorgung beantragt. Die Prüfung und Bewilligung des Antrages findet im Verwaltungsausschuss des Versorgungswerkes statt. Die Voraussetzung für die Bewilligung der Rentenzahlung ist, dass der Antragsteller den ärztlichen Beruf aufgibt. Neben den monatlichen Rentenzahlungen beinhalten die Berufsunfähigkeitsrenten der ärztlichen Versorgungswerke auch medizinische Rehabilitationsleistungen.[92] Anhand der Geschäftsberichte des Versorgungswerkes der Ärztekammer Hamburg aus den Jahren von der Gründung 1971 bis 2001 zeigte sich, dass nur ein sehr geringer Prozentsatz der Hamburger Ärzte (<1%) jährlich eine Berufsunfähigkeitsrente in Anspruch nahm. Die Ursachen für eine Berufsunfähigkeit waren vielfältig. Krankheiten des Kreislaufsystems[93] kamen bis in die zweite Hälfte der 1980er Jahre am häufigsten vor. Ähnlich verhielt es sich bis zum Beginn der 1990er Jahre beim Versorgungswerk der Landesärztekammer Hessen.[94] In der Kategorie der voraussichtlich vorübergehenden Berufsunfähigkeit bildeten psychische Erkrankungen, endogene Psychosen und schwere Neurosen mit weitem Abstand die Hauptursache für Versorgungsleistungen.[95] In den 1990er Jahren gewannen psychische Störungen diesbezüglich immer weiter an Bedeutung und nahmen bis zu Beginn der 2000er Jahre die Spitzenposition in der Häufigkeit der Berufsunfähigkeitsursachen ein.[96]

---

90 Vgl. hierzu https://www.nordrheinischeaerzteversorgung.de/images/home/NAEV_GB_2017.pdf, letzter Zugriff 01.05.2019. Geschäftsbericht der Nordrheinischen Ärzteversorgung aus dem Jahr 2017: Die Berufsunfähigkeitsrenten machen bis heute den kleinsten Teil der Rentenzahlungen der Versorgungswerke aus. Bei der Nordrheinischen Ärzteversorgung waren es im Jahr 2017 beispielsweise unter zwei Prozent.

91 Vogt: Ärztliche Selbstverwaltung im Wandel, S. 1028, vgl. hierzu Arbeitsgemeinschaft berufsständischer Versorgungseinrichtungen: Berufsunfähigkeit in der berufsständischen Versorgung, S. 19 f.

92 Vogt: Ärztliche Selbstverwaltung im Wandel, S. 1028 f.

93 Zur Definition der Krankheiten vor 1978 vgl. die Geschäftsberichte des Versorgungswerks der Ärztekammer Hamburg von 1971 bis 2001. Ab 1978 findet eine Einteilung entsprechend der internationalen Klassifikation durch die Weltgesundheitsorganisation statt.

94 Die Darstellung der Ursachen der Berufsunfähigkeit erfolgt in den Geschäftsberichten des Versorgungswerks der Landesärztekammer Hessen erst seit dem Jahr 1991.

95 Geschäftsbericht des Versorgungswerks der Landesärztekammer Hessen aus dem Jahr 1991, S. 60.

96 Geschäftsberichte des Versorgungswerks der Ärztekammer Hamburg 1971–2001. Vgl. hierzu Stern: Ende eines Traumberufs?, S. 54.

5.2 Exkurs: Genesungsheime für Ärzte

Die Errichtung von Ärzteheimen für erkrankte, berufsunfähige und alte Ärzte sowie deren Ehepartner wurde bereits in der Zeit um 1900 im Zuge der Errichtung derartiger Heime für andere Stände innerhalb der Ärzteschaft diskutiert.[97] Hierbei stand v. a. die Finanzierung im Fokus. So sollte beispielsweise in Berlin die Aufnahme gegen *„mässiges Entgelt wenn der [...] Nachsuchende selbst oder eine Vereinsorganisation (Unterstützungskasse etc.) ein solches leistet, oder auch im Falle der Würdigkeit und Bedürftigkeit ohne jede Gegenleistung"* stattfinden.[98] Ein weiterer Vorschlag beinhaltete die Finanzierung der Heime durch die Ärztevereine und/oder wohlhabende Kollegen.[99] In Preußen sollten beispielsweise *„sämtliche preußische Ärztekammern alljährlich nach der Kopfzahl ihrer Mitglieder einen bestimmten Beitrag für ein Genesungsheim für deutsche Ärzte zahlen."*[100] Die Gründung eines Ärzteheimes wurde jedoch für Berlin, Kassel[101] sowie ganz Preußen vorerst durch die Mitglieder abgelehnt.[102] Die Gründe hierfür lagen, wie bereits angedeutet, in der Finanzierung, aber auch in der Ausrichtung und der Struktur der Ärzteheime: Konnte das Genesungsheim für Ärzte mehr leisten als die bisherigen Heilstätten? Sollte es trotz der Unterschiedlichkeit der Erkrankungen nur ein Genesungsheim geben? Die Gegner der Ärzteheime schlugen statt der Errichtung eines Ärzteheims vor, dass die Kosten für eine Kur durch die Unterstützungskassen übernommen werden sollten.[103] Dieser Vorschlag hing u. a. auch damit zusammen, dass Ärzte bereits zu Beginn des 20. Jahrhunderts in Badekurorten Vergünstigungen, die u. a. aus der Befreiung von der Kurtaxe und der Gewährung von Freibädern für den Arzt und dessen Angehörige bestanden, erhielten.[104]

Im Jahr 1908 wurde dennoch das erste und vorerst einzige Ärzteheim – dank der Bemühungen in diesem Bereich[105] – im Kurort Marienbad in Böhmen errichtet. Zunächst sollten nur Ärzte aus der Habsburger Doppelmonar-

---

97 Hentzelt-Heppens: Aerzteheime, DÄBl. (1897), S. 504 f.: Am 1. Juli 1897 ist das erste deutsche Lehrerheim errichtet worden. Nach diesem Vorbild soll auch ein Ärzteheim für alte und erwerbsunfähige Ärzte entstehen: *„Wir Aerzte sorgen zwar in ausgedehntem Maasse für das Wohlergehen anderer Stände, unterlassen es aber leider zum Besten unseres eigenen Standes zu wirken."*

98 Anonym: Aerzteheim, DÄBl. (1896), S. 110 f.

99 Hentzelt-Heppens: Aerzteheime, DÄBl. (1897), S. 505.

100 BArch R 86 (Reichsgesundheitsamt)/1490, Protokoll der Posener Ärztekammer, 21.02.1905, S. 2.

101 Pelizaeus: Das projektierte Genesungsheim für Aerzte, DÄBl. (1904), S. 264 ff.: *„In diesem Genesungsheim sollten erkrankte Kollegen unentgeltlich Aufnahme finden."*

102 Anonym: Aerzteheim, DÄBl. (1896), S. 110 f.; BArch R 86 (Reichsgesundheitsamt)/1490, Protokoll der Posener Ärztekammer, 21.02.1905, S. 4: *„Nachdem der Referent auf die großen Schwierigkeiten der durch den Antrag Hannover empfohlenen Einrichtung eines Genesungsheimes für Ärzte und auf die Gefahren einer materiellen Belastung der Standesvertretungen für dasselbe warnend hingewiesen [sic!], wird der Antrag abgelehnt."*

103 Pelizaeus: Das projektierte Genesungsheim für Aerzte, DÄBl. (1904), S. 264 ff.

104 Müller de la Fuente: Die Vergünstigungen für Aerzte in Badeorten, DÄBl. (1906), S. 205 f.

105 Vgl. dazu Gerstenberg: Das Genesungsheim für deutsche Ärzte, DÄBl. (1904), S. 524 ff.

chie und aus dem Deutschen Reich aufgenommen werden. Der Betrieb konnte bereits für die Monate Mai und September *„durch das Entgegenkommen von Aerzten, die Häuser besitzen, und von anderen Hausbesitzern"*, aufgenommen werden. Zunächst standen 70 Zimmer zur Verfügung. Die Kapazitäten sollten in den folgenden Monaten erhöht werden. Hierfür benötigten die Marienbader Ärzte jedoch finanzielle Unterstützung. In Schreiben an die jeweiligen Kammern und Vereine baten sie um Spenden für den Bau und die Ausstattung der jeweiligen Häuser. Der Vorstand der Ärztekammer Westfalen erhob gegen die Gewährung von Spenden seitens der Kammern rechtliche Bedenken, da die Beiträge anderweitig genutzt und die Überschüsse zur statutengemäßen Errichtung einer Unterstützungskasse mit Rechtsanspruch verwendet werden könnten.[106] Dennoch unterstützte die preußische Ärztekammer im Jahr 1909 das Ärzteheim in Marienbad mit 500 Kronen[107] und bereits zwei Jahre später sicherte sich der Vorstand des Hartmannbundes drei Zimmer für die Mitglieder des Verbandes und deren Ehefrauen. Die Verbandsmitglieder, denen der Arzt eine Kur in diesem Heim verordnete, wurden besonders berücksichtigt. Während der Zeit in Marienbad hatten sie *„Anspruch auf freie Wohnung, Beleuchtung und Bedienung, ohne dass ihnen im Heim weitere Kosten erwachsen."*[108] In der Folgezeit wuchs der Kurbetrieb. Im Sommer 1913 fanden insgesamt 59 Ärzte Aufnahme in Marienbad. In einem Aufruf zu Beginn des Jahres für den Sommer 1914 heißt es im Deutschen Ärzteblatt:

> Kur- und erholungsbedürftige, von der Praxis ermüdete, überarbeitete Aerzte finden von Mai bis Oktober 1914 in dieser in ihrer Art einzigen ärztlichen Wohlfahrtseinrichtung Aufnahme, und zwar kommen in diesem Jahre 65 Freiplätze zur Vergebung (15 davon durch den Leipziger Verband). [...] Mit dem Freiplatz ist die Befreiung von der Kur- und Musiktaxe, freie Bädernutzung, Preisermässigung in Hotels usw. verbunden.[109]

Während des Ersten Weltkrieges sollten v. a. Ärzte, die unter den Folgen des Krieges litten, im Ärzteheim Marienbad Berücksichtigung finden und nach *„Kriegsverletzungen, rheumatischen Erkrankungen, Herzaffektionen u. a. Moorbäder oder Kohlensäurebäder u. dgl. gebrauchen".*[110]

Neben dem Genesungsheim für Ärzte in Marienbad, das sich seit 1918 in der Tschechoslowakei befand, wurde im Mai des Jahres 1921 ein Genesungsheim für Gelehrte und Künstler in Bad Ems eröffnet. Dieses war mit 33 Zimmern und 55 Betten ausgestattet und Akademiker, Schriftsteller, Journalisten, Philologen, Juristen, Ärzte, Zahnärzte, Apotheker, Chemiker, Sänger, Schauspieler, Musiker, Maler, Bildhauer und Architekten konnten darin Aufnahme finden.[111] Hierfür finden sich in den Folgejahren im Deutschen Ärzeblatt immer

---

sowie Naegeli-Akerblom: Ein Heim für arbeitsunfähige Aerzte in Frankreich, DMW (1910), S. 2053.

106 AdLÄKWL, Sitzungprotokolle, 06.03.1908: Verhandlungsbericht über die Sitzung der Aerztekammer der Provinz Westfalen.

107 Anonym: Aus den Preussischen Aerztekammern, DÄBl. (1909), S. 437.

108 Anonym: Erholungsheim für Aerzte, DÄBl. (1911), S. 370.

109 Anonym: Aerztliches Erholungsheim in Marienbad, DÄBl. (1914), S. 85.

110 Anonym: Aufruf, DÄBl. (1915), S. 103.

111 Anonym: Ein Genesungsheim für Gelehrte und Künstler, DÄBl. (1921), S. 46.

wieder Aufrufe.[112] Auch für das Ärzteheim in Marienbad wurden bis in die 1930er zu Beginn jeden Jahres Aufrufe über die zu vergebenden 65 Plätze (13 Plätze pro Monat) für die Saison von Mai bis September im Deutschen Ärzteblatt abgedruckt.[113] Die Leistungen beinhalteten einen Kuraufenthalt von vier Wochen und bedurften einer ärztlichen Verschreibungspflicht.[114] Für all jene Ärzte, die kein Mitglied im Hartmannbund waren, war die Kur im Ärzteheim in Marienbad jedoch mit einigen Kosten verbunden[115]: Der Verwaltungskostenbeitrag lag bei fünf Kronen pro Tag und Person für die Monate Mai, Juni und September. Im Juli und August galt ein doppelter Beitragssatz pro Tag. Zudem wurden pro Tag und Zimmer drei Kronen „Bedienungsgeld" berechnet. Mit weiteren Kosten war die obligatorische Mitgliedschaft im Verein Ärzteheim verbunden. Der Jahresbeitrag belief sich im ersten Jahr auf fünf und in den Folgejahren auf zwei Reichsmark. Als Sicherheit mussten bei der Anmeldung je 50 Kronen pro Person hinterlegt werden, die anschließend mit dem zu zahlenden Betrag verrechnet wurden. Für einen Arzt belief sich der Kuraufenthalt somit auf monatlich insgesamt 224 Kronen (mit Ehefrau 364 Kronen) in den Monaten Mai, Juni und September. Im Juli und August stieg dieser auf 364 Kronen (mit Ehefrau 644 Kronen), exklusive der notwendigen Mitgliedschaft.[116]

Seit den 1930er Jahren finden sich immer weniger Belege für einen Kurbetrieb, der ausschließlich auf erkrankte und erholungsbedürftige Ärzte ausgerichtet war. Dies lag v. a. daran, dass seit Januar 1934, infolge der Bestimmungen des Vorsitzenden des Bundes Deutscher Verkehrsverbände und Bäder, die Kurtaxe in allen „deutschen Heilbädern und Seebädern" für Ärzte wegfiel und sie auch keine Kosten für Kurmittel aufbringen mussten. Auf besondere Behandlungen innerhalb der Kur, „welche mit außergewöhnlichen Selbstkosten verbunden sind", erhielten Ärzte zudem Vergünstigungen von bis zu 50 %.[117]

5.3 Fazit

In der zweiten Hälfte des 19. Jahrhunderts wiesen Ärzte eine vergleichsweise hohe Mortalität zu anderen Ständen auf. Dies führte dazu, dass innerhalb der Ärzteschaft immer mehr Stimmen laut wurden, die eine institutionelle Für-

---

112 Aufrufe finden sich in DÄBl. (1927), S. 182 f., DÄBl. (1928), S. 249, DÄBl. (1931) S. 123 f., DÄBl. (1932), S. 203 u. S. 268.
113 Vgl. dazu DÄBl. (1915) S. 203, DÄBl. (1916), S. 66, DÄBl. (1916), S. 132, DÄBl. (1918), S. 54, DÄBl. (1920), S. 70.
114 Anonym: Ärzteheim Marienbad (Böhmen), DÄBl. (1934), S. 419.
115 Vgl. dazu Schiftan: Des Arztes Sommerreise, DÄBl. (1922), S. 99: „Bei den enormen Verpflegungskosten in den Bädern […] wird es nur wenigen begüterten Aerzten möglich sein, mit ihrer Familie sich eine Erholungsreise zu leisten."
116 Anonym: Ärzteheim Marienbad (Böhmen), DÄBl. (1934), S. 419. Vgl. hierzu auch Knaurs Konversationslexikon, Sp. 1863/1964: Eine tschechoslowakische Krone betrug im Jahr 1932 0,12 RM.
117 Anonym: Kurtaxe und Kurmittel für Ärzte und ihre Angehörigen, DÄBl. (1934), S. 626 u. S. 669 u. S. 717.

sorge für ihre erkrankten und erwerbsunfähigen Kollegen forderten. So entstanden in den 1860er und 1870er Jahren auf dem Gebiet des Reiches, mit Ausnahme des Nordostens und Hohenzollerns, flächendeckend ärztliche Unterstützungskassen. Diese unterschieden sich jedoch zu großen Teilen in ihren Aufnahmebedingungen, der Finanzierung der Unterstützungen sowie der Höhe der ausgezahlten Unterstützungsbeträge. Im Jahr 1880 wurde auf Reichsebene die „Central-Hülfscasse für die Aerzte Deutschlands" gegründet. Sie fußte auf berufsgenossenschaftlichen Prinzipien und war zunächst nur eine Kasse für erwerbsunfähige Ärzte. In den folgenden Jahren wurde das Angebot nach und nach erweitert. Um die Jahrhundertwende bestand die Kasse aus fünf Abteilungen: Einer Sterbe-, Kranken-, Invaliden-, Altersversorgungs- und Witwenkasse. Die Mitgliedschaft in der Kasse war jedoch nicht verpflichtend. Dies führte dazu, dass nur wenige Ärzte, u. a. auch aufgrund der parallel existierenden und teilweise besser funktionierenden Unterstützungskassen in den Einzelstaaten, dieses Angebot in Anspruch nahmen. Die Heterogenität des ärztlichen Unterstützungs- und Versorgungswesen führte zu Beginn des 20. Jahrhunderts vermehrt zur Kritik an deren bisheriger Ausrichtung und zur Verschärfung des Diskurses. In diesem Zuge wurden Forderungen nach einer einheitlichen Unterstützungs- und Versorgungskasse mit obligatorischer Mitgliedschaft aller Ärzte des Reichs laut. Die Errichtung von Heimen für erkrankte und erwerbsunfähige Ärzte wurde ebenfalls in diesem Zusammenhang verhandelt und 1908 das erste und einzige Ärzteheim im Kurort Marienbad in Böhmen gegründet.

An der Versorgungssituation änderte sich bis in die 1930er Jahre hinein jedoch nur wenig. Erst im Zuge der Gleichschaltung der Ärzteschaft wurde auch das ärztliche Versorgungswesen in Deutschland vereinheitlicht und unter die Führung der Reichsärztekammer gestellt. Fortan war die Teilnahme an der Ärzteversorgung für alle deutschen Ärzte verpflichtend. Diese beinhaltete eine Absicherung gegen Erwerbsunfähigkeit, eine Alters- und Hinterbliebenenrente sowie Sterbegeld. Die Beiträge betrugen ein Prozent des ärztlichen Berufseinkommens.

Nach dem Ende des Zweiten Weltkrieges fiel das Kapital der ärztlichen Versorgungseinrichtungen im Zuge der Währungsreform 1948 der Entwertung zum Opfer. Der Wiederaufbau der Versorgungseinrichtungen der Ärztekammern dauerte teilweise bis in die 1970er Jahre hinein. In dieser Zeit konnten sich Ärzte in „Notsituationen", bspw. bei längeren Erkrankungen mit Einkommensausfall, an die Fürsorgeausschüsse der Landesärztekammern wenden. Nach der Prüfung der finanziellen Verhältnisse der Antragsteller wurde diesen zumeist ein zinsloses Darlehen (monatlich oder als Einmalzahlung) ohne Rechtsanspruch bewilligt. Die Herabsetzung oder der Erlass des Ärztekammer- und Fürsorgebeitrags war ebenfalls ein Mittel der Landesärztekammern, Kollegen, die aufgrund einer Krankheit vorübergehend erwerbsunfähig wurden, zu unterstützen.

Die in den 1950er, 1960er und zu Beginn der 1970er Jahre auf Länderebene errichteten ärztlichen Versorgungswerke ähneln sich bis heute in Auf-

bau, Struktur und Leistungsangebot (Alters-, Erwerbsunfähigkeits- sowie Hinterbliebenenrente). Eine Erwerbsunfähigkeitsrente nahmen jedoch nur wenige Ärzte in Anspruch. Diesbezüglich zeigt sich, dass Krankheiten des Kreislaufsystems bis in die 1980er hinein die Hauptursache für eine Erwerbsunfähigkeit waren. In der Folgezeit nahmen psychische Störungen bei Ärzten immer weiter zu. Zu Beginn der 2000er Jahre waren derartige Erkrankungen die
häufigste Ursache für die Erwerbsunfähigkeit der Ärzte.

6 Zusammenfassung der Ergebnisse: Arzt – ein krank machender Beruf?

Ärzte weisen heute im Vergleich zu anderen Berufsgruppen mit ähnlichem sozioökonomischem Status eine erhöhte Anfälligkeit für die Entwicklung von psychischen Erkrankungen und einer Abhängigkeit von Betäubungsmitteln auf. Die Suizidrate von Ärzten liegt ebenfalls auf einem wesentlich höheren Niveau. Diese Phänomene sind jedoch keine neue Entwicklung. So wurde die Betäubungsmittelabhängigkeit von Ärzten bereits in der zweiten Hälfte des 19. Jahrhunderts als offensichtliches Problem ausgemacht und innerhalb des Standes diskutiert. Die erhöhte Suizidalität von Ärzten verhandelten die Standesvertreter ebenfalls bereits am Ausgang des 19. Jahrhunderts. Erste Hinweise auf eine Vielzahl psychischer Störungen bei Ärzten finden sich seit Beginn des 20. Jahrhunderts. Die Ursachen für derartige Erkrankungen führten Ärzte innerhalb des Untersuchungszeitraums zumeist auf die Rahmenbedingungen ärztlicher Tätigkeit und die damit einhergehenden Belastungen zurück. Hierbei wiesen sie immer wieder auf den Mangel an Erfahrung in den ersten Jahren der Berufsausübung hin. Dazu kamen die hohe Verantwortung für die Patienten, die geforderte Dauerbereitschaft aufgrund ungeregelter Nacht- und Bereitschaftsdienste und eine als ungenügend empfundene Gratifikation. Darüber hinaus verfügten v. a. Klinikärzte nur über begrenzte Handlungsmöglichkeiten, waren sie doch abhängig von ihrem Arbeitgeber und den Vorgesetzten. Entsprechend wurden die dortigen Arbeitsbelastungen als erheblicher Faktor für die erhöhte Prävalenz der angesprochenen Erkrankungen ausgemacht. Der Versicherungsmathematiker Johannes Karup wies im Jahr 1886 diesbezüglich jedoch auf eine weitere, bis dato weniger beachtete Komponente hin: Die ärztliche Einstellung zur eigenen Gesundheit und Krankheit. Dabei ging er davon aus, dass

> vielmehr eine gewisse Sorglosigkeit um das eigene Wohl, ein übergroßes Pflichtgefühl und das Bestreben, erst dann die Berufstätigkeit einzustellen, wenn die Körperkräfte ihren Dienst versagen die wichtigsten Momente sind, welche die Widerstandsfähigkeit der Ärzte herabsetzen.[1]

Dieser Umgang mit der eigenen Gesundheit und Krankheit wird während der Sozialisation erworben. Dabei sind sowohl die Primärsozialisation, d. h. das Elternhaus, als auch die professionelle Sozialisation während der Aus- und Weiterbildungsphase ausschlaggebend. Innerhalb des Untersuchungszeitraums weisen Ärzte im Vergleich mit anderen Berufsgruppen mit ähnlichem sozioökonomischem Status die höchste Selbstrekrutierungsrate auf, d. h. Ärzte stammen häufig aus Familien mit einem oder mehreren Ärzten. Dadurch kommt ein nicht unerheblicher Teil der Ärzteschaft bereits zu einem frühen Zeitpunkt der persönlichen Entwicklung mit dem ärztlichen Habitus in Kontakt. Innerhalb der professionellen Sozialisation, der Phase der ärztlichen Ausbildung, werden die bis zu diesem Zeitpunkt ausgeprägten Einstellungen ver-

---

1   Karup; Gollmer: Die Mortalitätsverhältnisse des ärztlichen Standes, S. 417.

tieft und die individuellen Verhaltensweisen der Studierenden graduell an die
Bedingungen des sozialen Feldes der Medizin angepasst. Das praktische Jahr
stellt bei der Angleichung des studentischen an den ärztlichen Habitus sozusagen den Höhepunkt dar. Während der primären und v. a. in der professionellen Sozialisation verinnerlichen die angehenden Ärzte somit nicht nur medizinische Fachkenntnisse, sondern auch das medizinische Wertesystem mit seinen zur jeweiligen Zeit vorherrschenden ärztlichen Leitbildern. Zu Beginn des
Untersuchungszeitraums waren diese v. a. durch die Dominanz militärischer
Wertvorstellungen innerhalb der Gesellschaft geprägt und entsprachen den
Idealen hegemonialer Männlichkeit: Die Unterordnung innerhalb bestehender Hierarchien, (Selbst-)Disziplin sowie Leistungsfähigkeit waren zentrale
Merkmale der ärztlichen Ausbildung. Hinzu kamen standesspezifische Leitbilder, wie die Aufopferung für den Patienten. Über allem stand die innerhalb
des Berufsstandes seit der Antike tradierte Vorstellung von der eigenen Gesundheit als Teil ärztlicher Professionalität und Kompetenz und die damit einhergehende Tabuisierung eigener bzw. auch der Krankheit von Kollegen. Die
aus diesen Komponenten seit der zweiten Hälfte des 19. Jahrhunderts bestehende Idealvorstellung vom Arzt – wenngleich sie seit den 1970er Jahren einen graduellen Wandel erfährt – wird bis heute innerhalb der (professionellen) Sozialisation angehenden Ärzten vermittelt, von diesen verinnerlicht und
prägt deren Haltung zu Gesundheit und Krankheit. Das daraus resultierende
Gesundheits- und Krankheitsverhalten der Ärzte zielt somit darauf ab, physisches und v. a. psychisches Leid zu unterdrücken, dieses vor Kollegen, Vorgesetzten und Patienten zu verheimlichen und die Fassade des gesunden, unverwundbaren, leistungsfähigen, aufopferungsbereiten Gesundheitsexperten aufrechtzuerhalten. In Kombination mit den zur jeweiligen Zeit vorherrschenden
Rahmenbedingungen ärztlicher Tätigkeit in Praxis und Klinik führt dies dazu,
dass sich erkrankte Ärzte, insbesondere diejenigen mit psychischen Störungen, erst in einem späten Stadium ihrer Erkrankung (professionelle) Hilfe suchen. Die Angst vor dem Verlust des Status als Gesundheitsexperten spielt
hierbei eine große Rolle. Eine ernstzunehmende Folge dieses Verhaltens war
und ist, dass sich viele Ärzte in der Manifestationsphase der psychischen Erkrankung mit Betäubungsmitteln selbst behandelten. Nicht selten entwickelten sich hieraus Abhängigkeiten, die zur Verschlimmerung der Gesamtsituation erheblich beitrugen. Ärzte wiesen zudem eine vergleichsweise hohe Zahl
an Suiziden auf. Hierfür waren gerade vorangegangene psychische Störungen
und/oder Substanzabhängigkeiten zumeist ursächlich. Eine besonders hohe
Suizidrate findet sich bei jungen Ärzten und insbesondere bei Ärztinnen.
Konnte die Prävalenz junger Ärzte für psychische Störungen, Sucht und Suizid zumeist auf Schwierigkeiten bei der Anpassung des Selbstkonzeptes an
den ärztlichen Habitus in den ersten Jahren der Berufsausübung zurückgeführt werden, so gestaltet sich die Suche nach den Ursachen bei Ärztinnen
schwieriger. Mögliche Erklärungsansätze hierfür sind v. a. in der geschlechterspezifischen Struktur der Ärzteschaft und deren Auswirkungen auf die Aus-
und Weiterbildung sowie die ärztliche Tätigkeit zu suchen: Bis heute existiert

innerhalb der Ärzteschaft ein flächendeckendes Defizit an Ärztinnen in Führungspositionen. Hinzu kommt, dass Frauen, die ein soziales Feld, das historisch betrachtet von Männern dominiert und von deren Normen und Werten geprägt wird, betreten, andere Erfahrungen als diese machen. Ihnen wird jedoch tagtäglich vorgeführt, dass für das berufliche Weiterkommen Eigenschaften notwendig sind, die historisch betrachtet, Männern zugeschrieben werden. Um diese Voraussetzungen zu erfüllen, passen auch Ärztinnen im Verlauf der Aus- und Weiterbildung ihr Selbstkonzept an die vorherrschenden Leitbilder an. Zudem existiert bei einigen männlichen Vorgesetzten in der Klinik – v. a. in operativen Fächern – noch immer eine patriarchalische Vorstellung des Arztberufes. Diskriminierung und Benachteiligung von Ärztinnen innerhalb der Aus- und Weiterbildung sowie der ärztlichen Tätigkeit in der Klinik scheinen ebenfalls ein noch immer weit verbreitetes Problem zu sein. Somit ist die Anpassung des Selbstkonzeptes an die traditionell von Männern ausgeprägten ärztlichen Leitbilder mit einem viel größeren persönlichen Aufwand verbunden, als bei ihren männlichen Kollegen. Der dominante Typ des ärztlichen Habitus, die *„überholte[n] Doktrin ärztlicher Unverwundbarkeit"*[2], nimmt daher bei der Entstehung von psychischen Störungen, stoffgebundenen Süchten und schlimmstenfalls dem Suizid bei Ärzten und v. a. bei Ärztinnen eine zentrale Rolle ein.

Innerhalb des Ärztegesundheitsdiskurses sollten daher weniger die Rahmenbedingungen ärztlicher Tätigkeit in Klinik und Praxis als vielmehr der sich bislang relativ stabil haltende ärztliche Habitus und die daraus resultierenden Verhaltensweisen und Handlungsmuster verhandelt und dabei auf eine neue bzw. angepasste Definition der ärztlichen Haltung zur eigenen Gesundheit und Krankheit abgezielt werden. Diesbezüglich zeigen sich bereits positive Anzeichen. So wächst eine neue Ärztegeneration heran, die nicht mehr bereit ist, die Versorgung der Patienten *„auf Kosten unserer Gesundheit oder unserer Familien zu leisten"* und die ein neues, gemeinsam gestaltetes, Arztbild fordert.[3] Letzteres soll v. a. die innerhalb der Profession existierenden und selbst geschaffenen „Barrieren", die Ärzte daran hindern sich adäquat um ihre eigene Gesundheit und ihr Wohlbefinden kümmern zu können, abbauen.

Die Maßnahmen, die seit den 1990er Jahren in Deutschland hinsichtlich eines offeneren Umgangs der Ärzteschaft mit kranken Kollegen getroffen wurden deuten auf ein Umdenken innerhalb der Profession hin, stellen jedoch erst den Anfang einer intensiveren Auseinandersetzung der Ärzteschaft mit dem Thema Ärztegesundheit und seiner Teilbereiche dar. Traditionelle Narrative ärztlicher Belastung und Aufopferung nehmen innerhalb dieses Diskurses noch immer eine zentrale Rolle ein, während hingegen eine zeitgemäße Haltung zur eigenen Gesundheit sowie das daraus resultierende Gesundheits- und Krankheitsverhalten nur am Rande Erwähnung findet. Um ein grundlegendes Umdenken und eine damit verbundene Förderung der Gesundheit von Ärz-

---

2   Mäulen: Ärztegesundheit, S. 45.
3   Vgl. hierzu Anonym: Es ist Zeit für ein neues Arztbild, DÄBl. (2018), S. 1686 sowie Laib: Das Bild des Arztes, S. 247.

tinnen und Ärzten zukünftig ermöglichen zu können, sollte der Fokus auf die Phase der professionellen Sozialisation gelegt werden. Dazu müssen die bislang tradierten, aber überholten Leitbilder, wie beispielsweise das Bild des Halbgottes in Weiß aufgegeben und die eigene physische und psychische Verwundbarkeit Teil eines neuen ärztlichen Selbstverständnisses werden. Diesbezüglich sollten Ärzte auch auf ein Fremdbild hinwirken, in dem sie als Menschen mit Schwächen wahrgenommen werden dürfen und Krankheit kein Zeichen mangelnder ärztlicher Expertise darstellt. Hierbei könnte eine verstärkte Förderung von Programmen durch Bundes- und Landesärztekammern, wie sie seit den 1970er Jahren in den USA bestehen, hilfreich sein. Diese zielten bereits während der ärztlichen Ausbildung darauf ab, die gesundheitlichen Risiken des Arztberufes zu thematisieren und das Fach Ärztegesundheit innerhalb der entscheidenden Phase der Aneignung des ärztlichen Habitus zu etablieren. Die angehenden Ärzte sollten dabei gezielt für das Thema Ärztegesundheit sensibilisiert werden. Nicht zuletzt könnte so auch der durch Tabuisierung und Verleugnung geprägte Umgang der Ärzte mit ihren erkrankten Kollegen einen notwendigen Wandel erfahren.

7 Quellen- und Literaturverzeichnis

7.1 Quellenverzeichnis

Archivalische Quellen

Archiv der Ärztekammer Hamburg (AdÄKH)
Bestand: Vorstandsprotokolle 1950–1986.

Archiv der Ärztekammer Westfalen-Lippe (AdÄKWL)
Bestände:
Berufsgerichtsverfahren 1949–1952.
Diverses 1895–1935.
Erledigte Unterstützungen 1939–1956.
Rundschreiben der Arbeitsgemeinschaft der Westdeutschen Ärztekammern.
Rundschreiben der Reichsärztekammer 1936–1945.
Sitzungsprotokolle 1888–1933.

Archiv der Landesärztekammer Hessen (AdLÄKH)
Bestand: Nachlass Oelemann

Bundesarchiv Berlin-Lichterfelde (BArch Berlin-Lichterfelde):
Bestand: BArch R 86 (Reichsgesundheitsamt)/1491.

Bundesarchiv Koblenz (BArch Koblenz):
Bestand: BArch B 106 (Bundesministerium des Inneren)/72734.

Deutsches Tagebucharchiv Emmendingen (Dta Em)
Arthur B.: Lebenserinnerungen, 726,3.
Eduard L.: Tagebuch, 3388,1.
Gerhard u. Gudrun Hentschel: So bunt kann das Leben sein, 1157,1.
Hans W. O.: Streiflichter aus meinem Leben, 1758,1.
Helga S.: Adieu DDR. Meine Flucht. Unser Abenteuer, 2191,1.
Karl M.: Lebenserinnerungen eines Siebzigjährigen, 2196,1.
Margret A.: Erinnerungen, 2107,1.
Rolf R. W.: Lebenserinnerungen 1945–2008. Geschichten – Personen – Gedanken, 3067,1.
Theodor D. v. L.: Erinnerungen, 1596,1.
Werner M.: Versteckte Fluchten. Erinnerungen eines Dresdner Arztes 1916–1960, 796,1.
Heinz R.: My Life. Wortprotokoll einer Erinnerung, 546, 1.

Stadtarchiv Stuttgart (StA Stuttgart)
Bestand 250(Bürgerhospital)/659.

Staatsarchiv Ludwigsburg (StAL)
E 162 Bü 544.

Periodika

Aerztliches Vereinsblatt für Deutschland/Deutsches Ärzteblatt 1872–2018.
Deutsche Medizinische Wochenschrift 1885–2018.

Gedruckte Quellen

Anonym: Bericht des Großherzoglichen Obermedizinalraths an Großherzogliches Ministerium des Inneren über den Zustand des Medizinalwesens im Großherzogtum Baden im Jahr 1869. Karlsruhe 1871.

Anonym: Chronik der Familie Lehmann, zusammengetragen, abgeschrieben, erläutert und nach Dokumenten ergänzt von Hermann Walther-Lehmann. Heidelberg 2014.

Anonym: Deutsches Reich. Zweite Verordnung des Reichsarbeitsministers über Ausdehnung der Unfallversicherung auf Berufskrankheiten. In: Reichsgesundheitsblatt (1929), S. 234–235.

Anonym: 1850–1900. Die Württembergische ärztliche Unterstützungskasse und die mit ihr verbundenen Stiftungen. Festschrift zur Erinnerung an ihr fünzigjähriges Bestehen. Stuttgart 1900.

Anonym: 90 Jahre Württembergische Ärztliche Unterstützungskasse. Stuttgart 1940.

Bonhoeffer, Karl: Über die Bedeutung der Kriegserfahrungen für die allgemeine Psychopathologie und Ätiologie der Geisteskrankheiten. In: Geistes- und Nervenkrankheiten, Erster Teil 1914/1918, hg. v. Karl Bonhoeffer (= Handbuch der Ärztlichen Erfahrungen im Weltkriege 1914/1918 4, hg. v. Otto von Schjerning), Leipzig 1922, S. 3–44.

Borchardt, Leo: Einführung in das Studium der Medizin. Leipzig 1933.

Bumke, Oswald: Erinnerungen und Betrachtungen. Der Weg eines deutschen Psychiaters. Zweite Auflage. München 1953.

Casper, Johann Ludwig: Ueber die wahrscheinliche Lebensdauer der Ärzte. In: Wochenschrift für die gesammte Heilkunde 3 (1851), S. 33–43.

Clauss, Gunther: Virushepatitiden und medizinische Berufe. In: Bundesgesundheitsblatt 22 (1979), S. 123–128.

Cless, Georg: Die Württembergische ärztliche Unterstützungskasse. Stuttgart 1873.

De Neufville, W. C.: Lebensdauer und Todesursachen zwei und zwanzig verschiedener Stände und Gewerbe, nebst vergleichender Statistik der christlichen und israelitischen Bevölkerung Frankfurts. Frankfurt am Main 1855.

Dornedden, Hans: Die Tuberkuloseerkrankungen des Heil- und Pflegepersonals. In: Drittes Beiheft zum Reichs-Gesundheitsblatt 8 (1933), S. 37–62.

Ebstein, Wilhelm: Ein Leben für die Medizin. Memoiren, hg. v. Erika Wagner. Kampehl 2006.

Escherich, Ferdinand: Hygienisch-statistische Studien über die Lebensdauer in verschiedenen Ständen auf dem Grund von 15.730 nach den Geburtsjahren registrirten, gleichzeitig lebenden öffentlichen Beamten (Aerzte, katholische und protestantische Geistliche, Schullehrer, Forst- und Justizbeamte) des Königreichs Bayern nach dem Status 1852. Würzburg 1854.

Faustus, Heinrich: Aus dem Leben eines Arztes. München 1903.

Flexner, Abraham: Die Ausbildung des Mediziners. Eine vergleichende Untersuchung, übers. v. Walther Fischer. Berlin 1927.

Franken, Franz Hermann: Auf schmalem Grat. Arzt und Bürger 1947–1956. Stuttgart 2001.

Freudenberg, Karl: Die Sterblichkeit der Aerzte in Deutschland. In: Jahrbücher für Nationalökonomie und Statistik Bd. 122, III. Folge, 67. Band. Jena 1924, S. 477–493.

Fürst, Moritz: Der Arzt. Seine Stellung und seine Aufgaben im Kulturleben der Gegenwart. Ein Leitfaden der Sozialen Medizin. Leipzig 1909.

Galton, Francis: Statistical Inquiries into the Efficacy of Prayer. In: Fortnightly Review 12 (1872), S. 125–135.

Geissler, Arthur: Die Sterblichkeit und Lebensdauer der Sächsischen Aerzte. Nach individualstatistischer Methode. Leipzig 1887.

Gewehr, Fritz: Über den Umfang der Betäubungsmittelsucht in der Bundesrepublik Deutschland im Jahre 1957. In: Bundesgesundheitsblatt 1 (1958), S. 241–244.

Grotjahn, Alfred: Ärzte als Patienten. Subjektive Krankengeschichten in ärztlichen Selbstschilderungen. Leipzig 1929.

Gruber, Georg B.: Über das Vorkommen tuberkulöser Erkrankungen bei Gefolgschaftsmit-gliedern pathologischer Institute. In: Reichs-Gesundheitsblatt 18 (1943), S. 673–678.

Gussmann, Ernst: Statistische Untersuchungen über die Mortalitäts-Verhältnisse im ärztlichen Stande. Tübingen 1865.

Hamel: Tuberkuloseerkrankungen unter dem Arzte- und Krankenpflegepersonal in Kranken-anstalten. In: Medizinal-statistische Mitteilungen aus dem Kaiserlichen Gesundheitsamte 16 (1913), S. 221–266.

Hellstern, Erwin P.: Das praktische Jahr. In: Reichs-Gesundheitsblatt 2 (1927), S. 56–59.

Hesse, Erich: Die gesundheitlichen Röntgenschädigungen und deren Verhütung. In: Reichs-gesundheitsblatt 4 (1929), S. 245–249.

Hesse, Otto: Symptomatologie, Pathogenese und Therapie des Röntgenkarzinoms. Leipzig 1911.

Hettich, Hermann: Sterblichkeits-Statistik der Aerzte in Württemberg. Mit einem chronologi-schen und einem alphabetischen Verzeichniß der von 1804–1883 gestorbenen württem-bergischen Aerzte. Stuttgart 1883.

Hoffmann, Friedrich: Politischer Medicus, oder Klugheits-Regeln, nach welchen ein junger Me-dicus seine Studia und Lebensart einrichten soll, wenn er sich will berühmt machen, auch geschwinde eine glückliche Praxis zu erlangen und zu erhalten begehrt. Leipzig 1752.

Hufeland, Christoph Wilhelm: Die Kunst das menschliche Leben zu verlängern. Wien; Prag 1797.

Infratest (Hg.): Berufsabsichten und Motivationen der deutschen Mediziner. Analyseband. München 1972.

Junge, Wilfried K.: Entwicklung der Betäubungsmittel-Verschreibungen in den Jahren 1974–1978. In: Bundesgesundheitsblatt 22 (1979), S. 369–371.

Karup, Johannes; Gollmer, Robert: Die Mortalitätsverhältnisse des ärztlichen Standes nach den Erfahrungen der Lebensversicherungsbank f. D. in Gotha. In: Jahrbücher für Natio-nalökonomie und Statistik 13 (1886), S. 381–421.

Thomas, Klaus: Suicidprophylaxe in Berlin. In: Bundesgesundheitsblatt 4 (1961), S. 305–309.

Kraepelin, Emil: Psychiatrie: ein Lehrbuch für Studierende und Ärzte. Unveränderter Ab-druck der achten Auflage. Erster Band. Leipzig, 1920.

Lange, Werner; Masihi, K. N.: Durchseuchung mit Hepatitis A- und B-Virus bei medizini-schem Personal. In: Bundesgesundheitsblatt 29 (1986), S. 183–187.

Levinstein, Eduard: Zur Pathologie, Therapie, Statistik, Prognose und gerichtärztliche Bedeu-tung der Morphiumsucht. Berlin 1880.

Matthies, Rolf-Ernst: Der morphiumsüchtige Arzt und seine Stellung im Zivil-Straf- und Stan-desrecht [Diss. Berlin 1940].

Mayer, August: 50 Jahre selbst erlebte Gynäkologie. München 1961.

Melicher, Franz: Nähere Beleuchtung der über die homöopathische Heilart noch bestehen-den Vorurtheile und Mißverständnisse. Berlin 1833.

Obersteiner, Heinrich: Der chronische Morphinismus. In: Wiener Klinik 9 (1883), S. 61–84.

Österlen, Friedrich: Handbuch der medicinischen Statistik. Tübingen 1865.

Pichon, Georges: Le moprhinisme. Impulsions délictueues troubles physiques et mentaux des morphiomanes. Leur capacité et leur situation juridique. Cause, déontologie et pro-phylaxie du vice morphinique. Paris 1889.

Pinner, M.; Miller, B. F. (Hg.): Was Ärzte als Patienten erlebten, übers. v. Jens-Peter Reeps. Stuttgart 1953.

Pohlisch, Kurt: Die Verbreitung des chronischen Opiatmißbrauchs in Deutschland ermittelt auf Grund eines vom Reichsgesundheitsamt zusammengestellten und geprüften Materials. Berlin 1931.

Prinzing, Friedrich: Handbuch der medizinischen Statistik. Zweite, vollständig umgearbeitete Auflage. Erster Halbband. Jena 1930.

Prinzing, Friedrich: Handbuch der medizinischen Statistik. Zweite, vollständig umgearbeitete Auflage. Zweiter Halbband. Jena 1930.

Sasse, Carl Hans: Ein Doktor reitet durch den Schnee (Erinnerungen an ein sauerländisches Arzthaus). Mit Holzschnitten und Zeichnungen von Rudolf Warnecke. Balve 1960.

Schlesinger, Fritz: Aerztliche Taktik. Briefe an einen jungen Arzt. Berlin 1906.

Schnapper-Arndt, Gottlieb: Sozialstatistik (Vorlesungen über Bevölkerungslehre, Wirtschafts- und Moralstatistik). Ein Lesebuch für Gebildete insbesondere für Studierende, hg. v. Leon Zeitlin. Leipzig 1908.

Schuler, Fridolin: Erinnerungen eines Siebenzigjährigen. Frauenfeld 1903.

Weinberg, Wilhelm: Sterblichkeit, Lebensdauer und Todesursachen der württembergischen Ärzte von 1810–1895 und der Ärzte überhaupt (=Sonderdruck aus den Württ. Jahrbüchern für Statistik und Landeskunde, Jg. 1896, Heft 1). Stuttgart 1897.

Internet

https://www.aerztekammer-bw.de/10aerzte/40merkblaetter/20recht/05kammerrecht/bo.pdf, letzter Zugriff 06.03.2019.

https://arztgesundheit.de/wp/, letzter Zugriff 27.04.2019.

https://www.bmas.de/DE/Themen/Soziale-Sicherung/Gesetzliche-Unfallversicherung/Was-sind-Berufskrankheiten.html, letzter Zugriff 09.04.2019.

https://www.bpb.de/system/.../BPB_Tabellen_DurchschnittlVerdienstArbeitnehmer.pdf, letzter Abruf 10.06.2019.

https://www.bundesaerztekammer.de/fileadmin/user_upload/downloads/pdf-Ordner/International/Deklaration_von_Genf_DE_2017.pdf, letzter Zugriff 02.10.2018.

http://www.bundesaerztekammer.de/fileadmin/user_upload/downloads/pdfl, letzter Zugriff 15.05.2018.

https://www.bundesaerztekammer.de/fileadmin/user_upload/downloads/MBO_08_20112.pdf, letzter Zugriff 10.01.2019.

https://www.bundesaerztekammer.de/aerzte/versorgung/suchtmedizin/suchterkrankungen-bei-aerztinnen-und-aerzten/interventionsprogramme-der-landesaerztekammern/, letzter Zugriff 16.11.2018.

https://www.bundesaerztekammer.de/fileadmin/user_upload/downloads/AlkAUDITCFragebogen.pdf, letzter Zugriff 19.05.2019.

https://www.bundesaerztekammer.de/fileadmin/user_upload/downloads/pdf-Ordner/Statistik 2017/Stat17AbbTab.pdf., letzter Zugriff 17.09.2018.

http://www.bundesarchiv.de/DE/Content/Downloads/Rechtliches/bundesarchivgesetz.pdf?__blob=publicationFile, letzter Zugriff 29.05.2019.

https://www.bvgd-online.de/nachricht/anteil-von-aerztinnen-in-fuehrungspositionen-weiterhin-gering/, letzter Zugriff 17.09.2018.

https://www.deutsche-biographie.de/sfz028_00460_1.html, letzter Zugriff 06.06.2019.

https://www.deutsche-biographie.de/sfz21960.html#top, letzter Zugriff 25.03.2019.

https://www.deutsche-biographie.de/sfz12373.html, letzter Zugriff 14.06.2018.

https://www.deutsche-biographie.de/sfz23751.html#ndbcontent, letzter Zugriff 06.06.2019.

http://dx.doi.org/10.14765/zzf.dok.1.802, letzter Zugriff 10.06.2019.

https://www.sueddeutsche.de/gesundheit/gesundheitswesen-medicus-unter-druck-1.2793998, letzter Zugriff 24.05.2019.

https://www.sueddeutsche.de/gesundheit/medizin-depressionen-bei-aerzten-das-schlimmste-ist-die-hilflosigkeit-1.2881275, letzter Zugriff 24.05.2019.

http://www.kbv.de/media/sp/Aerzte_ZV.pdf, letzter Zugriff 07.03.2019.

http://www.lexikon-orthopaedie.com/pdx.pl?dv=0&id=01769, letzter Zugriff 15.05.2019.

http://www.faz.net/aktuell/gesellschaft/gesundheit/burnout-am-op-tisch-als-chirurg-muss-man-eben-saufen-1751063-p3.html?printPagedArticle=true#pageIndex_3, letzter Zugriff 21.04.2017.

http://www.kbv.de/media/sp/Aerzte_ZV.pdf, letzter Zugriff 16.11.2018.

https://www.nordrheinischeaerzteversorgung.de/images/home/NAEV_GB_2017.pdf,
  letzter Zugriff 01.05.2019.

https://www.nordrheinischeaerzteversorgung.de/satzung, letzter Zugriff 31.01.2019.

https://www.springermedizin.de/orthopaedie-und-unfallchirurgie/aerzte-legen-patienten-
  eher-unters-messer-als-sich-selbst/9956844, letzter Zugriff 28.08.2019.

https://www.versorgungswerk-laekh.de/fileadmin/user_upload/documents/pdf/Mitglieder
  information_2018.pdf, letzter Zugriff 30.01.2018.

http://www.verwaltungsvorschriften-im-internet.de/bsvwvbund_27032019_RB414313R21220
  19.htm, letzter Zugriff 06.06.2019.

http://www.vwaek.hamburg/allgemeines.html, letzter Zugriff 30.01.2018.

https://www.welt.de/gesundheit/article140318244/Die-Goetter-in-Weiss-sind-kraenker-als-
  ihre-Patienten.html, letzter Zugriff 24.05.2019.

https://www.zeit.de/campus/2016/01/aerzte-krankenhaus-gesundheit-arbeitsbedingungen-
  ungesund, letzter Zugriff 24.05.2019.

7.2 Literaturverzeichnis

A'Brook, M. F. et al.: Psychiatric Illness in the Medical Profession. In: The British Journal of
  Psychiatry 113 (1967), S. 1013–1023.

Andersen, Hanfried H.; v.d. Schulenburg, J.-Matthias: Konkurrenz und Kollegialität: Ärzte
  im Wettbewerb. Eine empirische Untersuchung. Berlin 1990.

Angerer, P.; Schwartz, F.W.: Einführung. In: Arbeitsbedingungen und Befinden von Ärztinnen und Ärzten. Befunde und Interventionen (=Report Versorgungsforschung 2), hg. v.
  F. W. Schwartz u. P. Angerer. Köln 2010, S. 3–5.

Anonym: Ärztinnen – nein danke? In: Der Arzt im Krankenhaus und im Gesundheitswesen.
  Monatsschrift des Marburger Bundes 34 (1981), S. 108.

Anonym: Ärztliche Besetzung der Krankenanstalten im Bundesgebiet. In: Der angestellte
  Arzt. Mitteilungsblatt des Marburger Bundes 7 (1954), S. 217.

Anonym: Bekämpfung der Rauschgiftsucht, HÄBl. (1950), S. 231.

Anonym: Die Zahl der Approbationen im Bundesgebiet seit 1946. In: Der angestellte Arzt.
  Mitteilungsblatt des Marburger Bundes 6 (1953), S. 238.

Anonym: „Halbgott in Weiß". In: Der Arzt in Krankenhaus und Gesundheitswesen. Monatsschrift des Marburger Bundes 23 (1970), S. 471–477.

Anonym: I'm a Doctor – And a Drug Addict. In: Inside Doctoring. Stages and Outcomes in
  the Professional Development of Physicians, hg. v. Coombs, Robert H.; May, Scott D. und
  Small, Gary W. New York, Westport Connecticut, London 1986, S. 214–223.

Anonym: Liste der Rauschgiftsüchtigen und Suchtverdächtigen, HÄBl. (1953), S. 126–127.

Anonym: Morphium und Kokain. In: Münchner Medizinische Wochenschrift 72 (1925),
  S. 346–347.

Anonym: „Selbstrekrutierung" im Arztberuf. In: Der Arzt in Krankenhaus und Gesundheitswesen. Monatsschrift des Marburger Bundes 22 (1969), S. 398.

Anonym: Stufenplan zur „Harmonisierung" der Arbeitszeit. In: Der Arzt in Krankenhaus und
  Gesundheitswesen. Monatsschrift des Marburger Bundes 23 (1970), S. 145.

Anonym: The Sick Physician. Impairment by Psciatric Disorders, Including Alcoholism and
  Drug Dependence. In: JAMA 223 (1973), S. 684–687.

Anonym: Überlastung durch Bereitschaftsdienste. In: Der Arzt im Krankenhaus und Gesundheitswesen. Monatsschrift des Marburger Bundes 24 (1971), S. 283–284.

Anonym: Verdacht auf Rauschgiftsucht, HÄBl. (1949), S. 113.

Anonym: Wenn der Arzt Hilfe braucht. In: FAZ 36 (2016), S. 62. Interview mit Michael Ber-
  ner, Suchtinterventionsprogramm BW.

Anschütz, Felix: Ärztliches Handeln. Grundlagen, Möglichkeiten, Grenzen, Widersprüche. Darmstadt 1988.

Appell, Rainer G. (Hg.): Der verwundete Heiler. Homöopathie und Psychoanalyse im Gespräch. Heidelberg 1995.

Arbeitsgemeinschaft berufsständischer Versorgungseinrichtungen e. V. (Hg.): Berufsunfähigkeit in der berufsständischen Versorgung. Köln 1995.

Arnold, M. et al.: Der Beruf des Arztes in der Bundesrepublik Deutschland. Zweite Auflage. Köln 1984.

Baader, Gerahrd; Beddies, Thomas; Hulverscheidt, Marion: Chirurgie und naturwissenschaftliche Medizin (1850–1890). In: Die Charité. Geschichte(n) eines Krankenhauses, hg. v. Johanna Blecker und Volker Hess. Berlin 2010, S. 99–125.

Bämayr, Argeo: Über den Selbstmord von 119 Ärzten, Ärztinnen, Zahnärzten und Zahnärztinnen in Oberbayern [Diss., München 1983].

Barret-Connor, Elizabeth: The Epidemiology of Tuberculosis in Physicians. In: JAMA 241 (1979), S. 33–38.

Becker, Howard S. et al.: Boys in White. Student Culture in Medical School. Elfte Auflage. Chicago 2008.

Beelmann, Klaus: Interventionsprogramm der Ärztekammer Hamburg. HHÄBl. (2003), S. 289.

Beelmann, Klaus: Wenn aus Ärzten Patienten werden: Wege aus der Sucht. Stuttgart 2014.

Beelmann: „Widerwille gegen die Schnapsflasche", HHÄBl. (2003), S. 286 ff.

Berrington de González, Amy et al.: Long-term Mortality in 43 763 U. S. Radiologists Compared with 64 990 U. S. Psychiatrists. In: Radiology 281 (2016), S. 847–857.

Berufsgenossenschaft für Gesundheitsdienst und Wohlfahrtspflege (Hg.): Für ein gesundes Berufsleben. Seit 75 Jahren Berufsgenossenschaft für Gesundheitsdienst und Wohlfahrtspflege. Hamburg 2004.

Birn, Marco: Die Anfänge des Frauenstudiums in Deutschland. Das Streben nach Gleichberechtigung von 1869–1918, dargestellt anhand politischer, statistischer und biographischer Zeugnisse. Heidelberg 2015.

Black, Sara E.: Doctors on Drugs: Medical Professionals and the Proliferation of Morphine Addiction in Nineteenth-Century France. In: Social History of Medicine 30 (2017), S. 114–136.

Böhm, St.; Jilg, W.: Die Stabilität und Dauer der Infektiosität von Hepatitis A-Viren, Hepatitis B-Viren und Hepatitis C-Viren außerhalb des menschlichen Organismus als wichtige Kriterien für die Beurteilung des berufsbedingten Infektionsrisikos. In: Selmair, H.; Manns, M. P.: Virushepatitis als Berufskrankheit. Ein Leitfaden zur Begutachtung. Dritte, erw. u. akt. Auflage. Landsberg 2007, S. 147–160.

Bollinger, Heinrich; Hohl, Joachim: Auf dem Weg von der Profession zum Beruf: Zur Deprofessionalisierung des ärzte-Standes. In: Soziale Welt 32 (1981), S. 440–464.

Bornschein, Susanne et al.: Arbeitszeit und -zufriedenheit nichtselbständiger Ärzte in München. In: Arbeitsbedingungen und Befinden von Ärztinnen und Ärzten, hg. v. F. W. Schwartz und P. Angerer (=Report Versorgungsforschung 2). Köln 2010, S. 65–77.

Bourdieu, Pierre: Die Männliche Herrschaft, übers. v. Jürgen Bolder. Frankfurt am Main 2005.

Brandes, Holger: Der männliche Habitus. Zweiter Band: Männerforschung und Männerpolitik. Opladen 2002.

Braun, Maxi et al.: Burnout, Depressivität und Substanzgebrauch bei deutschen Ärztinnen und Ärzten. In: Arbeitsbedingungen und Befinden von Ärztinnen und Ärzten. Befunde und Interventionen (=Report Versorgungsforschung 2), hg. v. F. W. Schwartz u. P. Angerer. Köln 2010, S. 337–342.

Briesen, Detlef: Drogenkonsum und Drogenpolitik in Deutschland und den USA. Ein historischer Vergleich. Frankfurt am Main; New York 2005.

Brinkmann, Otto: Solidarische Sicherung – die Ärzteversorgung Westfalen-Lippe. In: 50 Jahre Ärztekammer Westfalen-Lippe. Standesvertretung und Dienstleister der Ärzteschaft, hg. v. Ärztekammer Westfalen-Lippe. Münster 1997, S. 144–166.

Brinkschulte, Eva (Hg.): Weibliche Ärzte. Die Durchsetzung des Berufsbildes in Deutschland. Zweite, erweiterte Auflage. Berlin 1995.

Brodhun, B.; Hauer, B.: Die Bedeutung der Tuberkulose – Aktuelle Trends und Entwicklungen. In: Nienhaus, Albert; Brandenburg, Stephan; Teschler, Helmut (Hg.): Tuberkulose als Berufskrankheit. Ein Leitfaden zur Begutachtung und Vorsorge. Vierte Auflage. Landsberg am Lech 2017, S. 61–82.

Buddeberg-Fischer, Barbara et al.: Angst und Depression bei jungen Ärztinnen und Ärzten – Ergebnisse einer Schweizer Longitudinalstudie. In: Arbeitsbedingungen und Befinden von Ärztinnen und Ärzten. Befunde und Interventionen (=Report Versorgungsforschung 2), hg. v. F. W. Schwartz und P. Angerer. Köln 2010, S. 325–336.

Burnham, John C.: Health Care in America: A History. Baltimore, Maryland 2015.

Coombs, Robert H. et al. (Hg.): Inside Doctoring. Stages and Outcomes in the Professional Development of Physicians. New York 1986.

Cousins, Norman: Internship: Preparation or Hazing? In: Inside Doctoring. Stages and Outcomes in the Professional Development of Physicians, hg. v. Robert H. Coombs et al. New York 1986, S. 92–105.

Danner: Das Ausmaß der Betäubungsmittelsucht in der Bundesrepublik, HÄBl. (1954), S. 286–290.

Davis, Georgiann; Allison, Rachel: Increasing Representation, Maintaining Hierarchy: An Assessment of Gender an Medical Specialization. In: Social Thought and Research 32 (2013), S. 17–45.

DeSole, Daniel E.; Singer, Philip; Aronson, Samuel: Suicide and Role Strain among Physicians. In: International Journal of Social Psychiatry 15 (1969), S. 295–296.

Dietrich-Daum, Elisabeth: Die „Wiener Krankheit". Eine Sozialgeschichte der Tuberkulose in Österreich. Wien; München 2007.

Dimsdale, Joel E.: Stress During the Internship Year. Inside Doctoring. Stages and Outcomes in the Professional Development of Physicians, hg. v. Coombs, Robert H.; May, Scott D. und Small, Gary W. New York, Westport Connecticut, London 1986, S. 106–117.

Dinges, Martin: Aufstieg und Fall des ‚Halbgottes in Weiß‘? Gesellschaftliches Ansehen und Selbstverständnis von Ärzten (1800–2000). In: Medizin, Gesellschaft und Geschichte 31 (2013), S. 145–162.

Dinges, Martin: Wandel der Herausforderungen an Männer und Männlichkeit in Deutschland seit 1930. In: Männergesundheitsbericht 2013. Im Fokus: Psychische Gesundheit, hg. v. Lothar Weißbach und Matthias Stiehler. Bern 2013, S. 31–62.

Dinkel, Heinrich: Über das Ausmaß der Rauschgiftsucht in Deutschland nach dem 2. Weltkrieg mit besonderer Berücksichtigung der süchtigen Ärzte [Diss., Erlangen 1962].

Dommann, Monika: Durchsicht, Einsicht, Vorsicht: eine Geschichte der Röntgenstrahlen 1895–1963. Zürich 2003.

Drees, Annette: Die Ärzte auf dem Weg zu Prestige und Wohlstand. Sozialgeschichte der württembergischen Ärzte im 19. Jahrhundert. Münster 1988.

Duffy, John C.; Litin, Edward M.: Psychiatric Morbidity of Physicians. In: JAMA 189 (1964), S. 989–992.

Dunkelberger et al.: Substanzgebrauch bei jungen Ärzten und Ärztinnen, HHÄBl. (2005), S. 515.

Eckart, Wolfgang Uwe; Jütte, Robert: Medizingeschichte. Eine Einführung. Zweite Auflage. Köln; Weimar; Wien 2014.

Eckart, Wolfgang Uwe: Medizin und Krieg. Deutschland 1914–1924. Paderborn 2014.

Emerson, Haven; Hughes, Harriet E.: Death Rates of Male White Physicians in the United States. In: American Journal of Public Health 16 (1926), S. 1088–1093.

Enke, Ulrike; Anschlag, Anna: Der kranke Nobelpreisträger. Emil von Behrings Leiden in Selbstzeugnissen. In: Geschichte der Pharmazie 69 (2017), S. 18–22.

Faltermaier, Toni: Gesundheitspsychologie. Zweite Auflage. Stuttgart 2017.

Ferris et al.: Psychiatric Syndromes, Anxiety Symptoms and responses to stress in medical students. In: The American Journal of Psychiatry 118 (1961), S. 333–340.

Forsbach, Ralf: Die Medizinische Fakultät der Universität Bonn im „Dritten Reich". München 2006.

Freeman, Walter: Psychiatrists Who Kill Themselves: A Study in Suicide. In: The American Journal of Psychiatry 124 (1967), S. 154–155.

Freidson, Eliot: Der Ärztestand. Berufs- und wissenschaftssoziologische Durchleuchtung einer Profession, übers. v. Hannelore Nuffer, hg. v. Johann Jürgen Rohde; Wolfgang Schoene. Stuttgart 1979.

Fuchs, Susanne: Burnout bei niedergelassenen Human- und ZahnmedizinerInnen: Die Rolle von Self-Compassion als Schutzfaktor für ÄrztInnengesundheit [Diss., Frankfurt/Oder 2016].

Fuchs-Heinritz, Werner; König, Alexandra: Pierre Bourdieu. Eine Einführung. Zweite Auflage. Konstanz, München 2011.

Füssel, Marian: Studentenkultur als Ort hegemonialer Männlichkeit? Überlegungen zum Wandel akademischer Habitusformen vom Ancien Régime zur Moderne. In: Männer – Macht – Körper. Hegemoniale Männlichkeiten vom Mittelalter bis heute, hg. v. Martin Dinges. Frankfurt am Main; New York 2005, S. 85–102.

Gathmann, Peter; Semrau-Lininger, Claudia: Der verwundete Arzt. Ein Psychogramm des Heilberufes. München 1996.

Gelsner, Kurt: Der Marburger Bund. Chronik der organisierten Krankenhausärzte. Frankfurt am Main; Bern; New York 1985.

Gerweck, Lothar: Arzt und Rauschgiftsucht, HÄBl. (1957), S. 104–108.

Geuenich, Katja: Arbeitsstress bei Ärzten: Neue Instrumente zur Burnout-Diagnostik. In: Arbeitsbedingungen und Befinden von Ärztinnen und Ärzten, hg. v. F. W. Schwartz und P. Angerer (=Report Versorgungsforschung 2). Köln 2010, S. 291–299.

Gilman, Sander L.: „Die Rasse ist nicht schön" – „Nein, wir Juden sind keine hübsche Rasse!" Der schöne und der häßliche Jude. In: „Der schejne Jid" Das Bild des „jüdischen Körpers" in Mythos und Ritual, hg. v. Sander L. Gilman, Robert Jütte, Gabriele Kohlbauer-Fritz, S. 57–74.

Girtler, Roland: Landärzte. Als Krankenbesuche noch Abenteuer waren. Zweite Auflage. Wien; Köln; Weimar 1998.

Goffman, Erving: Stigma. Über Techniken der Bewältigung beschädigter Identität, übers. v. Frigga Haug. Frankfurt am Main 1967.

Goodman, Louis J.: The Longevity and Mortality of American Physicians 1969–1973. In: The Milbank Memorial Fund Quarterly. Health and Society 53 (1975), S. 353–375.

Gordon, Patricia M.; Keohane, Stephen G.; Herd, Robert M.: White coat effects. In: Britisch Medical Journal 311 (1995), S. 1704.

Gradmann, Christoph: „Auf Collegen, zum fröhlichen Krieg". Popularisierte Bakteriologie im Wilhelminischen Zeitalter. In: Medizin, Gesellschaft und Geschichte 13 (1994), S. 35–54.

Grünewald, Armin; Dunckelmann, Henning: Zur Stellung des Arztes in der modernen Gesellschaft. In: Sozialpolitik und Sozialreform. Ein einführendes Lehr- und Handbuch der Sozialpolitik, hg. v. Erik Boettcher. Tübingen 1957, S. 191–210.

Haenel, Thomas: Amok und Kollektivsuizid. Selbsttötung als Gruppenphänomen. München 2012.

Hähner-Rombach, Sylvelyn: Sozialgeschichte der Tuberkulose. Vom Kaiserreich bis zum Ende des Zweiten Weltkriegs unter besonderer Berücksichtigung Württembergs. Stuttgart 2000.

Hafeneger, Benno; Velke, Marcus; Frings, Lucas: Geschichte der Hessischen Ärztekammern 1887–1956. Autonomie, Verantwortung, Interessen. Schwalbach/Ts. 2016.

Haggett, Ali: A History of Male Psychological Disorders in Britain, 1945–1980. Houndmills, Basingstoke 2015.

Helfferich, Cornelia: Familie und Geschlecht. Stuttgart 2017.

Herold-Schmidt, Hedwig: Ärztliche Interessensvertretung im Kaiserreich 1871–1914. In: Geschichte der deutschen Ärzteschaft. Organisierte Berufs- und Gesundheitspolitik im 19. Und 20. Jahrhundert, hg. v. Robert Jütte. Köln 1997, S. 43–95.

Hess, Volker: Die Alte Charité, die moderne Irrenabteilung und die Klinik (1790–1820). In: Die Charité. Geschichte(n) eines Krankenhauses, hg. v. Johanna Blecker und Volker Hess. Berlin 2010, S. 44–69.

Hoffmann, Annika: Drogenkonsum und -kontrolle: Zur Etablierung eines sozialen Problems im ersten Drittel des 20. Jahrhunderts. Wiesbaden 2012.

Hoffmann, Susanne: Gesunder Alltag im 20. Jahrhundert? Geschlechterspezifische Diskurse und gesundheitsrelevante Verhaltensstile in deutschsprachigen Ländern. Stuttgart 2010.

Holzknecht, F.: Die Überlastung des Klinikarztes. In: Medizinische Klinik 39 (1959), S. 1789–1790.

Huerkamp, Claudia: Der Aufstieg der Ärzte im 19. Jahrhundert. Vom gelehrten Stand zum professionellen Experten: Das Beispiel Preußens. Göttingen 1985.

Hunter et al.: Nosophobia and Hypochondriasis in medical students. In: The Journal of nervous and mental disease 139 (1964), S. 147–152.

Huntington, Mary Jean: The Development of a Professional Self-Image. In: The Student-Physician. Introductory Studies in the Sociology of Medical Education, hg. v. Robert K. Merton; George G. Reader; Patricia L. Kendall. Cambridge, Massachusetts. Zweite Auflage 1969, S. 179–187.

Jahn, Ronny; Nolten, Andreas: Berufe machen Kleider. Dem Geheimnis berufsspezifischen Anziehens auf der Spur. Göttingen 2018.

Juel, Knud et al.: Mortality and cause of death among Danish physicians 1973–1992. In: Ugeskrift for Læger 159 (1997), S. 6512–6518.

Juel, Knud; Mosbech, Johannes; Hansen, Eva Støttrup: Mortality and causes of death among Danish medical doctors 1973–1992. In: International Journal of Epidemiology 28 (1999), S. 456–460.

Jütte, Robert: Geschichte der Alternativen Medizin. Von der Volksmedizin zu den unkonventionellen Therapien von heute. München 1996.

Jütte, Robert: Die Entwicklung des ärztlichen Vereinswesens und des organisierten Ärztestandes bis 1871. In: Geschichte der deutschen Ärzteschaft. Organisierte Berufs- und Gesundheitspolitik im 19. Und 20. Jahrhundert, hg. v. Robert Jütte. Köln 1997, S. 15–42.

Jütte, Robert; Eckart, Wolfgang U.; Schmuhl, Hans-Walter; Süß, Winfried: Medizin und Nationalsozialismus. Bilanz und Perspektiven der Forschung. Göttingen 2011.

Jütte, Robert: Leben Ärzte länger? Eine medizinhistorische Betrachtung. Sonderdruck. In: Deutsche Medizinische Wochenschrift 51/52 (2013), S. 2666–2670.

Jurkat, Harald B.: Lebensqualität von berufstätigen Medizinern. Arbeitsbelastung und psychische Gefährdung. In: Arbeitsbedingungen und Befinden von Ärztinnen und Ärzten. Befunde und Interventionen (=Report Versorgungsforschung 2), hg. v. F. W. Schwartz und P. Angerer. Köln 2010, S. 185–108.

Kamski, L.; Frank, E.; Wenzel, V.: Suizidalität von Medizinstudierenden. In: Der Anaesthesist 61 (2012), S. 984–988.

Kannengießer, Walter: In eigener Verantwortung. Die berufsständischen Versorgungswerke und ihre Arbeitsgemeinschaft. Sankt Augustin 1998.

Kannengießer: 50 Jahre Baden-Württembergische Versorgungsanstalt für Ärzte, Zahnärzte und Tierärzte 1952–2002. Tübingen 2002.

Kaupen-Haas, Heidrun: Die Stellung des praktischen Arztes in der lokalen Ärzteschaft. In: Soziologische Probleme medizinischer Berufe, hg. v. Heidrun Kaupen-Haas. Köln; Opladen 1968, S. 163–170.

Kazory, Amir: Physicians, Their Appearance, and the White Coat. In: The American Journal of Medicine 121 (2008), S. 825–828.

Kelsall, R. K.: Self-recruitment in four professions. In: Social Mobility in Britain, hg. v. D. V. Glass. London 1954, S. 308–320.

Kesebom, Sabine: Guter Arzt – kranker Arzt. Untersuchung zum Zusammenhang von Arbeitsbelastung, beruflichem Selbstverständnis und Suchterkrankungen bei Medizinern. [Diss., Berlin 2007].

Klitzsch, Wolfgang: Einfluss des gesellschaftlichen Kontextes auf den „guten Arzt". In: Der gute Arzt aus interdisziplinärer Sicht. Ergebnisse eines Expertentreffens, hg. v. Claudia Witt. Essen 2010, S. 69–74.

Kralj, N.; Hofmann, F.: Hepatitis B- und Hepatitis C-Epidemiologie bei Beschäftigten im Gesundheitsdienst. In: Selmair, H.; Manns, M. P.: Virushepatitis als Berufskrankheit. Ein Leitfaden zur Begutachtung. Dritte, erw. u. akt. Auflage. Landsberg 2007, S. 104–125.

Krauss, Marita: Die Frau der Zukunft. Dr. Hope Bridges Adams Lehmann 1855–1916. Ärztin und Reformerin. München 2002.

Kropp, R. et al.: Die Tuberkulose als Berufskrankheit – ein historischer Abriss. In: Nienhaus, Albert; Brandenburg, Stephan; Teschler, Helmut (Hg.): Tuberkulose als Berufskrankheit. Ein Leitfaden zur Begutachtung und Vorsorge. Vierte Auflage. Landsberg am Lech 2017, S. 25–42.

Laib, Chandra Maria Sobeide: Das Bild des Arztes und sein Auftrag in der Gesellschaft von 1949 bis zur Gegenwart im Spiegel des Deutschen Ärzteblattes [Diss., Tübingen 2017].

Leclerc-Springer: Hilfe für abhängigkeitskranke Ärzte, RhÄBl. (2013), S. 22.

Leibrock, Ellen: Die medikamentöse Therapie psychisch Kranker in der zweiten Hälfte des 19. Jahrhunderts. Eine Untersuchung am Beispiel der pfälzischen Heil- und Pflegeanstalt Klingenmünster. Heidelberg 1998.

Levsen, Sonja: Männliche Bierbäuche oder männliche Muskeln? Studenten, Männlichkeit und Gesundheit zwischen 1900 und 1930. In: Männlichkeit und Gesundheit im historischen Wandel ca. 1800 – ca. 2000, hg. v. Martin Dinges. Stuttgart 2007, S.175–190.

Liek, Erwin: Der Arzt und seine Sendung. Gedanken eines Ketzers. Vierte Auflage. München 1927.

Liek, Erwin: Die Entseelung der Heilkunde. In: Münchner Medizinische Wochenschrift 72 (1925), S. 1520–1521.

Lüth, Paul: Medizin in unserer Gesellschaft. Voraussetzungen, Änderungen, Ziele. Weinheim 1986.

Lüthi, Daniel: Kranke Ärztin, kranker Arzt – ein Stigma. In: Schweizerische Ärztezeitung 97 (2016), S. 852–853.

M.: Das Kleid des Arztes in der Neuzeit. In: Ciba Zeitschrift 11 (1934), S. 371–376.

Mach, Holger: Rauschgiftbekämpfung im Dritten Reich. In: Deregulierung der Sucht, hg. v. Arnold Schmieder und Aldo Leonardo (=Jahrbuch Suchtforschung 2). Münster; Hamburg; London 2001, S. 67–80.

Mäulen, Bernhard: Ärztegesundheit. München 2006.

Maier, Christoph et al.: Empfehlungen zum Umgang mit abhängigkeitserkrankten Mitarbeitern im Krankenhaus. In: Anästh. Intensivmed. 51 (2010), S. 719–721.

Mata, Douglas et al: Prevalence of Depression and Depressive Symptoms Among Resident Physicians. In. JAMA 314 (2015), S. 2373–2383.

Matthes, Frank Nikolas: Die Assistenzärzte an der Medizinischen Fakultät der Friedrich-Wilhelms-Universität zu Berlin im 19. Jahrhundert [Diss., Heidelberg 1998].

McClelland, Charles E.: Professionalization and higher education in Germand. In: The transformation of higher learning 1860–1930: expansion, diversification, social opening and professionalization in England, Germany, Russia and the United States, hg. v. Konrad H. Jarausch. Stuttgart 1983, S. 306–320.

Meuser, Michael: Ernste Spiele: Zur Konstruktion von Männlichkeit im Wettbewerb der Männer. In: Die soziale Konstruktion von Männlichkeit. Hegemoniale und marginalisierte

Männlichkeiten in Deutschland, hg. v. Nina Baur und Jens Luedtke. Opladen; Farmington Hills 2008, S. 33–44.

Meuser, Michael: Geschlecht und Männlichkeit. Soziologische Theorie und kulturelle Deutungsmuster. Opladen 1998.

Meuser, Michael; Scholz, Sylka: Hegemoniale Männlichkeit. Versuch einer Begriffsklärung aus soziologischer Perspektive. In: Männer – Macht – Körper. Hegemoniale Männlichkeiten vom Mittelalter bis heute, hg. v. Martin Dinges. Frankfurt am Main; New York 2005, S. 211–228.

Merton, Robert K.: Some Preliminaries to a Sociology of Medical Education. In: The Student-Physician. Introductory Studies in the Sociology of Medical Education, hg. v. Robert K. Merton; George G. Reader; Patricia L. Kendall. Cambridge, Massachusetts. Zweite Auflage 1969, S. 3–79.

Modlin, Herbert C.; Montes, Alberto: Narcotics Addiction in Physicians. In: The American Journal of Psychiatry 121 (1964), S. 358–365.

Moesler, T. A.: Zur Suizidalität bei Ärzten. In: Nervenheilkunde 13 (1994), S. 128–131.

Mosse, George L.: Das Bild des Mannes. Zur Konstruktion der modernen Männlichkeit. Frankfurt am Main 1997.

Müller, Klaus-Dieter: Die Ärzteschaft im staatlichen Gesundheitswesen der SBZ und DDR 1945–1989. In: Geschichte der deutschen Ärzteschaft. Organisierte Berufs- und Gesundheitspolitik im 19. Und 20. Jahrhundert, hg. v. Robert Jütte. Köln 1997, S. 243–273.

Müller, R.; Simon, K.-G.: Bedeutung und Durchführung prophylaktischer Hygienemaßnahmen im Gesundheitswesen bei Virushepatitis. In: Selmair, H.; Manns, M. P.: Virushepatitis als Berufskrankheit. Ein Leitfaden zur Begutachtung. Dritte, erw. u. akt. Auflage. Landsberg 2007, S. 161–171.

Newesely, W.: Die Überbelastung des praktischen Arztes. In: Medizinische Klinik 39 (1959), S. 1787–1788.

Newton et al.: Is There Hardening of the Heart During Medical School? In: Academic Medicine 83 (2008), S. 244–249.

Niederkrothenthaler, Thomas; Sonneck, Gernot: Suizidalität bei Ärzten und Ärztinnen. Epidemiologie, Ursachen und Prävention – eine Übersichtsarbeit. In: Suizidprophylaxe 34 (2007), S. 90–94.

Nienhaus, Albert; Brandenburg, Stephan; Teschler, Helmut (Hg.): Tuberkulose als Berufskrankheit. Ein Leitfaden zur Begutachtung und Vorsorge. Vierte Auflage. Landsberg am Lech 2017.

Nissen, Rudolf: Ärztliche Autorität in Klinik und Krankenhaus. In: Der angestellte Arzt 18 (1965), S. 277–282.

Nye, Robert A.: The Legacy of Masculine Codes of Honor and the Admission of Women to the Medical Profession in the Nineteenth Century. In: Women Physicians and the Cultures of Medicine, hg. v. Ellen S. More; Elizabeth Fee; Manon Parry. Baltimore 2009, S. 141–159.

Nye, Robert A.: Medicine and Science as Masculine „Fields of Honor". In: Osiris (1997), S. 60–79.

Ohler, Norman: Der totale Rausch. Drogen im Dritten Reich. Köln 2015.

Pajonk, Frank-Gerald Bernhard et al.: Psychische Belastung in Abhängigkeit von der Persönlichkeit bei Notärzten. In: Arbeitsbedingungen und Befinden von Ärztinnen und Ärzten. Befunde und Interventionen (=Report Versorgungsforschung 2), hg. v. F. W. Schwartz und P. Angerer. Köln 2010, S. 301–311.

Pearson, Manuel M.; Strecker, Edward A.: Physicians as psychiatric patients: Private practice experience. In: The American Journal of Psychiatry 116 (1959), S. 915–919.

Peppler, Lisa: Medizin und Migration. Deutsche Ärztinnen und Ärzte türkischer Herkunft. Eine soziokulturelle Mikroskopie. Göttingen 2016.

Pfadenhauer, Michaela: Professioneller Stil und Kompetenz. Einleitende Überlegungen im Rekurs auf Bourdieus Habitus-Konzept. In: Profession, Habitus und Wandel, hg. v. Michaela Pfadenhauer und Thomas Scheffer. Frankfurt am Main 2009, S. 7–19.

Plewnia, Christian G.: Wandel der Arztideale. Entwicklungen in Abhängigkeit von der Dauer der Berufstätigkeit. Münster; New York; München; Berlin 1999.

Raven, Uwe: Professionelle Sozialisation und Moralentwicklung. Zum Berufsethos von Medizinern. Wiesbaden 1989.

Reimann, Swantje: Die medizinische Sozialisation. Rekonstruktion zur Entwicklung eines ärztlichen Habitus. Wiesbaden 2013.

Reimer, C. et al.: Suizidalität bei Ärztinnen und Ärzten. In: Psychiatrische Praxis 32 (2005), S. 381–385.

Remé, Th.; Selmair, H.: Die Bedeutung der Hepatitis als Berufskrankheit aus Sicht des Unfallversicherungsträgers. In: Selmair, H.; Manns, M. P.: Virushepatitis als Berufskrankheit. Ein Leitfaden zur Begutachtung. Dritte, erw. u. akt. Auflage. Landsberg 2007, S. 13–18.

Renschler, Hans E.: Die Praxisphase im Medizinstudium. Berlin; Heidelberg; New York 1987.

Ringel, Erwin: Der Arzt und seine Depressionen. In: Somatisierte Angst und Depressivität, hg. v. Walter Pöldinger. Basel 1984, S. 109–136.

Ritter, Hans: In welchem Alter und woran sterben die amerikanischen Ärzte? In: Die Medizinische Welt 21 N. F. Sonderdruck (1970), S. 2–11.

Rödszus, Lothar Bruno: „Das Betäubungselend" – Kokainismus zur Zeit der Weimarer Republik. [Diss., Heidelberg 2000].

Roer, Hermann: Berufserkrankungen durch Tuberkulose. In: Der Tuberkulosearzt 2 (1948), S. 675–680.

Rösing, Ina: Der Verwundete Heiler. Kritische Analyse einer Metapher. Kröning 2007.

Rogoff, Natalie: The Decision to study Medicine. In: The Student-Physician. Introductory Studies in the Sociology of Medical Education, hg. v. Robert K. Merton; George G. Reader; Patricia L. Kendall. Cambridge, Massachusetts. Zweite Auflage 1969, S. 109–129.

Rohde, Johann Jürgen; Rohde-Dachser, Christa: Familiale Mithilfe in der Arztpraxis. Ihr Gewicht und ihr Image. In: Soziologische Probleme medizinischer Berufe, hg. v. Heidrun Kaupen-Haas. Köln; Opladen 1968, S. 171–194.

Rosemark, Erika H.: Residency Stress Leading to Suicide: A Mother's View. In: Inside Doctoring. Stages and Outcomes in the Professional Development of Physicians, hg. v. Robert H. Coombs et al. New York 1986, S. 224–231.

Rottschäfer, Thomas; Preusker, Uwe K.: 50 Jahre Marburger Bund. Eine Chronik, hg. v. Marburger Bund Bundesverband. Bergisch Gladbach 1997.

Rudolf, Werner: Aerztetag in den USA. In: Medizinische Klinik (1958), S. 1387–1388.

Sargent, Douglas A. et al: Preventing Physician Suicide: The Role of Family, Colleagues, and Organized Medicine. In: Inside Doctoring. Stages and Outcomes in the Professional Development of Physicians, hg. v. Robert H. Coombs et al. New York 1986, S. 232–238.

Sauer, Timo: Zur Perspektive der Wahrnehmung von Pflegenden und Ärzten bei ethischen Fragestellungen. Empirische Daten und theoretische Überlegungen. In: Ethik in der Medizin 27 (2015), S. 123–140.

Schaarschmidt, Wolfgang: Dresden 1945. Daten, Fakten, Opfer. Dritte, vollständig überarb. Aufl. Graz 2018.

Schäfer, Daniel: Hilflose Helfer? Über Gesundheit und Krankheit von Ärztinnen und Ärzten aus historischer Sicht. In: Deutsche Medizinische Wochenschrift 140 (2015), S. 1913–1918.

Schäfer, Daniel: Medice cura te ipsum: Gesundheit und Krankheit von Ärzten aus historischer Sicht. In: Zeitschrift für medizinische Ethik 61 (2015), S. 23–34.

Schernhammer Eva S.; Colditz, Graham A.: Suicide Rates among Physicians: A quantitative and gender Assessment (Meta-Analysis). In: American Journal for Psychiatry 161 (2004), S. 2295–2302.

Schmidbauer, Wolfgang: Die hilflosen Helfer. Über die seelische Problematik der helfenden Berufe. Hamburg 1977.

Schmidbauer, Wolfgang: Helfersyndrom und Burnout-Gefahr. München; Jena 2002.

Schmid, Klaus et al.: Erhöhte Burnout-Gefahr bei Klinikärzten? In: Arbeitsbedingungen und Befinden von Ärztinnen und Ärzten (=Report Versorgungsforschung 2), hg. v. F. W. Schwartz und P. Angerer. Köln 2010, S. 313–317.

Schönberger, Alwin: Patient Arzt. Der kranke Stand. Wien 1995.

Schulten, Hans: Der Arzt. Stuttgart 1960.

Schulten, Hans: Der Medizinstudent. Briefe an einen angehenden Arzt zur Einführung in das Medizinstudium. Köln-Marienburg 1963.

Schumacher, Charles F.: The 1960 Medical School Graduate: His Biographical History. In: Journal of Medical Education 36 (1961), S. 398–406.

Schwamm, Christoph: Irre Typen?: Männlichkeit und Krankheitserfahrungen von Psychiatriepatienten in der Bundesrepublik Deutschland 1948–1993. Stuttgart 2018.

Schwenk, Thomas L.: Resident Depression. The Tip of a Graduate Medical Education Iceberg. In: JAMA 314 (2015), S. 2357–2358.

Sieverding, Monika: Die Bedeutung von Prototype-Matching für präventives Verhalten: Ist die Teilnahme an Streßbewältigungskursen „unmännlich"? In: Zeitschrift für Gesundheitspsychologie (1997), S. 272–289.

Simon, Werner; Lumry, Gayle K.: Suicide among Physician-Patients. In: The Journal of Nervous and Mental Disease 147 (1968), S. 105–112.

Sobal, Jeffery; DeForge, Bruce R.: Medical Uncertainty in Students Entering Medical School. In: Sociological Focus 24 (1991), S. 291–301.

Sommerkorn, Ingrid N.: Studium und Beruf – Kontinuität oder Diskontinuität? In: Kulturelle Identität im Wandel. Beiträge zum Verhältnis von Bildung, Entwicklung und Religion, hg. v. Gerhard Gros et al. Stuttgart 1980, S. 150–160.

Steger, Florian; Wiethoff, Carolin: Betriebsgesundheitswesen und Arbeitsmedizin im Bezirk Magdeburg. Halle (Saale) 2018.

Stehr, Brunhild: Der Arzt im „Spiegel". Die Veränderungen des Arztbildes in der Öffentlichkeit um 1970. Köln 1984.

Steppacher, Robert C.; Mausner, Judith S.: Suicide in Male and Female Physicians. In: JAMA 228 (1974), S. 323–328.

Stern, Klaus: Ende eines Traumberufs? Lebensqualität und Belastungen bei Ärztinnen und Ärzten. Münster; New York 1996.

Tamm, Ingo: Ärzte und gesetzliche Krankenversicherung in Deutschland und England 1880–1914. Berlin 1998.

Thieding, Friedrich: Der Arzt im Fegefeuer der Massen. Stuttgart 1961.

Thielens Jr., Wagner: Some Comparisons of entrants to medical und law school. In: The Student-Physician. Introductory Studies in the Sociology of Medical Education, hg. v. Robert K. Merton; George G. Reader; Patricia L. Kendall. Cambridge, Massachusetts. Zweite Auflage 1969, S. 131–152.

Torre et al.: Suicide Compared to Other Causes of Mortality in Physicians. In: Suicide and Life-Threatening Behavior 35 (2005), S. 146–153.

Tran, Ulrich S. et al: Unto the third generation: evidence for strong familial aggregation of physicians, psychologists, and psychotherapists among first-year medical und psychology students in a nationwide Austrian cohort census. In: BMC Medical Education (2017), S. 1–15.

Trittmacher; Ende; Müller-Gebhardt: Reich im Alter, HÄBl. (2008), S. 375.

Tyssen, Reidar: Health Problems and the Use of Health Services among Physicians: A Review Article with Particular Emphasis on Norwegian Studies. In: Industrial Health 45 (2007), S. 599–610.

Ursin, K.: Die Überlastung des Landarztes. In: Medizinische Klinik (1959), S. 1788–1789.

Vaillant George E. et al.: Some psychologic vulnerabilities of physicians. In: The New England Journal of Medicine 287 (1972), S. 372–375.

Vaillant, George E.: When Doctors Fail to Care for Themselves: Adaption of a Lecture. In: Inside Doctoring. Stages and Outcomes in the Professional Development of Physicians, hg. v. Robert H. Coombs et al. New York 1986, S. 239–244.

van den Bussche, Hendrik: Arbeitsbelastung und Berufszufriedenheit bei niedergelassenen Ärztinnen und Ärzten: Genug Zeit für die Patientenversorgung? In: Arbeitsbedingungen und Befinden von Ärztinnen und Ärzten. Befunde und Interventionen (=Report Versorgungsforschung 2), hg. v. F. W. Schwartz und P. Angerer. Köln 2010, S. 235–242.

Verheyen, Nina: Die Erfindung der Leistung. Berlin 2018.

Vogt, Gerhard: Ärztliche Selbstverwaltung im Wandel. Eine historische Dokumentation am Beispiel der Ärztekammer Nordrhein. Köln 1998.

von Ascheraden et al.: Zehn Jahre Interventionsprogramm der Landesärztekammer, ÄBl.BW (2017), S. 350 f.

von Troschke, Jürgen: Die Kunst, ein guter Arzt zu werden. Anregungen zum Nach- und Weiterdenken. Zweite, überarbeitete Auflage. Bern; Göttingen; Toronto, Seattle 2004.

Wahl, Markus: Medical Memories and Experiences in Postwar East Germany. Treatments of the Past. Abingdon; New York 2019.

Waring, E. M.: Psychiatric Illness in Physicians: A Review. In: Comprehensive Psychiatry 15 (1974), S. 519–530.

Weaver, Roslyn et al.: „Part of the team“: professional identity and social exclusivity in medical students. In: Medical Education 45 (2011), S. 1220–1229.

Wegener, Ralf; Kostova, Petya: Belastung und Beanspruchung von Krankenhausärzten zwischen 1975 und 2007. In: Arbeitsbedingungen und Befinden von Ärztinnen und Ärzten (=Report Versorgungsforschung 2), hg. v. F. W. Schwartz und P. Angerer. Köln 2010, S. 243–251.

Werner, Astrid: Arbeitssituation und Ärztegesundheit im deutschsprachigen Raum: Ein systematischer Literaturüberblick [Diss., München 2016].

Wiesing, Urban: Die Persönlichkeit des Arztes und das geschichtliche Selbstverständnis der Medizin. In: Medizinhistorisches Journal. Internationale Vierteljahresschrift für Wissenschaftsgeschichte 31 (1996), S. 181–208.

Williams, S. V. et al.: Mortality Among Physicians: A Cohort Study. In: Journal of Chronic Diseases 24 (1971), S. 393–401.

Windsperger, Susanne Sabine: Die berufliche Belastung von Kassenärzten [Diss., Hamburg 1981].

Winefield, Helen R.; Anstey, Timothy J.: Job stress in general practice: practicioner age, sex and attitudes as predictors. In: Family Practice 8 (1991), S. 140–144.

Wolff, Eberhard: Gelehrte oder Praktiker? Debatten über das ideale Medizinstudium in Zürich und der ganzen Schweiz. In: Innenansichten einer Ärzteschmiede. Lehren, lernen und leben – aus der Geschichte des Zürcher Medizinstudiums, hg. v. Iris Ritzmann, Wiebke Schweer und Eberhard Wolff. Zürich 2008, S. 27–58.

Wolff, Eberhard: Mehr als nur materielle Interessen: Die organisierte Ärzteschaft im Ersten Weltkrieg und in der Weimarer Republik 1914–1933. In: Geschichte der deutschen Ärzteschaft. Organisierte Berufs- und Gesundheitspolitik im 19. Und 20. Jahrhundert, hg. v. Robert Jütte. Köln 1997, S. 97–142.

Zwack, Julia; Mundle, Götz: Wie Ärzte gesund bleiben – Resilienz statt Burnout. Stuttgart; New York.

Abkürzungsverzeichnis

ÄBBW	Ärzteblatt Baden-Württemberg
ÄBW	Ärztekammer Baden-Württemberg
AdÄKH	Archiv der Ärztekammer Hamburg
AdÄKWL	Archiv der Ärztekammer Westfalen-Lippe
AdLÄKH	Archiv der Landesärztekammer Hessen
ADO	Allgemeine Dienstordnung
AWÄK	Arbeitsgemeinschaft der Westdeutschen Ärztekammern
BÄK	Bundesärztekammer
BArch	Bundesarchiv
BAT	Bundesangestelltentarifvertrag
BGBl.	Bundesgesetzblatt
BGESBl.	Bundesgesundheitsblatt
BGW	Berufsgenossenschaft für Gesundheitsdienst und Wohlfahrtspflege
DÄBl.	Deutsches Ärzteblatt
DÄBl. Int.	Deutsches Ärzteblatt International
DDR	Deutsche Demokratische Republik
DMW	Deutsche Medizinische Wochenschrift
Dta Em	Deutsches Tagebucharchiv Emmendingen
HÄBl.	Hessisches Ärzteblatt
HHÄBl.	Hamburger Ärzteblatt
ICD	International Statistical Classification of Diseases
JAMA	Journal of the American Medical Association
MBO	Muster-Berufsordnung
MMW	Münchner Medizinische Wochenschrift
NL	Nachlass
RÄK	Reichsärztekammer
RÄO	Reichsärzteordnung
RGBl.	Reichsgesetzblatt
RGESBl.	Reichsgesundheitsblatt
RhÄBl.	Rheinisches Ärzteblatt
SBZ	Sowjetische Besatzungszone
Sta	Stadtarchiv
StAL	Staatsarchiv Ludwigsburg
StGB	Strafgesetzbuch
TO	Tarifordnung
WHO	World Health Organization
ZV	Zulassungsverordnung

MEDIZIN, GESELLSCHAFT UND GESCHICHTE – BEIHEFTE

Herausgegeben von Robert Jütte.

Franz Steiner Verlag   ISSN 0941–5033

Geschichte der Laienheilkundigen und Struktur antimodernistischer Weltanschauungen in Kaiserreich und Weimarer Republik am Beispiel von Eugen Wenz (1856–1945)
2000. 458 S., kt.
ISBN 978-3-515-07390-5

16. Karin Stukenbrock
„Der zerstückte Cörper"
Zur Sozialgeschichte der anatomischen Sektionen in der frühen Neuzeit (1650–1800)
2001. 309 S., kt.
ISBN 978-3-515-07734-0

17. Gunnar Stollberg / Ingo Tamm
Die Binnendifferenzierung in deutschen Krankenhäusern bis zum Ersten Weltkrieg
2001. 624 S. mit 4 Abb., kt.
ISBN 978-3-515-07733-0

18. Jens-Uwe Teichler
„Der Charlatan strebt nicht nach Wahrheit, er verlangt nur nach Geld"
Zur Auseinandersetzung zwischen naturwissenschaftlicher Medizin und Laienmedizin im deutschen Kaiserreich am Beispiel von Hypnotismus und Heilmagnetismus
2002. 233 S. mit 16 Abb., kt.
ISBN 978-3-515-07976-1

19. Claudia Stein
Die Behandlung der Franzosenkrankheit in der Frühen Neuzeit am Beispiel Augsburgs
2003. 293 S., kt.
ISBN 978-3-515-08032-3

20. Jörg Melzer
Vollwerternährung
Diätetik, Naturheilkunde, Nationalsozialismus, sozialer Anspruch
2003. 480 S., kt.
ISBN 978-3-515-08278-5

21. Thomas Gerst
Ärztliche Standesorganisation und Standespolitik in Deutschland 1945–1955
2004. 270 S., kt.
ISBN 978-3-515-08056-9

22. Florian Steger
Asklepiosmedizin
Medizinischer Alltag in der römischen Kaiserzeit
2004. 244 S. und 12 Taf. mit 17 Abb., kt.
ISBN 978-3-515-08415-4

23. Ulrike Thoms
Anstaltskost im Rationalisierungsprozeß
Die Ernährung in Krankenhäusern und Gefängnissen im 18. und 19. Jahrhundert
2005. 957 S. mit 84 Abb., kt.
ISBN 978-3-515-07935-8

24. Simone Moses
Alt und krank
Ältere Patienten in der Medizinischen Klinik der Universität Tübingen zur Zeit der Entstehung der Geriatrie 1880 bis 1914
2005. 277 S. mit 61 Tab. und 27 Diagr.
ISBN 978-3-515-08654-7

25. Sylvelyn Hähner-Rombach (Hg.)
„Ohne Wasser ist kein Heil"
Medizinische und kulturelle Aspekte der Nutzung von Wasser
2005. 167 S., kt.
ISBN 978-3-515-08785-8

26. Heiner Fangerau / Karen Nolte (Hg.)
„Moderne" Anstaltspsychiatrie im 19. und 20. Jahrhundert
Legitimation und Kritik
2006. 416 S., kt.
ISBN 978-3-515-08805-3

27. Martin Dinges (Hg.)
Männlichkeit und Gesundheit im historischen Wandel ca. 1800 – ca. 2000
2007. 398 S. mit 7 Abb., 22 Tab. und 4 Diagr., kt.
ISBN 978-3-515-08920-3

28. Marion Maria Ruisinger
Patientenwege
Die Konsiliarkorrespondenz Lorenz Heisters (1683–1758) in der Trew-Sammlung Erlangen
2008. 308 S. mit 7 Abb. und 16 Diagr., kt.
ISBN 978-3-515-08806-0

29. Martin Dinges (Hg.)
Krankheit in Briefen im deutschen und französischen Sprachraum
17.–21. Jahrhundert
2007. 267 S., kt.
ISBN 978-3-515-08949-4

30. Helen Bömelburg
Der Arzt und sein Modell
Porträtfotografien aus der deutschen Psychiatrie 1880 bis 1933
2007. 239 S. mit 68 Abb. und 2 Diagr., kt.
ISBN 978-3-515-09096-8

31. Martin Krieger
Arme und Ärzte, Kranke und Kassen
Ländliche Gesundheitsversorgung und

kranke Arme in der südlichen Rheinprovinz (1869 bis 1930)
2009. 452 S. mit 7 Abb., 16 Tab. und 5 Ktn., kt.
ISBN 978-3-515-09171-8

32. Sylvelyn Hähner-Rombach
Alltag in der Krankenpflege / Everyday Nursing Life
Geschichte und Gegenwart / Past and Present
2009. 309 S. mit 22 Tab., kt.
ISBN 978-3-515-09332-3

33. Nicole Schweig
Gesundheitsverhalten von Männern
Gesundheit und Krankheit in Briefen, 1800–1950
2009. 288 S. mit 4 Abb. und 8 Tab., kt.
ISBN 978-3-515-09362-0

34. Andreas Renner
Russische Autokratie und europäische Medizin
Organisierter Wissenstransfer im 18. Jahrhundert
2010. 373 S., kt.
ISBN 978-3-515-09640-9

35. Philipp Osten (Hg.)
Patientendokumente
Krankheit in Selbstzeugnissen
2010. 253 S. mit 3 Abb., kt.
ISBN 978-3-515-09717-8

36. Susanne Hoffmann
Gesunder Alltag im 20. Jahrhundert?
Geschlechterspezifische Diskurse und gesundheitsrelevante Verhaltensstile in deutschsprachigen Ländern
2010. 538 S. mit 7 Abb., kt.
ISBN 978-3-515-09681-2

37. Marion Baschin
Wer lässt sich von einem Homöopathen behandeln?
Die Patienten des Clemens Maria Franz von Bönninghausen (1785–1864)
2010. 495 S. mit 45 Abb., kt.
ISBN 978-3-515-09772-7

38. Ulrike Gaida
Bildungskonzepte der Krankenpflege in der Weimarer Republik
Die Schwesternschaft des Evangelischen Diakonievereins e.V. Berlin-Zehlendorf
2011. 346 S. mit 12 Abb., kt.
ISBN 978-3-515-09783-3

39. Martin Dinges / Robert Jütte (ed.)
The transmission of health practices (c. 1500 to 2000)
2011. 190 S. mit 4 Abb. und 1 Tab., kt.
ISBN 978-3-515-09897-7

40. Sylvelyn Hähner-Rombach
Gesundheit und Krankheit im Spiegel von Petitionen an den Landtag von Baden-Württemberg 1946 bis 1980
2011. 193 S. mit 27 Tab., kt.
ISBN 978-3-515-09914-1

41. Florian Mildenberger
Medikale Subkulturen in der Bundesrepublik Deutschland und ihre Gegner (1950–1990)
Die Zentrale zur Bekämpfung der Unlauterkeit im Heilgewerbe
2011. 188 S. mit 15 Abb., kt.
ISBN 978-3-515-10041-0

42. Angela Schattner
Zwischen Familie, Heilern und Fürsorge
Das Bewältigungsverhalten von Epileptikern in deutschsprachigen Gebieten des 16.–18. Jahrhunderts
2012. 299 S. mit 5 Abb. und 2 Tab., kt.
ISBN 978-3-515-09947-9

43. Susanne Rueß / Astrid Stölzle (Hg.)
Das Tagebuch der jüdischen Kriegs-krankenschwester Rosa Bendit, 1914 bis 1917
2012. 175 S. mit 6 Abb., kt.
ISBN 978-3-515-10124-0

44. Sabine Herrmann
Giacomo Casanova und die Medizin des 18. Jahrhunderts
2012. 214 S. mit 8 Abb., kt.
ISBN 978-3-515-10175-2

45. Florian Mildenberger
Medizinische Belehrung für das Bürgertum
Medikale Kulturen in der Zeitschrift „Die Gartenlaube" (1853–1944)
2012. 230 S. mit 11 Abb., kt.
ISBN 978-3-515-10232-2

46. Robert Jütte (Hg.)
Medical Pluralism
Past – Present – Future
2013. 205 S. mit 3 Abb., kt.
ISBN 978-3-515-10441-8

47. Annett Büttner
Die konfessionelle Kriegskranken-pflege im 19. Jahrhundert
2013. 481 S. mit 22 Abb., kt.
ISBN 978-3-515-10462-3

48. Annika Hoffmann

Arzneimittelkonsum
und Geschlecht
Eine historische Analyse
zum 19. und 20. Jahrhundert
2014. XVI, 217 S. mit 11 Abb., 63 Graf.
und 32 Tab., kt.
ISBN 978-3-515-10455-5

49. Astrid Stölzle
Kriegskrankenpflege im
Ersten Weltkrieg
Das Pflegepersonal der freiwilligen
Krankenpflege in den Etappen
des Deutschen Kaiserreichs
2013. 227 S. mit 18 Abb., kt.
ISBN 978-3-515-10481-4

50. Martin Dinges (Hg.)
Medical Pluralism and Homoeo-
pathy in India and Germany
(1810–2010)
A Comparison of Practices
2014. 250 S. mit 30 Abb. und 12 Tab., kt.
ISBN 978-3-515-10484-5

51. Alois Unterkircher
Jungen und Männer als Patienten
bei einem Südtiroler Landarzt
(1860–1900)
2014. 392 S. mit 18 Abb., 29 Graf.
und 41 Tab., kt.
ISBN 978-3-515-10612-2

52. Marion Baschin
Ärztliche Praxis im letzten Drittel
des 19. Jahrhunderts
Der Homöopath Dr. Friedrich Paul von
Bönninghausen (1828–1910)
2014. 318 S. mit 5 Abb., 33 Graf.
und 61 Tab., kt.
ISBN 978-3-515-10782-2

53. Anja Faber
Pflegealltag im stationären Bereich
zwischen 1880 und 1930
2015. 251 S. mit 2 Abb. und 40 Graf., kt.
ISBN 978-3-515-10685-6

54. Sylvelyn Hähner-Rombach (Hg.)
Geschichte der Prävention
Akteure, Praktiken, Instrumente
2015. 256 S. mit 8 Abb., 8 Graf.
und 3 Tab., kt.
ISBN 978-3-515-10998-7

55. Melanie Ruff
Gesichter des Ersten Weltkrieges
Alltag, Biografien und Selbstdarstellungen
von gesichtsverletzten Soldaten
2015. 281 S. mit 44 Abb. und 3 Tab., kt.
ISBN 978-3-515-11058-7

56. Florian Mildenberger
Verschobene Wirbel –
verschwommene Traditionen
Chiropraktik, Chirotherapie
und Manuelle Medizin in Deutschland
2015. 344 S. mit 12 Abb., kt.
ISBN 978-3-515-11151-5

57. Nicole Schweig
Suizid und Männlichkeit
Selbsttötungen von Männern auf See,
in der Wehrmacht und im zivilen Bereich,
1893 – ca. 1986
2016. 126 S. mit 2 Tab., kt.
ISBN 978-3-515-11176-8

58. Martin Dinges / Andreas Weigl (Hg.)
Gender-Specific Life Expectancy
in Europe 1850–2010
2016. 217 S. mit 2 Abb., 63 Graf.
und 25 Tab., kt.
ISBN 978-3-515-11258-1

59. Jenny Linek
Gesundheitsvorsorge in der DDR
zwischen Propaganda und Praxis
2016. 242 S. mit 7 Abb. und 3 Tab., kt.
ISBN 978-3-515-11281-9

60. Philipp Eisele
Pluralismus in der Medizin
aus der Patientenperspektive
Briefe an eine Patientenorganisation
für alternative Behandlungsmethoden
(1992–2000)
2016. 497 S. mit 4 Abb., 43 Schaubildern
und 34 Tab., kt.
ISBN 978-3-515-11255-0

61. Nina Grabe
Die stationäre Versorgung
alter Menschen in Niedersachsen
1945–1975
2016. 425 S. mit 13 Abb., 30 Graf.
und 2 Tab., kt.
ISBN 978-3-515-11332-8

62. Susanne Kreutzer / Karen Nolte (Hg.)
Deaconesses in Nursing Care
International Transfer of a Female Model of
Life and Work in the 19th and 20th Century
2016. 230 S. mit 6 Abb. und 9 Tab., kt.
ISBN 978-3-515-11355-7

63. Pierre Pfütsch
Das Geschlecht des „präventiven
Selbst"
Prävention und Gesundheitsförderung
in der Bundesrepublik Deutschland aus
geschlechterspezifischer Perspektive
(1949–2010)
2017. 425 S. mit 24 s/w-Abb., 22 Farbabb.
und 64 Tab., kt.

ISBN 978-3-515-11638-1

64. Gabrielle Robilliard
Tending Mothers and the Fruits of the Womb
The Work of the Midwife in the Early Modern German City
2017. 309 S. mit 10 s/w-Abb und 4 Tab., kt.
ISBN 978-3-515-11668-8

65. Kristina Lena Matron
Offene Altenhilfe in Frankfurt am Main 1945 bis 1985
2017. 303 S. mit 25 s/w-Abb., kt.
ISBN 978-3-515-11659-6

66. Sylvelyn Hähner-Rombach / Karen Nolte (Hg.)
Patients and Social Practice of Psychiatric Nursing in the 19th and 20th Century
2017. 211 S. mit 7 Tab., kt.
ISBN 978-3-515-11716-6

67. Daniel Walther
Medikale Kultur der homöopathischen Laienbewegung (1870 bis 2013)
Vom kurativen zum präventiven Selbst?
2017. 360 S. mit 19 Diagr. und 4 Tab., kt.
ISBN 978-3-515-11883-5

69. Florian Mildenberger
Laienheilwesen und Heilpraktiker-tum in Cisleithanien, Posen, Elsass-Lothringen und Luxemburg (ca. 1850 – ca. 2000)
2018. 282 S. mit 16 s/w-Abb., kt.
ISBN 978-3-515-12195-8

70. Pierre Pfütsch (Hg.)
Marketplace, Power, Prestige
The Healthcare Professions' Struggle for Recognition (19th–20th Century)
2019. 256 S. mit 4 s/w-Abb. und 2 Tab., kt.
ISBN 978-3-515-12294-8

71. Michael Teut / Martin Dinges / Robert Jütte (Hg.)
Religiöse Heiler im medizinischen Pluralismus in Deutschland
2019. 139 S. mit 2 s/w-Abb., kt.
ISBN 978-3-515-12423-2

72. Kay Peter Jankrift
Im Angesicht der „Pestilenz"
Seuchen in westfälischen und rheinischen Städten (1349–1600)
2020. 388 S. mit 15 Ktn., kt.
ISBN 978-3-515-12353-2

73. Nina Grabe
Die stationäre Versorgung älterer Displaced Persons und „heimatloser Ausländer" in Westdeutschland (ca. 1950–1975)
2020. 237 S. mit 11 Abb., kt.
ISBN 978-3-515-12557-4

74. Ylva Söderfeldt
Krankheit verbindet
Strategien und Strukturen deutscher Patientenvereine im 20. Jahrhundert
2020. 117 S. mit 12 s/w-Abb., kt.
ISBN 978-3-515-12654-0

75. Markus Wahl (Hg.)
Volkseigene Gesundheit
Reflexionen zur Sozialgeschichte des Gesundheitswesens der DDR
2020. 211 S. mit 5 s/w-Abb. und 2 Tab., kt.
ISBN 978-3-515-12671-7

76. Martin Dinges / Pierre Pfütsch (Hg.)
Männlichkeiten in der Frühmoderne
Körper, Gesundheit und Krankheit (1500–1850)
2020. 536 S. mit 15 s/w-Abb., 7 Farbabb. und 4 Tab., kt.
ISBN 978-3-515-12646-5